中医基础与临床诊治实践

周建军 等 主编

江西科学技术出版社

江西·南昌

图书在版编目（CIP）数据

中医基础与临床诊治实践 / 周建军等主编 . -- 南昌：
江西科学技术出版社，2020.7（2024.1 重印）
 ISBN 978-7-5390-7314-9

 Ⅰ.①中… Ⅱ.①周… Ⅲ.①中医诊断学②中医治疗
学 Ⅳ.① R24

中国版本图书馆 CIP 数据核字 (2020) 第 076984 号

选题序号：ZK2019464

责任编辑：王凯勋

中医基础与临床诊治实践
ZHONGYI JICHU YU LINCHUANG ZHENZHI SHIJIAN

周建军等　主编

出版发行	江西科学技术出版社	
社　　址	南昌市蓼洲街 2 号附 1 号	
	邮编：330009　电话：（0791）86623491　　86639342（传真）	
经　　销	全国新华书店	
印　　刷	三河市华东印刷有限公司	
开　　本	880mm×1230mm　　1/16	
字　　数	295 千字	
印　　张	9.31	
版　　次	2020 年 7 月第 1 版　　2024年1月第1版第2次印刷	
书　　号	ISBN 978-7-5390-7314-9	
定　　价	88.00 元	

编 委 会

研习中医知识
领悟中医之道

 中医理论 学理论基础，明阴阳平衡之道

 养生方法 听音频讲解，掌握养生规律

 健康自测 表征观察自测，防病于未发

书单推荐 深入研读推荐，拓展中医知识

--- 学习拓展 --- ◎中医漫谈 ◎读书笔记

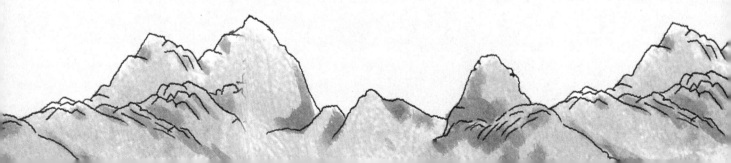

前　言

　　中医学凝聚了几千年来中国人民与疾病作斗争的丰富经验，并经无数的中医人不断总结和提炼，形成了自己独特的理论体系，临床疗效十分显著。关于中医学的著作更是汗牛充栋，数不胜数，给我们留下了永恒的经典。数千年来，因其理论独特，自成体系，经验宝贵，疗效确切，在中华民族的繁衍昌盛中发挥着重要作用，也为世界各民族人民的健康做出了重要贡献。随着经济和社会的迅速发展，人民生活水平的普遍提高，对中医药的需求也不断增长，中医学知识在世界范围内迅速传播，应用中医药防治疾病逐渐被更多人群所接受。为了适应学科的发展，我们特组织了相关专业医务工作者，以深入的研究和丰富的临床经验为基础，编写了此书。

　　本书首先介绍了中医辨证论治、中医诊法综合应用、针灸等基础理论，然后详细叙述了心系病症、肺系病证、脑系病证、脾胃病证、肾系病证、风湿病证、妇科常见病证以及儿科病证等内容。其内容丰富详实，通俗易懂，且与临床联系密切，具有很强的实用性。

　　在本书的编写过程中，尽管我们反复校对、再三审核，但由于编者众多，文笔风格不一，不足之处在所难免，恳请读者批评指正，以便再版时修订。

编　者

2020 年 7 月

目　录

第一章
中医辨证论治

第一节　病因

病因是指能影响和破坏人体阴阳相对平衡协调状态，导致疾病发生的各种原因，又称致病因素。病因学说是研究致病因素的致病性质和特点，以及引起疾病后的典型临床表现的学说。病因学说的特点是辨证求因和审因论治。

在中医学术发展过程中，历代医家从不同的角度，对病因提出了不同的分类方法。

"淫生六疾"。秦国名医医和提出的"六气致病"说，被称为病因理论的创始。如《左传·昭公六年》："六气，曰阴、阳、风、雨、晦、明也……阴淫寒疾，阳淫热疾，风淫末疾，雨淫腹疾，晦淫惑疾，明淫心疾。"

阴阳分类。《内经》以阴阳为总纲，对病因进行分类。《素问·调经论》："夫邪之生也，或生于阴，或生于阳。其生于阳者，得之风雨寒暑；其生于阴者，得之饮食居处，阴阳喜怒。"《内经》将病因明确分为阴阳两大类，将来自于自然界气候异常变化，多伤人外部肌表的，归属于阳；将饮食不节，居处失宜，起居无常，房事失度，情志过极，多伤人内在脏腑精气的，归属于阴。

三种致病途径。东汉时期张仲景以外感六淫为病因，脏腑经络分内外，将病因与发病途径相结合进行研究。《金匮要略·脏腑经络先后病脉证》："千般疢难，不越三条：一者，经络受邪入脏腑，为内所因也；二者，四肢九窍，血脉相传，壅塞不通，为外所中也；三者，房室、金刃、虫兽所伤。以此详之，病由都尽。"张仲景的病因分类法，对后世影响极大，并沿用了相当长的时间。如晋代葛洪《肘后备急方·三因论》："一为内疾，二为外发，三为它犯。"

三因分类。宋代陈无择在《金匮要略》的基础上明确提出了"三因学说"。认为六淫邪气侵犯为外所因，七情所伤为内所因，饮食劳倦、跌仆金刃及虫兽所伤等为不内外因。由于陈氏比较全面地概括了各种致病因素，分类也比较合理，故对宋以后的病因研究起到了很大的推动作用。《三因极一病证方论》："六淫，天之常气，冒之则先自经络流入，内合于脏腑，为外所因；七情，人之常性，动之则先自脏腑郁发，外形于肢体，为内所因；其如饮食饥饱，叫呼伤气，尽神度量，疲极筋力，阴阳违逆，乃至虎狼毒虫，金疮踒折，疰忤附着，畏压溺，有悖常理，为不内外因。"

致病因素多种多样，诸如气候异常、疠气传染、七情内伤、饮食失宜、劳逸失度、持重努伤、跌仆金刃、外伤及虫兽所伤等，均可成为病因而导致疾病的发生。

在疾病发展过程中，原因和结果是相互作用的。某一病理阶段中的结果，可能会成为下一个阶段的致病因素，即病理产物可成为病因，如痰饮、瘀血是脏腑气血机能失调所形成的病理产物。当其形成后，又可导致新的病理变化而成为新的病因。

一、六淫

（一）六淫的基本概念

1. 六淫

六淫是指风、寒、暑、湿、燥、火六种外感性致病因素的总称。"淫"，有太过和浸淫之意。六淫可以理解为六气太过，或是令人发病的六气。六淫之名，首见于《三因极一病证方论》，可能是由医和的"淫生六疾"和《素问·至真要大论》的"风淫于内""热淫于内""湿淫于内""火淫于内""燥淫于内""寒淫于内"概括而来。

2. 六气

六气是指风、寒、暑、湿、燥、火六种正常的气候变化。《素问·至真要大论》的"六气分治"，是指一岁之内，六气分治于四时。六气是万物生长变化的最基本条件，也是人体赖以生存的必要条件。六气对人体是无害的，六气一般不致病。《素问·宝命全形论》："人以天地之气生，四时之法成。"

3. 六气转化为六淫的条件

六气异常变化：六气太过或不及，六气变化过于急骤，非其时而有其气，或"至而不至"，或"至而太过"，或"至而不及"等。正气不足：六气异常，若逢人体正气不足，抵抗力下降，就会侵犯人体，引起疾病发生而成为致病因素。

（二）六淫致病的共同特点

（1）六淫致病多与季节气候和居处环境有关。六淫为六气的太过或不及，而六气变化，有一定的季节性，所以，六淫致病与季节有关。如春季多风病，夏季多暑病，长夏多湿病，秋季多燥病，冬季多寒病。因六淫致病与时令气候变化有关，故又称"时令病"。此外，久居湿地或长期水中作业，则易患湿病；而长期高温环境下作业，则易患燥热或火邪为病。

（2）六淫邪气既可单独侵袭人体而致病，也可两种或两种以上共同侵犯人体而致病。如风寒感冒、湿热泄泻、暑湿感冒等为两种邪气共同致病，痹证则为风寒湿三邪相并侵犯人体而致病。

（3）六淫邪气侵犯人体后，病证的性质可随病情的发展和体质的不同，而发生转化。如病情发展，寒邪入里化热，湿郁化火，暑湿日久化燥伤阴等。而体质不同，病性也可从阳化热，或从阴化寒。

（4）六淫邪气侵犯人体的途径为肌表或口鼻，因邪从外来，多形成外感病，故六淫又有"外感六淫"之称。

（三）六淫邪气各自的性质和致病特点

1. 风

风虽为春季主气，但四季皆可有风，故风邪引起的疾病虽以春季为多，但其他季节亦均可发生。

风邪的性质和致病特点如下：

（1）风为阳邪，其性开泄，易袭阳位：风性主动，具有升发向上的特性，所以风属于阳邪。其性开泄，是指风邪侵犯人体，留滞体内，易引起腠理疏泄开张，表现出汗出恶风的症状。阳位是指头面部，因风邪具有升发向上的特性，所以风邪侵袭，常伤及人体的头面部，出现头昏头沉、鼻塞流涕、咽痒咳嗽等症状。

《素问·风论》："风气藏于皮肤之间，内不得通，外不得泄。腠理开则洒然寒，闭则热而闷。"《素问·太阴阳明论》："故犯贼风虚邪者，阳先受之"，"伤于风者，上先受之"。

（2）风性善行而数变："善行"，是指风邪致病具有病位游移、行无定处的特性。例如，风邪偏盛所致的痹证，以游走性关节疼痛，痛无定处为特点，风邪为主引起的痹证又称为"行痹"或"风痹"。"数变"，是指风邪致病具有变幻无常和发病迅速的特性，如风疹就有皮肤红斑发无定处，此起彼伏，瘙痒难忍的特点。另外，由风邪所致的外感疾病，一般也多有发病急、传变快的特点。

《素问·风论》："风者，善行而数变。"《景岳全书·卷十二》："风气胜者为行痹。盖风者善行而数变，故其为痹，则走注历节，无有定所，是为行痹，此阳邪也。"

（3）风为百病之长：是指风邪为六淫病邪中最主要和最常见的致病因素。寒、暑、湿、燥、火诸邪多依附于风而侵犯人体，风邪为外邪致病的先导。另外，风邪致病可以全兼其他五邪，如兼寒为风寒，兼暑为暑风，兼湿为风湿，兼燥为风燥，兼火为风火，而其他五邪则不可全兼。

《素问·风论》："风者，百病之长也。至其变化，乃为他病也。无常方，然致有风气也。"

《临证指南医案·卷五》："盖六气之中，惟风能全兼五邪，如兼寒曰风寒，兼暑曰暑风，兼湿曰风湿，兼燥曰风燥，兼火曰风火。盖因风能鼓荡此五气而伤人，故曰百病之长也。其余五气，则不能互相全兼。"

2. 寒

寒为冬季主气，寒邪致病多见于严冬。但盛夏之时人们贪凉饮冷，所以也容易受到寒邪侵袭。

寒邪为病有内寒与外寒之分。

内寒是指阳气不足，温煦功能减退，寒由内生的病理变化。外寒指寒邪侵犯人体，寒从外来的病理变化。外寒又分为伤寒和中寒。伤寒是指寒邪损伤肌表，郁遏卫阳的病理变化；中寒是指寒邪直接侵犯脏腑，伤及脏腑阳气的病理变化。

外寒与内寒既有区别，又有联系。阳虚内寒之体，容易感受外寒；而外来寒邪侵入机体，日久不散，又能损伤阳气，导致内寒。

寒邪的性质及致病特点如下：

（1）寒为阴邪，易伤阳气：寒为自然界阴气盛的表现，故其性属阴。阴阳之间存在着对立制约的关系，若阴阳处于正常状态，能够相互制约，则机体阴阳平衡。

若阴寒偏盛，对阳气的制约加强，就会损伤阳气，引起阳气不足。故《素问·阴阳应象大论》说"阴胜则阳病"。例如，外寒侵袭肌表，卫阳被遏，就会出现恶寒；寒邪直中脾胃，损伤脾胃阳气，就会出现脘腹冷痛，呕吐，腹泻等症；若心肾阳虚，寒邪直中少阴，就会出现恶寒，手足厥冷，下利清谷，小便清长，精神萎靡，脉微细等症。

（2）寒性凝滞：凝滞，凝结、阻滞之意。气血津液之所以能运行不息，通畅无阻，全赖一身阳和之气的温煦推动。阴寒之邪侵袭人体，损伤阳气，就会影响气血运行，导致气血阻滞不通，不通则痛，故寒邪伤人多见疼痛症状。例如，寒邪偏盛所致的痹证，以关节剧烈疼痛为特点，寒邪为主引起的痹证又称为"痛痹""寒痹"。

《素问·痹论》："寒气胜者为痛痹。"寒邪侵犯肌表会出现全身疼痛，寒邪直中脾胃会出现脘腹冷痛。

《素问·举痛论》："经脉流行不止，环周不休。寒气入经而稽迟，泣（通涩）而不行，客于脉外则血少，客于脉中则气不通，故卒然而痛。"《素问·痹论》："痛者，寒气多也，有寒故痛也。"

（3）寒性收引：收引，收缩牵引之意。寒性收引是指寒邪侵袭人体，会引起气机收敛，腠理、经络、筋脉收缩挛急。

《素问·举痛论》："寒则气收。"例如，寒邪侵袭肌表，腠理闭塞，卫阳被遏不得宣泄，就会出现无汗发热；寒客血脉，则气血凝滞，血脉挛缩，可见头身疼痛，脉紧；寒客经络关节，经脉拘急收引，则可使肢体屈伸不利，或冷厥不仁。

3. 暑

暑为夏季的主气，为火热之气所化。《素问·五运行大论》："在天为热，在地为火，其性为暑。"

暑邪致病有明显的季节性，《素问·热论》："先夏至日者为病温，后夏至日者为病暑。"

暑邪的性质及致病特点如下：

（1）暑为阳邪，其性炎热：暑为火热之气所化，具有酷热之性，火热属阳，故暑为阳邪。炎热是指温热上炎，所以暑邪伤人，多出现一系列阳热症状，如壮热、脉象洪大等。暑邪上扰于面，出现面赤；扰乱心神，出现心烦，甚则神昏。

（2）暑性升散，耗气伤津：暑为阳邪，阳性升发，暑邪侵犯人体，直入气分，可致腠理开泄，迫津外泄，所以暑邪侵犯人体可引起大汗出。汗为津液所化，汗出过多，则耗伤津液，津液亏损，可出现口渴喜饮、尿赤短少等。由于津能载气，在大量汗出的同时，气随汗泄，引起气虚，可出现气短乏力、声低懒言等。

（3）暑多夹湿：是指暑邪侵犯人体容易兼夹湿邪。盛夏之季，气候炎热，雨水较多，热蒸湿动，湿邪弥漫，故暑邪为病，常兼夹湿邪侵犯人体。其临床表现，除发热，心烦，口渴喜饮等暑邪致病的症状外，常兼见四肢困倦，胸闷呕恶，脘痞腹胀，大便溏泻不爽等湿阻症状。

4. 湿

湿为长夏主气。夏秋之交，阳热下降，水气上腾，氤氲熏蒸，潮湿弥漫，故湿邪致病多见于长夏季节。另外，久居湿地、涉水淋雨或长期水下作业，也易罹患湿病。

湿邪为病，有内湿与外湿之分。内湿是指脾失健运，水湿停聚，湿由内生所形成的病理变化。外湿则多由气候潮湿，居处潮湿，湿邪侵袭人体，湿从外来所致的病理变化。

外湿和内湿虽有不同，但在发病过程中常相互影响。伤于外湿，湿邪困脾，健运失职则易形成内湿；而脾阳虚损，水湿不化，也易招致外湿的侵袭。

湿邪的性质及致病特点如下：

（1）湿为阴邪，易阻遏气机，损伤阳气：湿性类水，水为阴之征兆，故湿为阴邪。湿为有形之邪，侵及人体，留滞于脏腑经络，最易阻遏气机，使气机升降失常，经络阻滞不畅。湿邪侵犯人体，弥漫三焦。上焦气机不畅，可出现胸闷不适；中焦气机不畅，则见恶心呕吐，脘痞腹胀；下焦气机不畅，则见小便短涩，大便不爽等。由于湿为阴邪，阴胜则阳病，故其侵犯人体，最易损伤阳气。脾为阴土，喜燥而恶湿，故湿邪外感，留滞体内，常先困脾，而使脾阳不振，运化无权，水湿停聚，发为腹泻、尿少、水肿、腹水等。

（2）湿性重浊：重，沉重或重着之意。湿性重是指湿邪侵犯人体，可引起带有沉重感的症状。如头重如裹，周身困重，四肢酸懒沉重等。湿邪偏盛所致的痹证，以关节疼痛重着为特点，湿邪为主引起的痹证又称为"着痹"或"湿痹"。浊，秽浊或混浊之意。湿性浊是指湿病患者的分泌物、排泄物多秽浊不清。如面垢眵多、大便溏泻、下痢黏液脓血、小便浑浊、妇女白带过多、湿疹浸淫流水等。

（3）湿性黏滞：黏滞，即黏腻停滞。湿性黏滞，主要表现在两个方面：一是指湿病患者分泌物、排泄物的排出多黏滞不爽，如小便不畅，大便不爽等。二是指湿邪为病多缠绵难愈，病程较长或反复发作，如湿痹、湿疹、湿温等。

（4）湿性趋下，易袭阴位：阴位是指二阴和下肢。湿性类水，水曰润下，湿邪有趋下的特性，故湿邪为病多见下部的症状。如淋浊、带下、泻痢等病证，多由湿邪下注所致。

5. 燥

燥为秋季主气。秋气当令，天气敛肃，空气中缺乏水分濡润，因而出现秋凉而劲急干燥的气候。

由于燥邪兼夹的邪气不同，所以燥病有温燥、凉燥之分。初秋之时，有夏末之余热，燥与温热相合侵犯人体，则多见温燥病证；深秋之季，有近冬之寒气，燥与寒邪相合侵犯人体，故多见凉燥病证。

燥邪的性质及致病特点如下：

（1）燥性干涩，易伤津液：燥邪为干涩之邪，故外感燥邪最易耗伤人体的津液，造成阴津亏虚的病变。津液受损，滋润濡养功能减退，肌表孔窍失养，可见口鼻干燥，咽干口渴，皮肤干涩，毛发不荣，小便短少，大便干结等症。

（2）燥易伤肺：肺外合皮毛，开窍于鼻；肺为娇脏，喜润而恶燥。燥邪伤人，多从口鼻而入，燥与肺又同属金令，故燥邪袭人最易伤及肺脏，出现干咳少痰，或痰液胶黏难咯，或痰中带血，以及喘息胸痛等症。

6. 火

火、热、温三者均为阳盛所生，故火热温经常并称。

火、热、温性质相同，程度有别。热为温之渐，火为热之极；热多属外淫，如风热、暑热、湿热之类；火多由内生，如心火上炎、肝火亢盛、胃火上炎之类。火热为病亦有内外之分，属外感者，多是直接感受温热邪气之侵袭；属内生者，多由脏腑阴阳气血失调，阳气亢盛而成。

火热邪气的性质和致病特点如下：

（1）火热为阳邪，其性炎上：火热之性，燔灼焚焰，升腾向上，故属于阳邪。火热伤人，多见高热、恶热、汗出、脉洪数等症。因其炎上，故火热阳邪常可上炎扰乱神明，出现心烦失眠，狂躁妄动，神昏谵语等症。火热病证，也多表现在人体的头面部位，如心火上炎出现口舌生疮，肝火上炎出现目赤肿痛，胃火上炎出现齿龈肿痛。

（2）火热易伤津耗气：伤津是指损伤津液。火热之邪，侵袭人体，迫津外泄，消灼阴液，使人体阴津耗伤，出现口渴喜饮，咽干舌燥，小便短赤，大便秘结等津伤之症。耗气是指损伤气。火热之邪，侵袭人体，阳热亢盛，"壮火食气"，所以火热之邪易于损伤气，出现气短乏力，懒言声低。

（3）火热易生风动血：生风又称动风，是指以动摇不定症状为主要临床表现的病理变化。火热之邪侵袭人体，燔灼肝经，劫耗阴液，筋脉失养，致肝风内动，称为"热极生风"，临床表现为高热，神昏谵语，四肢抽搐，目睛上视，颈项强直，角弓反张等。动血是指引起出血，火热之邪侵入血中，迫血妄行，灼伤脉络，可引起各种出血，如吐血、衄血、便血、尿血、皮肤发斑及妇女月经过多、崩漏等。

（4）火热易致肿疡：火热之邪入于血分，聚于局部，腐蚀血肉，致血腐肉烂，可发为痈肿疮疡。《医宗金鉴·外科心法要诀》："痈疽原是火毒生。"

（5）火热易扰心神：火热与心相应，心藏神，故火热邪气侵犯人体，易扰乱心神，引起神志不安，烦躁，或谵妄发狂，或昏迷等。

二、疠气

（一）疠气的概念

疠气是一类具有强烈传染性的外感病邪。疠气又称瘟疫之气、戾气、乖戾之气等。

（二）疠气的致病特点

发病急骤、病情较重、症状相似，传染性强、易于流行。

（三）疫疠发生与流行的因素

1. 气候因素

自然气候的反常变化，如久旱、酷热、湿雾瘴气等。

2. 环境和饮食

如空气、水源，或食物受到污染。

3. 预防

没有及时做好预防隔离工作

4. 社会影响

人与人之间的相互影响，传播速度及范围等。

三、内伤七情

（一）内伤七情的概念

七情是指喜、怒、忧、思、悲、恐、惊七种情志活动，是人体对客观事物的反映。正常的情志活动一般不会引起疾病，而突然、剧烈或长期持久的情志刺激，超过了人体的正常生理活动范围，使人体气机紊乱，脏腑阴阳气血失调，就会导致疾病的发生，而成为致病因素。

七情致病首先影响内脏，引起内脏的病变，是造成内伤病的主要致病因素，故称内伤七情。

（二）七情与内脏气血的关系

人体的情志活动与内脏有密切的关系，情志活动是以五脏精气为物质基础的。《素问·阴阳应象大论》说："人有五脏化五气，以生喜怒悲忧恐。"心在志为喜，肝在志为怒，脾在志为思，肺在志为忧，肾在志为恐。所以，五脏功能正常，情志活动就正常，五脏功能异常，情志活动就出现异常。当情志变化成为致病因素时，便会直接损伤内脏，引起内脏的病变。如"怒伤肝""喜伤心""思伤脾""忧伤肺""恐伤肾"。

气血是情志活动的物质基础，气血正常，情志活动就正常，气血异常，情志活动也会异常。如《素问·调经论》说："血有余则怒，不足则恐。"当情志变化成为致病因素时，就会影响气血，导致气血失常。

（三）内伤七情致病特点

1. 直接伤及内脏

七情与五脏有着密切的关系，所以七情内伤致病便会直接损伤内脏，影响脏腑功能。如《素问·阴阳应象大论》所说的"怒伤肝""喜伤心""思伤脾""忧伤肺""恐伤肾"等。

尽管不同的情志刺激对内脏有不同的影响，但人体是一个有机的整体，各种情志刺激都与心有关，心是五脏六腑之大主，为精神之所舍，为七情发生之处，所以情志刺激首先伤及心神，心神受损可涉及其他脏腑。

心主血脉，心主藏神；肝主藏血，肝主疏泄，促进气血运行，调畅情志活动；脾主运化，是气机升降的枢纽，为气血生化之源，故情志所伤的病证，以心、肝、脾三脏为多见。

2. 影响脏腑气机

怒则气上，是指过度愤怒可使肝气横逆上冲。临床见面红目赤，头胀头痛，呕血咯血，甚则昏厥卒倒。

喜则气缓，包括缓和紧张情绪和引起心气涣散两个方面。在正常情况下，喜能缓和紧张情绪，使营卫通利，心情舒畅。当暴喜过度，成为病因时，可使心气涣散，神不守舍，出现精神不集中，甚则失神狂乱等症状。

悲则气消，是指过度悲伤，可使肺气耗伤出现气短神疲，乏力声低懒言等。

恐则气下，是指恐惧过度，可引起肾气不固，气泄以下，可见二便失禁，骨酸痿软，手足厥冷，遗精等。

惊则气乱，是指突然受惊，可导致心无所倚，神无所归，虑无所定，惊慌失措。

思则气结，是指思虑、焦虑过度，可伤神损脾导致气机郁结。思发于脾而成于心，故思虑过度既可耗伤心血，也会影响脾气，引起心脾两虚，出现心悸，健忘，失眠，多梦，纳呆，乏力，脘腹胀满，便溏等。

3. 情志异常波动

情志异常波动，可使病情加重，或使病情恶化。

四、饮食劳逸

（一）饮食失宜

饮食是人类生存和维持健康的必要条件。若饮食失宜，饥饱失常，饮食不洁，或饮食偏嗜便会影响人体生理功能，使气机紊乱或正气损伤，从而引起疾病的发生。饮食物的消化吸收主要与脾胃的功能有关，所以饮食失宜主要损伤脾胃，导致脾胃升降失常，又可聚湿、生痰、化热或变生它病。

1. 饥饱失常

饮食应以适量为宜，长期的饥饱失常可引起疾病发生。过饥则摄食不足，气血生化之源匮乏，久之则气血衰少，正气虚弱，抵抗力降低，易于产生疾病。过饱则饮食摄入过量，超过了脾胃的消化、吸收和运化能力，可导致饮食物阻滞，脾胃损伤，出现脘腹胀满，嗳腐泛酸，厌食，吐泻等食伤脾胃病证。因小儿脏腑娇嫩，脾胃之气较成人为弱，故过饱引起的病证，更多见于小儿。婴幼儿食滞日久还可以酿成疳积，出现手足心热、心烦易哭、脘腹胀满、面黄肌瘦等症。经常饮食过量，还可影响气血流通，使经脉郁滞，引起痢疾或痔疮。过食肥甘厚味，易于化生内热，甚至引起痈疽疮毒等病证。

2. 饮食不洁

进食不洁，可引起多种疾病，出现腹痛、吐泻、痢疾等。

3. 饮食偏嗜

饮食适宜，才能使人体获得较为全面的营养。若有所偏嗜，过寒过热，或五味偏嗜，则可导致阴阳失调而发生疾病。

（1）饮食偏寒偏热：如多食生冷寒凉，可损伤脾胃阳气，导致寒湿内生，引起腹痛泄泻等症；若偏食辛温燥热，引起胃肠积热，可引起口渴、腹满胀痛、便秘或酿成痔疮。

（2）饮食五味偏嗜：五味与五脏，各有其亲和性，《素问·至真要大论》说："夫五味入胃，各归所喜，酸先入肝，苦先入心，甘先入脾，辛先入肺，咸先入肾。"

如果偏嗜某种食物，日久使该脏机能偏盛，损伤内脏，便可发生多种病变。《素问·至真要大论》："久而增气，物化之常也。气增而久，夭之由也。"《素问·生气通天论》："味过于酸，肝气以津，脾气乃绝；味过于咸，大骨气劳，短肌，心气抑；味过于甘，心气喘满，色黑，肾气不衡；味过于苦，脾气不濡，胃气乃厚；味过于辛，筋脉沮弛，精神乃央。"

《素问·五藏生成篇》："多食咸，则脉凝泣而变色；多食苦，则皮槁而毛拔；多食辛，则筋急而爪枯；多食酸，则肉胝胝而唇揭；多食甘，则骨痛而发落。"

（二）劳逸所伤

适度的劳动和锻炼，有助于气血流通和脾胃的运化，有增强体质、强身去病的作用。必要的休息，可以消除疲劳，恢复体力，有利于健康。所以，《素问》提出了既要"不妄作劳"，又要"常欲小劳"的养生之道。若长时间的过度劳累，或过度安逸，影响脏腑功能和气血运行，就会成为致病因素而使人发病。

1. 过劳

过劳是指过度劳累。包括劳力过度、劳神过度和房劳过度三个方面。

（1）劳力过度，是指较长时间的体力劳动太过。劳力过度则伤气，久之则气少力衰，神疲消瘦。《素问·举痛论》的"劳则气耗"和《素问·宣明五气篇》的"久立伤骨，久行伤筋"，即指此而言。

（2）劳神过度，是指较长时间的脑力劳动太过。由于脾在志为思，而心主血藏神，所以劳神过度，可耗伤心血，损伤脾气，引起心脾两虚，出现心神失养的心悸，健忘，失眠，多梦及脾不健运的纳呆，乏力，腹胀，便溏等。

（3）房劳过度，是指较长时间的性生活不节，房事过度。由于肾为封藏之本，主藏精，主生殖，所以房劳过度会耗泄肾精，引起腰膝酸软，眩晕耳鸣，精神萎靡，性功能减退，遗精，早泄，或阳痿等。

2. 过逸

是指长时间不进行身体活动，过度安闲。适当的身体活动，可以增强脾胃运化功能，使气血生化有源，并促进气血运行。若长期不从事体育锻炼，不仅影响脾胃运化，导致气血乏源，还可影响气血运行，使气血郁滞不畅。气血是构成人体和维持生命活动的基本物质，气血失和，便可继发多种疾病。

五、痰饮瘀血

（一）痰饮

1. 痰饮的概念

痰饮是水液代谢障碍形成的病理产物。一般以较稠浊的为痰，清稀的为饮。痰可分为有形之痰和无形之痰。有形之痰是指咯吐出来有形可见的痰液。无形之痰是指瘰疬、痰核和停滞在脏腑经络等组织中而未见咯吐痰液的病证。饮形成后停留于人体的局部，因其停留的部位及症状不同而有不同的名称，如《金匮要略》的"痰饮""悬饮""溢饮""支饮"等。

2. 痰饮的形成

痰饮是水液代谢障碍形成的病理产物，水液代谢是一个复杂的生理过程，与肺、脾、肾、三焦以及肝、膀胱等脏腑的功能活动有关。由于肺主宣降，通调水道，敷布津液；脾主运化，运化水液；肾阳主水液蒸化；三焦为水液代谢之道路，所以水液代谢与肺、脾、肾及三焦的关系尤为密切。若外感六淫、内伤七情或饮食劳逸等致病因素侵犯人体，使肺、脾、肾及三焦等脏腑气化功能失常，影响及水液代谢，引起水液代谢障碍，便可形成痰饮。

3. 痰饮的病证特点

痰饮形成之后，由于停滞的部位不同，病证特点也各不相同。阻滞于经脉的，可影响气血运行和经络的生理功能。停滞于脏腑的，可影响脏腑的功能和气的升降。

痰的病证特点：痰滞在肺，可见喘咳咳痰；痰阻于心，影响及心血，则心血不畅，可见胸闷胸痛；影响及心神，若痰迷心窍，则可见神昏、痴呆；若痰火扰心，则可见狂乱；痰停于胃，胃失和降，可见恶心呕吐，胃脘痞满；痰在经络筋骨，则可致瘰疬痰核，肢体麻木，或半身不遂，或成阴疽流注等；痰浊上犯于头，可致头晕目眩；痰气交阻于咽，则形成咽中如有物阻，吐之不出，咽之不下的"梅核气"。

饮的病证特点：饮在肠间，则肠鸣沥沥有声；饮在胸胁，则胸胁胀满，咳唾引痛；饮在胸膈，则胸闷、咳喘，不能平卧，其形如肿；饮溢肌肤，则见肌肤水肿，无汗，身体疼重。

（二）瘀血

1. 瘀血的概念

瘀血是指血行不畅，或停滞于局部，或离经之血积存体内不能及时消散所形成的病理产物。

2. 瘀血的形成

由于血液运行与五脏、气、津液、温度等很多因素有关，所以引起瘀血的原因也是较为复杂的。主要有以下五个方面：

（1）气虚引起血瘀，气为血帅，血液的运行必须依赖着气的推动作用。气虚行血无力，血行迟缓而瘀滞。

（2）气滞引起血瘀，气停留阻滞于局部，不能行血，血液因之而停滞，从而形成瘀血。

（3）血寒引起血瘀，血液得温则行，遇寒则凝。寒性凝滞，侵入血中，则血行迟缓或停滞于局部，形成瘀血。

（4）血热引起血瘀，热入血中，灼伤津液，使得血行迟缓，形成瘀血。或热邪损伤血络，迫血妄行，引起出血，而形成瘀血。

（5）外伤引起血瘀跌扑损伤，造成血离经脉，积存于体内不得消散而形成瘀血。

3. 瘀血病证的共同特点

（1）疼痛，其性质多为刺痛，痛处固定不移，拒按，夜间痛甚。

（2）肿块，外伤肌肤局部，可见青紫肿胀；淤积于体内，久聚不散，则可形成癥积，按之有痞块，固定不移。

（3）出血，血色多呈紫黯色，并夹有血块。

（4）望诊方面，久瘀可见面色黧黑，肌肤甲错，唇甲青紫，舌质暗紫，舌边尖部有瘀点、瘀斑。

（5）脉象多见细涩、沉弦或结代等。

4. 瘀血的病证特点

瘀血的病证特点因瘀阻的部位和形成瘀血的原因不同而异。常见者为：瘀阻于心，影响心主血脉，可见心悸，胸闷胸痛，口唇指甲青紫；瘀血攻心，影响心神，可致发狂；瘀阻于肺，可见胸痛，咳血；瘀阻胃肠，可见呕血，大便色黑如漆；瘀阻于肝，可见胁痛痞块；瘀阻胞宫，可见少腹疼痛，月经不调，痛经，闭经，经色紫黯成块，或见崩漏；瘀阻肢体末端，可成脱骨疽；瘀于肢体肌肤局部，可见局部肿痛青紫。

第二节 病机

病机，即疾病发生、发展与变化的机制。疾病过程极其复杂，牵涉局部和全身的各个层次，对病机的研究也可以从不同的层面和角度进行，从而形成多层次的病机理论。

第一层次为基本病机，包括邪正盛衰、阴阳失调、精气血津液失常。第二层次是从脏腑、经络等某一系统来研究疾病的发生、发展、变化和结局的基本规律。如脏腑病机、经络病机等。第三层次是研究某一类疾病的发生、发展、变化和结局的基本规律，如六经病机、卫气营血病机和三焦病机等。第四层次是研究某一种病证的发生、发展、变化和结局的基本规律。如感冒的病机、哮证的病机、痰饮的病机、疟疾的病机等。第五层次，是研究某一种症状的发生、发展、变化的病机。如疼痛的病机、发热的病机、健忘的病机等等。本节仅讨论基本病机。

一、基本病机

基本病机是指机体对于致病因素侵袭所产生的最基本的病理变化，是病机变化的一般规律。基本病机主要包括邪正盛衰、阴阳失调和精气血津液的病理变化，内生"五邪"是在上述病变基础上产生的常见病理状态，有重要临床意义，故一并介绍。

（一）邪正盛衰

邪正盛衰，是指在疾病过程中，机体的抗病能力与致病邪气之间相互斗争中所发生的盛衰变化。

邪气侵犯人体后，正气和邪气即相互发生作用，一方面是邪气对机体的正气起着损害作用；另一方面是正气对邪气的抗御、驱除作用，及正气的康复功能。邪正双方不断斗争的态势和结果，不仅关系着疾病的发生，而且直接影响着疾病的发展和转归，同时也决定病证的虚实变化。从一定意义上来说，疾病过程就是邪正斗争及其盛衰变化的过程。

1. 邪正盛衰与虚实变化

在疾病过程中，正气和邪气这两种力量不是固定不变的，而是在其不断斗争的过程中，发生力量对比的消长盛衰变化。一般地说，正气增长而旺盛，则促使邪气消退；反之，邪气增长而亢盛，则会损耗正气。随着体内邪正的消长盛衰变化，形成了疾病的虚实病机变化。

（1）虚实病机：《素问·通评虚实论》说："邪气盛则实，精气夺则虚。"虚和实是相比较而言的一对病机概念。

实，指邪气盛，是以邪气亢盛为矛盾主要方面的一种病理状态。虽然邪气强盛，而正气未衰，能积极与邪抗争，故正邪相搏，斗争剧烈，反应明显，临床上出现一系列病理性反映比较剧烈的、有余的证候，并表现相应的典型的症状，称为实证。

实证常见于体质壮实的患者外感六淫和疬气致病的初期和中期，或由于湿、痰、水饮、食积、气滞、瘀血等引起的内伤病证。常见壮热、狂躁、声高气粗、腹痛拒按、二便不通、脉实有力、舌苔厚腻等；而内伤病实证则表现为痰涎壅盛、食积不化、水湿泛滥、气滞瘀血等各种病变。

虚，指正气不足，是以正气虚损为矛盾主要方面的一种病理反映。亦即机体的正气虚弱，防御能力和调节能力低下，对于致病邪气的斗争无力，而邪气已退或不明显，故难以出现邪正斗争剧烈的病理反映，临床上表现一系列虚弱、衰退和不足的证候，称为虚证。

虚证，多见于素体虚弱，精气不充；或外感病的后期，以及各种慢性病证日久，耗伤人体的精血津液，正气化生无源；或因暴病吐利、大汗、亡血等使正气随津血而脱失，以致正气虚弱，或阴阳偏衰。临床上，虚证常见神疲体倦、面色无华、气短、自汗、盗汗，或五心烦热，或畏寒肢冷，脉虚无力等表现。

（2）虚实变化：邪正的消长盛衰，不仅可以产生比较单纯的虚或实的病理变化，而且在某些病程较长、病情复杂的疾病中，还会出现虚实之间的多种变化，主要有虚实错杂、虚实转化及虚实真假。

①虚实错杂：指在疾病过程中，邪盛和正虚同时存在的病理状态。邪盛正伤，或疾病失治、误治，以致病邪久留，损伤人体正气；或因虚体受邪，正气无力祛邪外出；或本已正虚，又兼内生水湿、痰饮、瘀血等病理产物凝结阻滞，都可形成正虚邪实的虚实错杂病变。细分之下，虚实错杂又有虚中夹实和实中夹虚两种情况。

虚中夹实：是指病理变化以正虚为主，又兼有实邪为患的病理状态。如临床上的脾虚湿滞证，由于脾气不足，运化无权，而致湿邪内生，阻滞中焦。临床上既有属脾气虚弱的神疲肢倦、饮食少思、食后腹胀、大便不实等症状，又兼见属湿滞病变的口黏、脘痞、舌苔厚腻等表现。

实中夹虚：指病理变化以邪实为主，又兼有正气虚损的病理状态。如在外感热病发展过程中，由于热邪伤阴，可形成邪热炽盛、阴气受伤的病证。临床表现既有高热气粗、心烦不安、面红目赤、尿赤便秘、苔黄脉数等实热见症，又兼见口渴引饮、气短心悸、舌燥少津等阴气不足症。

另外，从病位来分析虚实错杂的病机，尚有表里、上下等虚实不同的错杂证候，如表实里虚、里实表虚、上实下虚、下实上虚等。

②虚实转化：指在疾病过程中，由于邪气伤正，或正虚而邪气积聚，发生病机性质由实转虚或因虚致实的变化。

③虚实真假：指在某些特殊情况下，疾病的临床表现可见与其病机的虚实本质不符的假象，主要有真实假虚和真虚假实两种情况。

真实假虚：是指病机的本质为"实"，但表现出"虚"的临床假象。一般是由于邪气亢盛，结聚体内，阻滞经络，气血不能外达所致，故真实假虚又称为"大实有羸状"。如热结胃肠的里热炽盛证，一方面有大便秘结、腹痛硬满、谵语等实热症状，同时因阳气被郁，不能四布，而见面色苍白、四肢逆冷、精神委顿等状似虚寒的假象。再如小儿食积而出现的腹泻，妇科瘀血内阻而出现的崩漏下血等，也属此类。

真虚假实：是指病机的本质为"虚"，但表现出"实"的临床假象。一般是由于正气虚弱，脏腑经络之气不足，推动、激发功能减退所致，故真虚假实证又称为"至虚有盛候"。如脾气虚弱，运化无力，可见脘腹胀满、疼痛（但时作时减）等假实征象。再如老年或大病久病，因气虚推动无力而出现的便秘（大便不干不硬，但排泄无力），也属此类。

总之，在疾病的发生和发展过程中，病机的虚和实是相对的。由实转虚、因虚致实和虚实夹杂，常常是疾病发展过程中的必然趋势。因此，在临床上不能以静止的、绝对的观点来对待虚和实的病机变化，而应以动态的、相对的观点来分析虚和实的病机。特别在有虚实真假的特殊情况时，必须透过现象看本质，才能不被假象所迷惑，真正把握住疾病的虚实变化。

2. 邪正盛衰与疾病转归

在疾病的发生、发展过程中，由于邪正双方的斗争，其力量对比不断发生消长盛衰的变化，这种变化对疾病转归起着决定性的作用。一般而论，正胜邪退，疾病趋向于好转和痊愈；邪胜正衰，则疾病趋向于恶化，甚则导致死亡；若邪正力量相持不下，则疾病趋向迁延或慢性化。

（1）正胜邪退：正胜邪退，是指在疾病过程中，正气奋起抗邪，正气渐趋强盛，而邪气渐趋衰减，疾病向好转和痊愈方向发展的一种病理变化，也是在许多疾病中最常见的一种转归。这是由于患者的正气比较充盛，抗御病邪的能力较强，或因为邪气较弱，或因及时、正确的治疗，邪气难以进一步发展，进而促使病邪对机体的侵害作用消失或终止，精气血津液等的耗伤和机体的脏腑、经络等组织的病理性损害逐渐得到康复，机体的阴阳两个方面在新的基础上又获得了相对平衡，疾病即告痊愈。

（2）邪胜正衰：邪胜正衰，是指在疾病过程中，邪气亢盛，正气虚弱，机体抗邪无力，疾病向恶化、危重，甚至向死亡方面转归的一种病理变化。这是由于机体的正气虚弱，或由于邪气的炽盛，或因失于治疗，或治疗不当，机体抗御病邪的能力日趋低下，不能制止邪气的侵害作用，邪气进一步发展，机体受到的病理性损害日趋严重，则病情因而趋向恶化和加剧。若正气衰竭，邪气独盛，脏腑经络及精血津液的生理功能衰惫，阴阳离决，则机体的生命活动亦告终止。例如，在外感病过程中，"亡阴""亡阳"等证候的出现，即是正不敌邪，邪胜正衰的典型表现。

（3）邪正相持：邪正相持，指在疾病过程中，机体正气不甚虚弱，而邪气亦不亢盛，则邪正双方势均力敌，相持不下，病势处于迁延状态的一种病理过程。此时，由于正气不能完全祛邪外出，因而邪气可以稽留于一定的部位，病邪既不能消散，亦不能深入传变，故又称之为"邪留"或"邪结"。一般说来，邪气留结之处，即是邪正相搏，病理表现明显之所。疾病随邪留部位的不同而有不同的临床表现。

若正气大虚，余邪未尽，或邪气深伏伤正，正气无力驱尽病邪，致使疾病处于缠绵难愈的病理过程，称为正虚邪恋。正虚邪恋，可视为邪正相持的一种特殊病机，一般多见于疾病后期，且是多种疾病由急性转为慢性，或慢性病久治不愈，或遗留某些后遗症的主要原因之一。

（二）阴阳失调

阴阳失调，是由于邪气侵犯人体导致阴阳失去平衡协调而出现的阴阳偏胜、偏衰、互损、格拒、亡失等一系列病理变化。同时，阴阳失调又是脏腑、经络、营卫等相互关系失调及气机升降出入运动失常的概括。本节着重讨论阴阳失调的阴阳偏胜、阴阳偏衰、阴阳互损、阴阳格拒、阴阳亡失机制。

1. 阴阳偏胜

阴阳偏胜，是指人体阴阳双方中的某一方的病理性亢盛状态，属"邪气盛则实"的实证。

阳邪侵入人体，机体阴气与之相搏，邪胜则病成，可形成阳偏胜；阴邪侵入人体，机体阳气与之抗争，邪胜则病成，可形成阴偏胜。机体的精气血津液代谢失常，"邪"自内生，亦可分阴阳两类，如内寒内湿属阴而内火内热属阳，从而表现为阴偏胜或阳偏胜的病理变化。《素问·阴阳应象大论》说："阳胜则热，阴胜则寒。"明确地指出了阳偏胜和阴偏胜病机的临床表现特点。

阴阳是相互制约的，一方偏胜必然制约另一方而使之虚衰。阳偏胜伤阴可引起阳盛兼阴虚，进而发展为阴虚的病变；阴偏胜伤阳可导致阴盛兼阳虚，进而发展为阳虚的病变。所以《素问·阴阳应象大论》又说"阳胜则阴病，阴胜则阳病"，指出了阳偏胜或阴偏胜的必然发展趋势。

（1）阳偏胜，即是阳盛，是指机体在疾病过程中，所出现的一种阳气病理性偏盛，功能亢奋，机体反应性增强，热量过剩的病理状态。一般地说，其病机特点多表现为阳盛而阴未虚的实热证。

形成阳偏胜的主要原因，多由于感受温热阳邪，或虽感受阴邪，但从阳化热，也可由于情志内伤，五志过极而化火；或因气滞、血瘀、食积等郁而化热所致。总之，邪从外来则多因感受阳邪；"邪"自内生，则多与气机郁结化火有关。

阳气的病理性亢盛，则以热、动、燥为其特点，故阳气偏胜可见壮热、烦渴、面红、目赤、尿黄、便干、苔黄、脉数等症。如果病情发展，阳热亢盛且明显耗伤机体阴气，病则从实热证转化为实热兼阴亏证，若阴气大伤，病可由实转虚而发展为虚热证。

（2）阴偏胜，即是阴盛，是指机体在疾病过程中所出现的一种阴气病理性偏盛，功能抑制，热量耗伤过多，病理性代谢产物积聚的病理状态。一般地说，其病机特点多表现为阴盛而阳未虚的实寒证。

形成阴偏胜的主要原因，多由于感受寒湿阴邪，或过食生冷，寒邪中阻等，机体阳气难以与之抗争而致阴气的病理性亢盛。阴气的病理性亢盛，则以寒、静、湿为其特点，如形寒、肢冷、蜷卧、舌淡而胴、脉迟等，即是阴气偏胜的具体表现。由于阴寒内盛多伤阳气，故在阴偏胜时，常同时伴有程度不同的阳气不足，形成实寒兼阳虚证，若阳气伤甚，病可由实转虚，发展为虚寒证。

2. 阴阳偏衰

阴阳偏衰，是指人体阴阳双方中的一方虚衰不足的病理状态，属"精气夺则虚"的虚证。

阴气或阳气的某一方减少或功能减退时，则不能制约对方而引起对方的相对亢盛，形成"阳虚则阴盛""阳虚则寒"（虚寒）"阴虚则阳亢""阴虚则热"（虚热）的病理变化。

（1）阳偏衰即是阳虚，是指机体阳气虚损，功能减退或衰弱，代谢减缓，产热不足的病理状态。一般地说，其病机特点多表现为机体阳气不足，阳不制阴，阴气相对偏亢的虚寒证。

形成阳偏衰的主要原因，多由于先天禀赋不足，或后天失养，或劳倦内伤，或久病损伤阳气所致。人体阳气虚衰，突出地表现为温煦、推动和兴奋功能减退。

由于阳气的温煦功能减弱，因而人体热量不足，难以温暖全身而出现寒象，见畏寒肢冷等症。由于阳气的推动作用不足，经络、脏腑等组织器官的某些功能活动也因之而减退，加之温煦不足，则血液凝滞，脉络缩蜷，津液停滞而成水湿痰饮。由于兴奋作用减弱，可见精神不振，喜静萎靡症状。以上便是"阳虚则寒"的主要机制。阳虚则寒，虽也可见到面色㿠白、畏寒肢冷、脘腹冷痛、舌淡、脉迟等寒象，但还有喜静蜷卧、小便清长、下利清谷、脉微细等虚象。所以，阳虚则寒与阴胜则寒，不仅在病机上有区别，而且在临床表现方面也有不同：前者是虚而有寒；后者是以寒为主，虚象不明显。

阳气不足，一般以脾肾阳虚衰常见，亦可发于五脏六腑，如心阳、肺阳、肝阳、脾阳、胃阳和肾阳等，皆可出现虚衰病变。肾阳为诸阳之本，"五脏之阳气，非此不能发"，所以肾阳虚衰（命门之火不足）在阳气偏衰的病机中占有极其重要的地位。阳气一般由精血津液中属阳的部分化生，尤其以精血为主要化生之源；故精血大伤，可致阳气化生无源而虚衰，阳不制阴，发为虚寒性病证。

（2）阴偏衰，即是阴虚，是指机体阴气不足，阴不制阳，导致阳气相对偏盛，功能虚性亢奋的病理状态。一般地说，其病机特点多表现为阴气不足，阳气相对偏盛的虚热证。

形成阴偏衰的主要原因，多由于阳邪伤阴，或因五志过极，化火伤阴，或因久病伤阴所致。阴偏衰时，主要表现为凉润、抑制与宁静的功能减退，从而出现虚热、失胴及虚性亢奋的症状。所谓阴虚则热，即是指阴气不足，不能制阳，阳气相对亢盛，从而形成阴虚内热、阴虚火旺和阴虚阳亢等多种表现。如五心烦热、骨蒸潮热、面红升火、消瘦、盗汗、咽干口燥、舌红少苔、脉细数等，即是阴虚则热的表现。阴虚则热与阳胜则热的病机不同，其临床表现也有所区别：前者是虚而有热；后者是以热为主，虚象并不明显。

阴气不足，一般以肾阴亏虚为主，亦可见于五脏六腑，如肺阴、脾阴、胃阴、心阴、肝阴和肾阴，皆可发生亏虚的病变。肾阴为诸阴之本，"五脏之阴气，非此不能滋"，所以肾阴不足在阴偏衰的病机中占有极其重要的地位。阴气一般由精血津液中属阴的部分化生，尤其以津液为主要化生之源，故阳热亢盛，必耗津液而致阴气不足，而津液大伤，又可致阴气化生无源而亏虚，阴不制阳，发为虚热性病证。

3. 阴阳互损

阴阳互损，是指在阴或阳任何一方虚损的前提下，病变发展影响及相对的一方，形成阴阳两虚的病机。在阴虚的基础上，继而导致阳虚，称为阴损及阳；在阳虚的基础上，继而导致阴虚，称为阳损及阴。阴阳双方之间本来存在着相互依存、相互滋生、互为化源和相互为用的关系，一方亏虚或功能减退，不能资助另一方或促进另一方的化生，必然导致另一方的虚衰或功能减退。如唐代王冰注《素问·四气调神大论》说："阳气根于阴，阴气根于阳，无阴则阳无以生，无阳则阴无以化。"

（1）阴损及阳是指由于阴精或阴气亏损，累及阳气生化不足或无所依附而耗散，从而在阴虚的基础上又导致了阳虚，形成了以阴虚为主的阴阳两虚病理状态。例如肝阳上亢一证，其病机主要为肝肾阴虚，水不涵木，阴不制阳的阴虚阳亢，但病情发展，亦可进一步耗伤肝肾精血，影响肾阳化生，继而出现畏寒、肢冷、面色㿠白、脉沉细等肾阳虚衰症状，转化为阴损及阳的阴阳两虚证。

（2）阳损及阳，系指由于阳气虚损，无阳则阴无以生，从而在阳虚的基础上又导致了阴虚，形成以阳虚为主的阴阳两虚病理状态。例如肾阳亏虚、水泛为肿一证，其病机主要为阳气不足，气化失司，水液代谢障碍，津液停聚而水湿内生，溢于肌肤所致。但其病变发展，则又可因阳气不足而导致阴气化生无源而亏虚，出现日益消瘦，烦躁升火，甚则阳升风动而抽搐等肾阴亏虚之征象，转化为阳损及阴的阴阳两虚证。

4. 阴阳格拒

阴阳格拒，是在阴阳偏盛基础上由阴阳双方相互排斥而出现寒热真假病变的一类病机，包括阴盛格阳和阳盛格阴两方面。阴阳相互格拒的机制，在于阴阳双方的对立排斥，即阴或阳的一方偏盛至极，壅遏于内，将另一方排斥格拒于外，迫使阴阳之间不相维系，从而出现真寒假热或真热假寒的复杂病变。如明代虞抟《医学正传》说："假热者，水极似火，阴证似阳也……此皆阴盛格阳，即非热也。""至若假寒者，火极似水，阳证似阴也……亦曰阳盛格阴也。"

（1）阴盛格阳，又称格阳，系指阴寒偏盛至极，壅闭于内，逼迫阳气浮越于外一而相互格拒的一种病理状态。阴寒内盛是疾病的本质，由于排斥阳气于外，可在原有面色苍白、四肢逆冷、精神萎靡、畏寒蜷卧、脉微欲绝的阴气壅盛于内表现的基础上，又出现面红、烦热、口渴、脉大无根等假热之象，故称其为真寒假热证。

（2）阳盛格阴，又称格阴，系指阳热偏盛至极，深伏于里，阳气被遏，郁闭于内，不能外达于肢体而将阴气排斥于外的一种病理状态。阳盛于内是疾病的本质，但由于格阴于外，可在原有壮热、面红、气粗、烦躁、舌红、脉数大有力等邪热内盛表现的基础上，又现四肢厥冷、脉象沉伏等假寒之象，故称为真热假寒证。

5. 阴阳亡失

阴阳的亡失，包括亡阴和亡阳两类，是指机体的阴气或阳气突然大量地亡失，导致生命垂危的一种病理状态。

（1）亡阳是指机体的阳气发生突然大量脱失，而致全身功能严重衰竭的一种病理状态。

一般地说，亡阳多由于邪气太盛，正不敌邪，阳气突然脱失所致；也可因汗出过多，吐、利无度，津液过耗，阳随阴泄，阳气外脱；或由于素体阳虚，劳伤过度，阳气消耗过多所致；亦可因慢性疾病，长期大量耗散阳气，终至阳气亏损殆尽，而出现亡阳。

阳气暴脱，多见大汗淋漓、心悸气喘、面色苍白、四肢逆冷、畏寒蜷卧、精神萎靡、脉微欲绝等生命垂危的临床征象。

（2）亡阴是指由于机体阴气发生突然大量消耗或丢失，而致全身功能严重衰竭的一种病理状态。

一般地说，亡阴多由于热邪炽盛，或邪热久留，大量煎灼津液，或逼迫津液大量外泄而为汗，以致阴气随之大量消耗而突然脱失。也可由于长期大量耗损津液和阴气，日久导致亡阴者。

阴气脱失，多见手足虽温而大汗不止、烦躁不安、心悸气喘、体倦无力、脉数疾躁动等危重征象。

亡阴和亡阳，在病机和临床征象等方面，虽然有所不同，但由于机体的阴和阳存在着互根互用的关系，阴亡，则阳无所依附而散越；阳亡，则阴无以化生而耗竭。故亡阴可以迅速导致亡阳，亡阳也可继而出现亡阴，最终导致"阴阳离决，精气乃绝"，生命活动终止而死亡。

综上所述，阴阳失调的病机，是以阴阳的属性，阴和阳之间所存在着的对立制约、互根互用以及相互消长、转化等理论，来阐释、分析、综合机体病变的机制。因此，阴阳失调的各种病机，并不是固定不变的，而是随着病情的进退和邪正盛衰等情况的改变而变化，在阴阳的偏胜和偏衰之间，亡阴和亡阳之间，都存在着内在的密切联系。

（三）气血失常

1. 气的失常

气的失常，主要包括两个方面：一是气的生化不足或耗散太过，形成"气虚"的病理状态。二是气的运动失常，出现气滞、气逆、气陷、气闭或气脱等"气机失调"的病理变化。

（1）气虚指一身之气不足及其功能低下的病理状态。

气虚的原因：主要由于先天禀赋不足，或后天失养，或肺脾肾的功能失调而致气的生成不足。也可因劳倦内伤，久病不复等，使气过多消耗而致。

气虚的共同症状特点是：劳累后加重，休息后减轻。气虚的常见临床表现：精神委顿、倦怠乏力、眩晕、自汗、易于感冒、面色㿠白、舌淡、脉虚等症状。偏于元气虚者，可见生长发育迟缓，生殖功能低下等症；偏于宗气虚者，可见动则心悸、呼吸气短等症。营卫气虚和脏腑、经络气虚的病机，则各有特点，临床表现亦各有不同。

（2）气机失调是指气的升降出入失常而引起的气滞、气逆、气陷、气闭、气脱等病理变化。

①气滞：气滞，是指气的流通不畅，郁滞不通的病理状态。

气滞，主要由于情志抑郁，或痰、湿、食积、热郁、瘀血等的阻滞，影响到气的流通；或因脏腑功能失调，如肝气失于疏泄、大肠失于传导等，皆可形成局部或全身的气机不畅或郁滞，从而导致某些脏腑、经络的功能障碍。气滞一般属于邪实为患，但亦有因气虚推动无力而滞者。

气滞的共同特点不外闷、胀、疼痛。气滞的病理表现有多个方面：气滞于某一经络或局部，可出现相应部位的胀满、疼痛。气滞则血行不利，津液输布不畅，故气滞甚者可引起血瘀、津停，形成瘀血、痰饮水湿等病理产物。由于肝升肺降、脾升胃降，在调整全身气机中起着极其重要的作用，故脏腑气滞以肺、肝、脾胃为多见。肺气壅塞，见胸闷、咳喘；肝郁气滞，见情志不畅、胁肋或少腹胀痛；脾胃气滞，见脘腹胀痛，休作有时，大便秘结等。因气虚而滞者，一般在闷、胀、痛方面不如实证明显，并兼见相应的气虚征象。

②气逆：气逆，指气升之太过，或降之不及，以脏腑之气逆上为特征的一种病理状态。

气逆，多由情志所伤，或因饮食不当，或因外邪侵犯，或因痰浊壅阻所致，气逆于上，以实为主，亦有因虚而气机上逆者。

气逆最常见于肺、胃和肝等脏腑。在肺，则肺失肃降，肺气上逆，发为咳逆上气。在胃，则胃失和降，胃气上逆，发为恶心、呕吐、嗳气、呃逆。在肝，则肝气上逆，发为头痛头胀，面红目赤，易怒等症。由于肝为刚脏，主动主升，而又为藏血之脏，因此，在肝气上逆时，甚则可导致血随气逆，或为咯血、吐血，乃至壅遏清窍而致昏厥。

③气陷：气陷，指气的上升不足或下降太过，以气虚升举无力而下陷为特征的一种病理状态。

气陷多由气虚病变发展而来，尤与脾气的关系最为密切。若素体虚弱，或病久耗伤，致脾气虚损，清阳不升，或中气下陷，从而形成气虚下陷的病变。

气陷的病理变化，主要有"上气不足"与"中气下陷"两方面。a."上气不足"，主要指上部之气不足，头目失养的病变。一般由于脾气虚损，升清之力不足，无力将水谷精微上输于头目，致头目失养，可见头晕、目眩、耳鸣等症。b."中气下陷"，指脾气虚损，升举无力，气机趋下，内脏位置维系无力，而发生某些内脏的位置下移，形成胃下垂、肾下垂、子宫脱垂、脱肛等病变。

④气闭：气闭，即气机闭阻，外出严重障碍，以致清窍闭塞，出现昏厥的一种病理状态。

气闭，多由情志刺激，或外邪、痰浊等闭塞气机，使气不得外出而闭塞清窍所致。

气闭的临床所见，有因触冒秽浊之气所致的闭厥，突然精神刺激所致的气厥，剧痛所致的痛厥，痰闭气道之痰厥等等，其病机都属于气的外出突然严重受阻，而陷于清窍闭塞，神失所主的病理状态。气闭发生急骤，以突然昏厥，不省人事为特点，多可自行缓解，亦有因闭不复而亡者。其临床表现，除昏厥外，随原因不同而伴相应症状。

⑤气脱：气脱，即气不内守，大量向外亡失，以致功能突然衰竭的一种病理状态。

气脱多由于正不敌邪，或慢性疾病，正气长期消耗而衰竭，以致气不内守而外脱；或因大出血、大汗等气随血脱或气随津泄而致气脱，从而出现功能突然衰竭的病理状态。气脱可见面色苍白、汗出不止、目闭口开、全身瘫软、手撒、二便失禁、脉微欲绝或虚大无根等症状。

2. 血的失常

血的失常，一是因血液的生成不足或耗损太过，致血的濡养功能减弱而引起的血虚；二是血液运行失常而出现的血瘀、出血等病理变化。

（1）血虚是指血液不足，血的濡养功能减退的病理状态。

失血过多，新血不能生成补充；或因脾胃虚弱，饮食营养不足，血液生化乏源；或因血液的化生功能障碍；或因久病不愈，慢性消耗等因素而致营血暗耗等，均可导致血虚。脾胃为气血生化之源；肾主骨生髓，输精于肝，皆可化生血液，故血虚的成因与脾胃、肾的关系较为密切。

全身各脏腑、经络等组织器官，都依赖于血的濡养而维持其正常的生理功能，所以血虚就会出现全身或局部的失荣失养，功能活动逐渐衰退等虚弱证候。血虚者气亦弱，故血虚除见失于滋荣的证候外，多伴气虚症状，常见面色淡白或萎黄、唇舌爪甲色淡无华、神疲乏力、头目眩晕、心悸不宁、脉细等临床表现。

心主血，肝藏血，血虚时心、肝两脏的症状比较多见。心血不足常见惊悸怔忡、失眠多梦、健忘、脉细涩或遏止等心失血养的症状。肝血亏虚见两目干涩、视物昏花，或手足麻木、关节屈伸不利等症。若肝血不足，导致冲任失调，又可出现妇女经少，月经愆期，闭经诸症。

（2）血运失常：血液运行失常出现的病理变化，主要有血瘀和出血。

①血瘀：血瘀是指血液的循行迟缓，流行不畅，甚则血液停滞的病理状态。

血瘀主要表现为血液运行郁滞不畅，或形成淤积，可以为全身性病变，亦可瘀阻于脏腑、经络、形体、官窍的某一局部，从而产生不同的临床表现。但无论病在何处，均易见疼痛，且痛有定处，甚则局部形成肿块，触之较硬，位置比较固定，如肿块生于腹内，称为"癥积"。另外，唇舌紫黯以及舌有瘀点、瘀斑，皮肤赤丝红缕或青紫，肌肤甲错，面色黧黑等，也是血液瘀滞的征象。

导致血瘀的病机，主要有气虚、气滞、痰浊、瘀血、血寒、血热等，此处只介绍血寒。

血寒，是指血脉受寒，血流滞缓，乃至停止不行的病理状态。多因外感寒邪，侵犯血分，形成血寒；亦可因阳气失于温煦所致。

血寒的临床表现，除见一般的阴寒证候外，常见血脉瘀阻而引起的疼痛，和手足、爪甲、皮肤及舌色青紫等表现。若寒凝心脉，心脉血气痹阻，可发生真心痛；寒凝肝脉，肝经血气瘀滞，可见胁下、少腹、阴部冷痛，或妇女痛经、闭经等。寒阻肌肤血脉，则见冻伤等症。寒瘀互结酿毒于内，可生癥积。

②出血：出血，是指血液逸出血脉的病理状态。逸出血脉的血液，称为离经之血。若此离经之血不能及时消散或排出，蓄积于体内，则称为瘀血。瘀血停积体内，又可引起多种病理变化。若突然大量出血，可致气随血脱而引起全身功能衰竭。

导致出血的病机，主要有血热、气虚、外伤及瘀血内阻等。此处仅叙述血热。

血热，即热入血脉之中，使血行加速，脉络扩张，或迫血妄行而致出血的病理状态。血热多由于热人血分所致，如温邪、疠气入于血分，或其他外感病邪入里化热，伤及血分。另外，情志郁结，五志过极化火，内火炽盛郁于血分，或阴虚火旺，亦致血热。

血热病变，除一般热盛的证候外，由于血行加速，脉络扩张，可见面红目赤、肤色发红、舌色红绛、经脉异常搏动等症状。血热炽盛，灼伤脉络，迫血妄行，常可引起各种出血，如吐血、衄血、尿血、皮肤癍疹、月经提前量多等。心主血脉而藏神，血热则心神不安，可见心烦，或躁扰不安，甚则神昏、谵语、发狂等症。血热的临床表现，以既有热象，又有动血为其特征。

因为血液主要由营气和津液组成，热入血脉不仅可以耗伤营气、津液而致血虚，而且可由热灼津伤，使其失去润泽流动之性，变得浓稠，乃至干涸不能充盈脉道，血液运行不畅而为瘀。

3. 气血失调

（1）气滞血瘀是指因气的运行郁滞不畅，导致血液运行障碍，继而出现血瘀的病理状态。

气滞血瘀的形成多因情志内伤、抑郁不遂、气机阻滞而致血瘀。肝主疏泄而藏血，肝气的疏泄作用在气机调畅中起着关键作用，因而气滞血瘀多与肝失疏泄密切相关，与心肺也有关。

临床上多见胸胁胀满疼痛，痞聚、癥积等病证。肺主气，调节全身气机，辅心运血，若邪阻肺气，宣降失司，日久可致心、肺气滞血瘀，而见咳喘、心悸、胸痹、唇舌青紫等表现。

气滞可导致血瘀，血瘀必兼气滞。由于气滞和血瘀互为因果，多同时并存，常难以明确区分孰先孰后。如闪挫外伤等因素，就是气滞和血瘀同时形成。但无论何种原因所致的气滞血瘀，辨别气滞与血瘀的主次则是必要的。

（2）气虚血瘀是指因气对血的推动无力而致血行不畅，甚至瘀阻不行的病理状态。

气虚血瘀的形成较多见于心气不足、运血无力而致的血行不畅，甚至瘀阻不行的病理状态。

临床表现常见于惊悸怔忡、喘促、水肿及气虚血滞的肢体瘫痪、痿废。另外，老年人多血瘀，且多气虚，故气虚血瘀病机在老年病中具有重要意义。

（3）气不摄血是指由于气虚不足，统摄血液的生理功能减弱，血不循经，逸出脉外，而导致各种出血的病理状态。

气不摄血的形成主要由于脾主统血功能失司，和心、肝、肺、肾、胃等脏腑功能不足有关。

临床表现见于咯血、吐血、紫斑、便血、尿血、崩漏等症，兼见面色不华、疲乏倦怠、脉虚无力、舌淡等气虚的表现。

（4）气随血脱是指在大量出血的同时，气也随着血液的流失而急剧散脱，从而形成气血并脱的危重病理状态。

各种大失血皆可导致气随血脱，较常见的有外伤失血、呕血和便血，或妇女崩中，产后大出血等因素。血为气之载体，血脱则气失去依附，故气亦随之散脱而亡失。

临床上此症多表现为精神萎靡、眩晕或晕厥、冷汗淋漓、四末不温，或有抽搐，或见口干，脉芤或微细。

（5）气血两虚，即气虚和血虚同时存在的病理状态。

气血两虚多因久病消耗，气血两伤所致；或先有失血，气随血耗；或先因气虚，血化障碍而日渐衰少，从而形成气血两虚。气血两虚，则脏腑经络、形体官窍失之濡养，各种功能失之推动及调节，故可出现不荣或不用的病证。

临床上主要表现为肌体失养及感觉运动失常的病理征象，如面色淡白或萎黄、少气懒言、疲乏无力、形体瘦怯；心悸失眠、肌肤干燥、肢体麻木，甚至感觉障碍、肢体痿废不用等。

（四）津液代谢失常

津液代谢是一个复杂的生理过程，必须由多个脏腑的相互协调才能维持正常，诸如肺的宣发和肃降、脾的运化转输、肾与膀胱的蒸腾汽化、三焦的通调，以及肝的疏泄功能都参与其中，以肺、脾、肾三脏的作用尤为重要，而其核心是气对津液的作用。因此，气的运动及其维持的气化过程，调节着全身的津液代谢。

因此，如果肺、脾、肾等有关脏腑生理功能异常，气的升降出入运动失去平衡，气化功能失常，均能导致津液生成、输布或排泄的失常＇，包括津液不足及津液在体内滞留的病理变化。

1. 津液不足

津液不足，是指津液在数量上的亏少，进而导致内则脏腑，外而孔窍、皮毛，失于濡润、滋养，而产生一系列干燥枯涩的病理状态。

导致津液不足的原因主要有三方面：一是热邪伤津，如外感燥热之邪，灼伤津液；或邪热内生，如阳亢生热、五志化火等耗伤津液。二是丢失过多，如吐泻、大汗、多尿及大面积烧伤等，均可损失大量津液。三是生成不足，如体虚久病，脏腑气化功能减退，可见津液生成不足。另外，慢性疾病耗伤津液，亦致津液亏耗。

伤津常见于吐、泻之后。如夏秋季节，多有饮食伤中而致呕吐、泄泻或吐泻交作，损失大量津液者，如不及时补充，可出现目陷、螺瘪、尿少、口干舌燥、皮肤干涩而失去弹性；甚则见目眶深陷、啼哭无泪、小便全无、精神委顿、转筋等症。严重者，因血中津少而失其滑腴流动之性，气随津泄而推动无力，血液运行不畅，而见面色苍白、四肢不温、脉微欲绝的危象。另外，炎夏、高热、多汗也易伤津，常见口渴引饮、大便燥结、小便短少色黄；气候干燥季节，常见口、鼻、皮肤干燥等均属于伤津为主的临床表现。

伤液见于热病后期或久病伤阴，所见到的形瘦骨立，大肉尽脱，肌肤毛发枯槁，或手足震颤、肌肉瞤动、唇裂、舌光红无苔或少苔，则属于脱液的临床表现。必须指出，津和液本为一体，伤津和脱液，在病机和临床表现方面虽有区别亦有联系。

一般而论，伤津主要是丢失水分，伤津未必脱液；脱液不但丧失水分，更损失精微营养物质，故脱液必兼津伤。从病情轻重而论，脱液重于伤津，可以说津伤乃液脱之渐；液脱乃津伤之甚。津易伤亦易补充，而液一般不易损耗，一旦亏损则较难恢复。但津伤可暴急发生而突然陷于气随津泄，甚至气脱的重危证候，则又非脱液可比。

2. 津液输布排泄障碍

津液的输布和排泄是津液代谢中的两个重要环节。二者虽有不同，但其结果都能导致津液在体内不正常的停滞，成为内生水湿痰饮等病理产物的根本原因。

津液的输布障碍，是指津液得不到正常的转输和布散，导致津液在体内环流迟缓，或在体内某一局部发生滞留。因而津液不化，可致水湿内生，酿痰成饮。引起津液输布障碍的原因很多，如肺失宣发和肃降，津液不得正常布散；脾失健运，运化水液功能减退，可致水饮不化；肝失疏泄，气机不畅，气滞津停；三焦的水道不利，不仅直接影响津液的环流，而且影响津液的排泄，凡此均致津液输布障碍而生痰饮水湿之患。上述多种成因中，以脾气的运化功能障碍具有特殊意义。因脾主运化，不仅对津液的输布起重要作用，而且在津液的生成方面具主导作用。脾失健运不但使津液的输布障碍，而且水液不归正化，变生痰湿为患。故《素问·至真要大论》说："诸湿肿满，皆属于脾。"

津液的排泄障碍，主要是指津液转化为汗液和尿液的功能减退，而致水液贮留体内，外溢于肌肤而为水肿。津液化为汗液，有赖肺气的宣发功能；津液化为尿液，有赖肾气的蒸化功能。肺和肾的功能减弱，虽然均可引起水液潴留，发为水肿，但肾气的蒸化作用失常则起着主导作用。这是因为，肾阳肾阴为五脏阴阳之本，能推动和调节各脏腑的输布和排泄水液功能，而且水液主要是通过尿液而排泄的。

（1）湿浊困阻：多由脾虚运化功能减退，津液不能转输布散，聚为湿浊。湿性重浊黏滞，易于阻遏中焦气机，而见胸闷、脘痞、呕恶、腹胀、便溏、苔腻等症。

（2）痰饮凝聚：多因脾、肺等脏腑功能失调，津液停而为饮，饮凝成痰。痰随气的升降，无处不到，病及脏腑经络，滞留于机体的不同部位而有多种的病理变化和多变的临床表现。饮停之部位比较局限，如停于胸胁的"悬饮"，饮留于肺的"支饮"等等。

（3）水液潴留：多由肺、脾、肾、肝等脏腑功能失调，气不行津，津不化气，津液代谢障碍，贮留于肌肤或体内，发为水肿或腹水。

3. 津液与气血关系失调

（1）水停气阻：指津液代谢障碍，水湿痰饮停留导致气机阻滞的病理状态。

因水湿痰饮皆有形之邪，易阻碍气的运行，即导致了水停气阻的形成

其临床表现因水液停蓄的部位不同而异。如水饮阻肺，肺气壅滞，宣降失职，可见胸满咳嗽，喘促不能平卧；水饮凌心，阻遏心气，则可见心悸、心痛；水饮停滞中焦，阻遏脾胃气机，可致清气不升，浊气不降，而见头昏困倦，脘腹胀满，纳化呆滞；水饮停于四肢，则可使经脉气血阻滞，故除见水肿外，尚可见肢体沉重胀痛等临床表现。

（2）气随津脱：主要指津液大量丢失，气失其依附而随津液之外泄出现暴脱亡失的病理状态。

气随津脱多由高热伤津，或大汗伤津，或严重吐泻耗伤津液等所致。吐下之余，定无完气。

频繁而大量的呕吐、泄泻，皆可使气随津液的耗伤而脱失，出现面色苍白，神昏晕厥，汗出不止，目闭口开手撒，甚则二便失禁，脉微欲绝等症。

（3）津枯血燥：主要指津液亏乏枯竭，导致血燥虚热内生或血燥生风的病理状态。

因高热伤津，或烧伤引起津液损耗，或阴虚痨热，津液暗耗，均会导致津枯血燥。

临床表现为心烦、鼻咽干燥、肌肉消瘦，皮肤干燥，或肌肤甲错、皮肤瘙痒或皮屑过多、舌红少津等临床表现。

（4）津亏血瘀：主要指津液耗损导致血行瘀滞不畅的病理状态。

因高热、烧伤，或吐泻、大汗出等因素，致使津液大量亏耗，则血量减少，血液循环滞涩不畅，从而发生血瘀之病变。

临床表现除见原有津液不足的表现外，还出现舌质紫绛，或有瘀点、瘀斑，或见癥疹显露等症。

（5）血瘀水停：指因血脉瘀阻导致津液输布障碍而水液停聚的病理状态。

血中有津、脉外之津液可从脉络渗入血中，血瘀则津液环流不利；另外，血瘀必致气滞，也导致津停为水，故血瘀常伴水停。

临床上表现为心阳亏虚、运血无力、血脉瘀阻，除见心悸、气喘、口唇爪甲青紫、舌有瘀点或瘀斑，甚则胁下痞块等症外，亦见下肢、面目浮肿，即属此候。

（五）内生"五邪"

内生"五邪"，是指在疾病的发展过程中，由于脏腑经络及精气血津液的功能失常而产生的化风、化寒、化湿、化燥、化火等病理变化。因病起于内，又与风、寒、湿、燥、火外邪所致病证的临床征象类似，故分别称为"内风""内寒""内湿""内燥"和"内火"，统称为内生"五邪"。

1. 风气内动

（1）概念：风气内动，即是"内风"。由于"内风"与肝的关系较为密切，故又称肝风内动或肝风。

（2）形成和表现：内风是指疾病发展过程中，主要因为阳盛，或阴虚不能制阳，阳升无制，出现动摇、眩晕、抽搐、震颤等类似风动的病理状态。《素问·至真要大论》说："诸暴强直，皆属于风。""诸风掉眩，皆属于肝。"即指明了内风的临床表现，不仅与外风为病相类似，而且指出了与肝的密切关系。

风气内动，主要是体内阳气亢逆变动所致。《临证指南医案》指出："内风乃身中阳气之变动。"内风的病机，主要有肝阳化风、热极生风、阴虚风动、血虚生风等。

肝阳化风：肝阳化风，多由于情志所伤，肝气郁结，郁久化火而亢逆，或暴怒伤肝，肝气亢逆，或操劳过度，耗伤肝肾之阴，阴虚不能制阳，水亏不得涵木，肝阳因之浮动不潜，升而无制，亢逆之阳气化风，形成风气内动。在肝阳上亢表现的基础上，可见筋惕肉瞤、肢麻震颤、眩晕欲仆，甚则口眼喎斜、半身不遂。严重者，则因血随气升而发卒然厥仆。

热极生风：热极生风，又称热甚动风。多见于热性病的极期，由于火热亢盛，化而为风，并因邪热煎灼津液，伤及营血，燔灼肝经，筋脉失其柔顺之性，而出现痉厥、抽搐、鼻翼翕动、目睛上吊等临床表现，常伴有高热、神昏、谵语。

阴虚风动：阴虚风动，多见于热病后期，津液和阴气大量亏损，或由于久病耗伤，津液及阴气亏虚所致。主要病机是津液枯竭，阴气大伤，失其凉润柔和之能，既对筋脉失之滋润，又不能制阳而致阳气相对亢盛，因而产生筋挛肉瞤、手足蠕动等动风症状，并见低热起伏、舌光少津、脉细如丝等阴竭表现。

血虚生风：血虚生风，多由于生血不足或失血过多，或久病耗伤营血，肝血不足，筋脉失养，或血不荣络，则虚风内动。临床见肢体麻木不仁，筋肉跳动、甚则手足拘挛不伸等症。

另外，并非所有内风病证的病位皆为肝，如小儿慢脾风，其病机主要在于脾土虚败。

2. 寒从中生

（1）概念：寒从中生，又称"内寒"，是指机体阳气虚衰，温煦气化功能减退，虚寒内生，或阴寒之气弥漫的病理状态。

（2）形成及表现：因先天禀赋不足，阳气素虚，或久病伤阳，或外感寒邪，过食生冷，损伤阳气，以致阳气虚衰。阳气虚衰，不能制阴祛寒，故阴寒内盛。一般表现为阳热不足，温煦失职，虚寒内生，可见面色苍白，畏寒喜热，肢末不温，舌质淡胖，苔白滑润，脉沉迟弱或筋脉拘挛，肢节痹痛等症。内寒的病机主要与脾肾阳虚有关。脾为气血生化之源，脾阳能达于肌肉四肢。肾阳为人身阳气之根，能温煦全身脏腑形体。故脾肾阳气虚衰，则温煦失职，最易表现虚寒之象，而尤以肾阳虚衰为关键。故《素问·至真要大论》说："诸寒收引，皆属于肾。"阳气虚衰，则蒸化水液的功能减退或失司，水液代谢障碍，从而导致病理产物的积聚或停滞，形成水湿、痰饮等。故《素问·至真要大论》说："诸病水液，澄彻清冷，皆属于寒。"临床多见尿频清长，涕唾痰涎稀薄清冷，或大便泄泻，或水肿等，多由阳气不足，蒸化无权，津液不能正常输布代谢所致。

阳气虚衰，不能温煦血脉，反生内寒以收引血脉，血脉收缩则血流迟缓不畅，重者可致血液停积于血脉和脏腑之中，形成瘀血。临床可见痛处固定，遇寒加重。

"内寒"与"外寒"之间区别是："内寒"的临床特点主要是虚而有寒，以虚为主；"外寒"的临床特点是以寒为主，亦可因寒邪伤阳而兼虚象。两者之间的主要联系是：寒邪侵犯人体，必然会损伤机体阳气，而最终导致阳虚；而阳气素虚之体，则又因抗御外邪能力低下，易感寒邪而致病。

3. 湿浊内生

（1）概念：湿浊内生，又称"内湿"，是指由于脾的运化功能和输布津液的功能障碍，从而引起湿浊蓄积停滞的病理状态。由于内生之湿多因脾虚，故又称之为脾虚生湿。

（2）形成及表现：内湿的产生，多因过食肥甘，嗜烟好酒，恣食生冷，内伤脾胃，致使脾失健运不能为胃行其津液，或喜静少动，素体肥胖，情志抑郁，致气机不利，津液输布障碍，聚而成湿所致。因此，脾的运化失职是湿浊内生的关键。

脾主运化有赖于肾阳的温煦气化。因此，内湿不仅是脾阳虚津液不化而形成的病理产物，在肾阳虚衰时，亦必然影响及脾之运化而导致湿浊内生。反之，由于湿为阴邪，湿胜则可损伤阳气，故湿浊内困，久之必损及脾阳肾阳，而致阳虚湿盛之证。另外，湿浊可以聚而为痰，留而为饮，积而成水，变生多种病患。

湿性重浊黏滞，多阻遏气机，故其临床表现常可随湿邪阻滞部位的不同而异。如湿邪留滞经脉之间，则见头闷重如裹，肢体重着或屈伸不利，故《素问·至真要大论》说："诸痉项强，皆属于湿。"湿犯上焦，则胸闷咳嗽；湿阻中焦，则脘腹胀满、食欲不振、口腻或口甜、舌苔厚腻；湿滞下焦，则腹胀便溏、小便不利；水湿泛溢于皮肤肌腠，则发为水肿。故《素问·六元正纪大论》说："湿胜则濡泄，甚则水闭胕肿。"湿浊虽可阻滞于机体上、中、下三焦的任何部位，但仍以湿阻中焦脾胃为多。

此外，外感湿邪与内生湿浊在其形成方面虽然有所区别，但二者亦常相互影响。湿邪外袭每易伤脾，脾失健运又滋生内湿。故临床所见，脾失健运，内湿素盛之体，易外感湿邪而发病。

4. 津伤化燥

（1）概念：津伤化燥，又称"内燥"。是指机体津液不足，人体各组织器官和孔窍失其濡润，而出现干燥枯涩的病理状态。

（2）形成及表现：因久病伤阴耗液，或大汗、大吐、大下，或亡血失精导致阴亏津少，以及某些热性病过程中的热盛伤阴耗津等所致。由于津液亏少，不足以内溉脏腑，外润腠理孔窍，从而燥邪便由内而生，故临床多见干燥不润等病变。所以《素问·阴阳应象大论》说："燥胜则干。"

内燥病变可发生于各脏腑组织，以肺、胃及大肠为多见。内燥因津液枯涸，失去滋润濡养作用所致。津液枯涸则阴气化生无源而虚衰，阴虚则阳相对偏亢则生内热，故内燥常伴虚热证的表现。临床常见肌肤干燥不泽，起皮脱屑，甚则皲裂，口燥咽干唇焦，舌上无津，甚或光红龟裂，鼻干目涩少泪，爪甲脆折，大便燥结，小便短赤等症。如以肺燥为主，还兼见干咳无痰、甚则咯血；以胃燥为主时，可见食少、舌光红无苔；若系肠燥，则兼见便秘等症。故金代刘完素《素问玄机原病式·六气为病》说："诸涩枯涸，干劲皴揭，皆属于燥。"

5. 火热内生

（1）概念：火热内生，又称"内火"或"内热"，是指由于阳盛有余，或阴虚阳亢，或由于气血郁滞，或由于病邪郁结而产生的火热内扰，功能亢奋的病理状态。

（2）形成：主要包括阳气过盛化火、邪郁化火、五志过极化火、阴虚火旺四个方面的因素形成的。

阳气过盛化火：阳气过盛，功能亢奋，必然使物质的消耗增加，以致伤阴耗津。此种病理性的阳气过亢则称为"壮火"，中医学又称为"气有余便是火"。

邪郁化火：邪郁化火包括两方面的内容：一是外感六淫病邪，在疾病过程中，皆可瘀滞而从阳化热化火，如寒郁化热、湿郁化火等。二是体内的病理性代谢产物（如痰、瘀血、结石等）和食积、虫积等，亦能郁而化火。邪郁化火的主要机制，实质上是由于这些因素导致人体之气的瘀滞，气郁则生热化火。

五志过极化火：又称为"五志之火"。多指由于情志刺激，影响了脏腑精气阴阳的协调平衡，造成气机郁结或亢逆。气郁日久则可化热，气逆自可化火，因之火热内生。如情志内伤，抑郁不畅，则常能导致肝郁气滞，气郁化火，发为肝火；而大怒伤肝，肝气亢逆化火，亦可发为肝火。

阴虚火旺：此属虚火。多由于津液亏虚，阴气大伤，阴虚不能制阳，阳气相对亢盛，阳亢化热化火，虚热虚火内生。

（3）表现：内生火热，主要有心火、肝火、相火（肾火）及胃火等证，其临床表现则随其发病机制和病位的差异而各有不同。凡阳盛、邪郁化热化火及五志化火，多为实热实火，可见高热，烦渴，面红目赤，尿赤，便干，唇舌生疮等。若阴虚内热多见全身性的虚热征象，如五心烦热、骨蒸潮热、面部烘热、消瘦、盗汗、咽干口燥、舌红少苔、脉细数无力等；阴虚火旺，多集中于机体某一部位的火热征象，如虚火上炎所致的牙痛、齿衄、咽痛、升火颧红等。

二、疾病传变

传变，是指疾病在机体脏腑经络组织中的传移和变化。从本质上讲，即是疾病在其发展过程中的不同时间和不同层次上人体脏腑经络及精气血津液等各种病理改变的复杂联系和变化。疾病传变，就是阐明疾病过程中各种病理变化的演变、发展规律。

（一）疾病传变的形式

疾病传变，不外两种形式：一是病位的传移，二是病性的变化。

1. 病位传变

病位，即疾病所在的部位。人是一个有机的整体，机体的表里之间、内脏之间，均有经络相互沟通联络，气血津液循环贯通。因此，某一部位的病变，可以向其他部位波及扩展，从而引起该部位发生病变，这就是病位的传变。常见的病位传变包括表里之间与内脏之间的传变，而外感病和内伤病的传变又各有特点。

《素问·阴阳应象大论》说："邪风之至，疾如风雨，故善治者治皮毛，其次治肌肤，其次治筋脉，其次治六腑，其次治五脏。治五脏者半死半生也。"说明了掌握疾病传变规律，实施早期治疗的重要性。

（1）表里出入：表与里，是一个相对的概念，所指的病变部位并不是固定的。以整体而言，则病在皮肤、毛窍、肌肉、经络等为外属表，在脏腑、骨髓等组织器官为内属里。如以皮毛与经络相对而言，则皮毛属表，经络属里；以三阴三阳经而言，则三阳经为表，三阴经为里；以脏与腑相对而言，则腑为表，脏为里。

由于疾病表里的传变，意味着病邪的表里出入变化，故疾病的表里传变，亦称邪之表里出入。

表病入里：亦即表邪入里。指外邪侵袭人体，首先停留于机体的肌肤卫表层次，而后内传入里，病及脏腑的病理传变过程。常见于外感疾病的初期或中期，是疾病向纵深发展的反映。多由于机体正气受损，抗病能力减退，正气不能制止病邪的致病作用，病邪得以向里发展，或因邪气过盛，或因失治、误治等因素，以致表邪不解，迅速传变入里而成。如外感风寒证，可出现恶寒、发热、无汗等寒邪在表病变。若在表的风寒之邪不解，可由肌表而内传入里，影响肺、胃功能，发展为高热、口渴、喘咳、便秘等症，此即由表寒证转化成了里热病变。

里病出表：里病出表，是指病邪原本位于脏腑等在里层次，而后由于正邪斗争，病邪由里透达于外的病理传变过程。如温热病变，内热炽盛，见高热、烦渴、胸闷、咳逆等症，继则汗出而热邪外解，脉静身凉，症状缓解，或热病疹等透发于外，以及伤寒三阴病变转化为三阳病变等，均属里病出表之病理过程。

人体表里是相对的，而且是多层次的。所以，病变在表里出入的传变中，可以有介于表里之间的阶段，即半表半里。伤寒的少阳病机，温病的邪伏募原病机，都称之为半表半里，皆出现介于表与里之间的见证，其发展趋势既可达表也可入里，此为其特点。

（2）外感病传变：一般而论，外感病发于表，发展变化过程是自表入里、由浅而深的传变。故外感病基本是表里传变，但内传入里后，亦见脏腑间的传变。不同的外感病，其病位传变的形式又有所区别，主要有六经传变、卫气营血和三焦传变。

①六经传变：六经指三阴、三阳，实即十二经脉。六经传变是指疾病的病位在六经之间的相对转移。东汉张机的《伤寒杂病论》，在《内经》所论外感热病的传变规律的基础上，创立了"六经传变"理论。

六经传变，实际上是对伤寒热病六个不同发展阶段的病变规律和本质的概括。

经脉是运行气血的通路，能"内属于腑脏，外络于肢节"，把人体各部的组织器官联结成一个有机的整体。因而也成为病邪传播转移的通路和病理变化反应的部位。特别是十二经脉，是经络系统的主干、核心部分，也成为外感病传变的重要途径。

六经由表入里传变的基本形式是由阳入阴，即先太阳、阳明、少阳，而后太阴，少阴、厥阴的六个层次，说明阳气由盛而衰，疾病由轻到重的发展过程。反之，由阴出阳，则说明正气由衰而盛，疾病由重到轻的好转过程。若正气不支，邪气亢盛，也可不经阳经而直接侵犯阴经，称为直中三阴，其中以直中少阴为多。六经的具体传变形式尚有阴阳经传变、表里经传变、手足经传变等。另外，由于经脉与脏腑有属络关系，所以六经病变实际上与相应的脏腑功能失常有关。

②三焦传变：三焦传变，是指病变部位循上、中、下三焦而发生传移变化。此三焦是人体上、中、下部位的划分，也是诸气与水液上下运行的通路，因而也可作为病位转移的途径。温病的三焦传变，是对温热病三个不同发展阶段的病变规律和本质的阐释，由部位三焦的概念延伸而来。

三焦传变是温病的主要传变形式。温热病邪，多自口鼻而入，首先侵犯上焦肺卫。病邪深入，则从上焦传入中焦脾胃，再入下焦肝肾。这是疾病由浅入深，由轻而重的一般发展过程，故称之为顺传。如果病邪从肺卫直接传入心包，病情发展恶化，超越了一般传变规律，故称为逆传。即如吴瑭所说："肺病逆传，则为心包。上焦病不治，则传中焦，胃与脾也；中焦病不治，即传下焦，肝与肾也。始上焦，终下焦"（《温病条辨·卷二》）。疾病之所以顺传和逆传，主要取决于正邪双方力量的对比和病邪的性质。若疾病好转向愈，则可由下焦向上焦传变。

③卫气营血传变：卫气营血传变，是指温热病过程中，病变部位在卫、气、营、血四个阶段的传移变化。卫分是温病的初期阶段，病位在肺卫；气分为温病的中期，病位在胃、肠、脾及肺、胆；营分是温病的严重阶段，病位在心包及心；血分属温病的晚期，病位在肝、肾及心。

卫气营血传变，一般从卫分开始，发展传为气分，再入营分，而血分。反映病邪由浅入深，病势由轻而重的发展过程，称为"顺传"。若邪入卫分后，不经过气分阶段，而直接深入营分或血分，称为"逆传"，反映了传变过程渐进与暴发之不同。

此外，卫气营血传变，还有初起即不见卫分阶段，而径入气分、营分者；亦有卫分证未罢，又兼见气分证而致"卫气同病"者；或气分证尚存，同时出现营分、血分证而成"气营两燔""气血两燔"者；更有严重者为邪热充斥表里，遍及内外，出现卫气营血同时累及的局面。

（3）内伤病传变：内伤病是内脏遭到某些病因损伤所导致的一类疾病。因此，内伤病的基本病位在脏腑。

人体是以脏腑为核心的有机整体，脏腑之间在生理上密切相关，在病理上则可通过经络、精气血津液等的相互影响，以及位置相邻，而在脏腑之间发生传变。所以，内伤病的基本传变形式是脏腑传变。另外，脏腑与形体官窍之间，在生理上相互联系，在病理上亦相互影响，故内伤病也可在脏腑与形体官窍之间传变。

①脏与脏传变，即指病位传变发生于五脏之间，这是内伤病最主要的病位传变形式。

五脏之间通过经络相互联系，在生理功能上密切相关而又协调平衡，在精气血津液的生化、贮藏、运行、输布等方面存在相互依存、相互为用又相互制约的关系。因而，某一脏的病变，常常影响到他脏而发生传变。例如心与肺、心与脾、心与肝、心与肾之间，其病变都可以相互影响。心与肺同居上焦胸中，心主血脉，肺主气，而宗气"贯心脉而行呼吸"。所以，疾病在心与肺的两脏之间的传变，主要是心血与肺气病变的相互影响。临床上，心运血功能失常，可以导致肺气郁滞，宣降失司，而见咳喘不得平卧。肺病日久，吸清呼浊功能异常，气病及血，可致肺气胀满，心血瘀阻，发生心悸、胸闷、口唇爪甲青紫等症。另外，心与脾之间，主要是心血、心神与脾气运化病变的相互影响；心与肝之间，主要是心血与肝血、心神与肝失疏泄情志病变的相互影响；心与肾之间，主要是心肾阴阳不交与精血亏损病变的相互影响。于此可知，由于两脏之间生理功能的联系各不相同，所以其病理传变情况也各不一样。

②脏与腑传变，是指病位传变发生于脏与腑之间，或脏病及腑，或腑病及脏。其具体传变形式则是

按脏腑之间表里关系而传。如《素问·咳论》说："五脏之久咳，乃移予六腑。脾咳不已，则胃受之……肺咳不已，则大肠受之。"这是由于心与小肠、肝与胆、脾与胃、肺与大肠、肾与膀胱等表里相合脏腑之间，有经脉直接属络，从而使病气得以相互移易。如肺与大肠表里相合，脏腑气化相通，大肠得肺肃降之气而后传导排便。若肺气壅滞于上，肃降失职，则可致大肠腑气不通而发生便秘；而大肠实热，积滞不通，亦反过来影响肺气的肃降，从而发生气逆喘咳。故肺病可传至大肠。大肠病又可累及于肺。他如心火移热于小肠；小肠有热，循经上熏于心；脾运失职，影响胃的受纳与和降；食滞于胃，导致脾失健运等等，均为脏腑表里相传的疾病传变。

应当指出，脏腑表里相合关系的传变，并不是脏与腑之间病位传变的唯一形式，如肝气横逆犯胃；寒凝肝脉导致小肠气滞等，虽是由脏传腑，但不属于表里相合传变。

③腑与腑传变，即是指病变部位在六腑之间发生传移变化。六腑生理功能各有不同，但都参与饮食物的受纳、消化、传导和排泄，以及水液的输送与排泄，并始终维持着虚实更替的动态变化。若其中某一腑发生病变，则势必影响及另一腑，导致其功能失常。如大肠传导失常，腑气不通，下游闭塞，则可导致胃气上逆，出现嗳气、呕恶等症状；若胃中湿热蕴结，熏蒸于胆，则又可引起"胆热液泄"，而出现口苦、黄疸等症。可以看出，任何一腑的气滞或气逆，均可破坏六腑整体"实而不能满""通而不宜滞"的生理特性，从而使病变部位在六腑中发生相应的传变。

④形脏内外传变，包括病邪通过形体而内传相关之脏腑，及脏腑病变影响形体。

外感病邪侵袭肌表形体，由经脉传至脏腑，是内伤病发作、加重的重要原因。如风寒之邪侵袭肌表，客于皮毛，然后内合于肺。至于其内合于肺的机制，则是"外内合邪"。因已有过食寒凉生冷饮食，损伤脾胃阳气，手太阴肺经起于中焦（相当于胃的中脘部），胃寒阳衰，可通过经脉影响于肺，而致肺阳不足，宣发失职，若再有风寒之邪外袭，则因肺阳虚衰，卫外功能减退，因而客肺而发生咳嗽、喘促等病变。

某些形体组织的病变，久则可按五脏所合关系，从病变组织传入于本脏，而发展为内伤病证。反之，病变可由脏腑传至经脉，亦可反映于体表。如《灵枢·邪客》说："肺心有邪，其气留于两肘。"说明心肺有病亦会通过其所属经脉，并在其循行的形体肌表部位反映出来，而出现胸痛、两臂内痛等症。临床上，五脏病变通过经络和精气血津液等影响及五体和官窍，亦是常见现象。

2. 病性转化

（1）寒热转化：寒热转化，指疾病过程中，病机性质由寒转化为热，或由热转化为寒的病理变化，实际是由阴阳的消长和转化所致。

①由寒化热是指病证的性质本来属寒，继而又转变成热性的病理过程。

寒证有实寒证与虚寒证，而热证亦有实热证与虚热证。临床所见，由寒化热主要有两种形式：一是实寒证转为实热证，以寒邪化热入里为常见。如太阳表寒证，疾病初起恶寒重，发热轻，脉浮紧，以后继则出现阳明里热证，而见壮热，不恶寒反恶热，心烦口渴，脉数。另外，阴邪内聚，也可从热而化，转化为实热证。如哮喘病开始不发热，咳嗽，痰稀而白；继则转见发热，咳嗽，胸痛，痰黄而黏稠，即表示病性已由寒而化热。二是虚寒证转化为虚热证。这是基于"阳损及阴"的道理，在阴阳互损病机中已有论及。

至于实寒证转化为虚热证，因为寒邪难以直接伤阴，则少有直接转化者。但若实寒证化热，日久亦可伤阴而转化为虚热证。虚寒证转化为实热证，亦有所见，可因重感于邪、邪郁化热、过用辛热药物等因素所致。

②由热转寒是指病证的性质本来属热，继而转变成为寒性的病理过程。

由热转寒，主要有三种形式：一是实热证转化为虚寒证，一般因伤阳所致。如外感高热患者，由于大汗不止，阳从汗脱；或因吐泻过度，阳随津脱，病机就由实热转为虚寒的亡阳危证，出现冷汗淋漓、体温骤降、四肢厥冷、面色苍白、脉细微欲绝等症。又如内伤便血病人，初起便血鲜红，肛门灼热，口干舌燥，大便秘结或不爽。若日久不愈；血去正伤，阳气虚衰，继则转见血色紫黯或色淡，脘腹隐痛，痛时喜按喜温，并见畏寒肢冷，大便清溏，则表明其病性已由热而转寒。二是实热证转化为实寒证。比如风湿热邪痹阻肢体关节的热痹证，或因治疗用药，或素体阳虚，可热去而从寒化为风寒湿邪痹阻的寒痹证。三是虚热证转化为虚寒证，机制为"阴损及阳"，见阴阳互损病机。

至于虚热证转化为实寒证，则较为少见。如果虚热证转化为虚寒证，因阴邪内聚，或感受寒邪，亦可发展为实寒证。

（2）虚实转化：疾病过程中，正邪双方处于不断的斗争和消长之中，当正邪双方力量对比发生变化，则疾病的虚实性质亦会发生转变，或由实而转虚，或因虚而致实。

①由实转虚，指疾病或病证本来是以邪气盛为矛盾主要方面的实性病变，继而转化为以正气虚损为矛盾主要方面的虚性病变的过程。

由实转虚的机制，主要在于邪气过于强盛，正不敌邪，正气耗损所致。此外，因失治、误治等原因，致使病程迁延，虽邪气渐去，然正气已伤，则亦可由实转虚。如外感暑热病邪，可因迫津外泄而大汗，气随津泄而脱失，病从暑热内盛证较快地转为实热兼阴虚证，进而发展为阴虚证，再为亡阴证，出现面色淡白、精神萎靡、汗出肢温、口渴喜饮、脉细而数等症，若出现冷汗淋漓、四肢发凉、脉微欲绝，则为亡阳证。又如，肝火上炎证的眩晕，日久则火盛伤阴而发展为肝肾阴虚的病变。

②因虚致实，指病证本来是以正气亏损为矛盾主要方面的虚性病变，转变为邪气盛较突出的病变过程。

因虚致实的机制，多由于脏腑功能减退，气化不行，以致全身气血津液等代谢障碍，从而产生气滞、水饮、痰浊、瘀血等病理变化；或因正虚病证，复感外邪，邪盛则实。如心肾阳气亏虚的心悸气喘，可因病情突然变化而发生水饮泛溢，上凌心肺，肺气闭塞，出现怔忡不宁、端坐喘息、胸中憋闷欲死的危急证候。又如肺肾两虚的哮证，肺卫不固，复感风寒，哮喘复发，而见寒邪束表、痰涎壅肺的实证。因虚致实的转变，正虚方面仍然存在，只不过实性病机占突出地位而已。

（二）影响疾病传变的因素

1. 体质因素

体质主要从两方面对疾病的传变发生作用。一是在较大程度上影响正气之强弱，从而影响发病与传变的迟速。如素体盛者，一般不易感受病邪，一旦感邪则发病急速，但传变较少，病程亦较短暂；素体虚者，则易于感邪，且易深入，病势较缓，病程缠绵而多传变。二是在邪正相争过程中，对病邪的"从化"具有重要的决定作用。一般而论，素体阳盛者，则邪多从火化，疾病多向阳热实证演变；素体阴盛者，则邪多从寒化，疾病多向寒实或虚寒等证演变。例如，同为湿邪，阳热之体得之，则湿从阳而化热，形成"湿热"；若阴寒之体得之，则湿从阴而寒化，成为"寒湿"。

2. 病邪因素

病邪是影响疾病传变的重要因素，在传变的迟速以及病位、病性的传变方面都受到邪气的影响。传变的迟速与邪气的性质直接相关。如外感六淫病邪，一般阳邪传变较快，特别是火（热）邪、风邪、暑邪；阴邪传变较慢，特别是湿邪黏滞而较少传变。疠气则传变急速。湿、痰、水饮及瘀血内生，传变一般迟于外邪。另外，邪盛则传变较快，邪微则传变缓慢。

各种不同的病邪，其伤入的途径不同，病位传变的路径亦有较大的差异。外感病因以表里传变为主，伤寒多六经传变，而温病多卫气营血、三焦传变。内伤病因主要是脏腑传变，亦可表里相及。疠气致病力强，则各有相对特殊的传变途径。外伤对疾病的传变也有重要影响。病邪从化主要由体质因素决定，但病性的变化与病邪的属性亦有一定联系。如燥为阳邪，较易从热而化；湿为阴邪，较易从寒而化。

3. 地域因素和气候因素

地域因素的长期作用，形成不同地理环境人群的体质特征和疾病谱的差异，同时亦影响疾病的传变。比如，居处高燥地域的人群，感邪后较易化热、化燥，伤阴耗津；而居处卑湿之地者，病变较易化湿，伤气伤阳。时令气候对疾病的影响颇大，其中包括对疾病传变的影响。比如，在冬春寒冷季节，寒哮一证，容易出现外寒入里引动内饮而发病，发生表里的传变；而阳盛之躯，则可因寒邪外束腠理，阳气不得发越而暴亢，乃至化火生风，发生厥仆之变，此又属脏腑经络的传变。

4. 生活因素

主要包括情志、饮食、劳逸等，主要是通过对正气发生作用而影响疾病的传变进程。概而言之，良好的心情，合理的饮食，劳逸得当使疾病趋向好转康复。相反，恶劣的心境，饮食不当以及劳逸失度则使疾病发展生变。如狂证患者，可因情志刺激，导致气郁化火，挟痰上蒙心窍，使病情加重或引起复发；肾气本亏的病人，可因惊恐重伤精气而发生阳痿等病变。饮食对脾胃、胆、大小肠病证传变的关系尤为密切，且通过对水谷运化、气血生化的影响而对疾病传变发生作用。

此外，正确的治疗、护理，则可及时阻断、中止疾病的发展和传变，或使疾病转危为安，以至痊愈。反之，若用药不当，或失治、误治，护理不当则可损伤人体正气，并助长邪气，以至变证叠起，坏证丛生，甚至预后不良。

第三节　脏腑辨证

脏腑辨证是根据脏腑的生理功能、病理表现，对疾病证候进行分析归纳，借以推究病机，判断病变部位、性质、正邪盛衰等情况的一种辨证方法，是临床各科的诊断基础，是中医辨证体系中的重要组成部分。

脏腑辨证，包括脏病辨证、腑病辨证、脏腑兼病辨证三个部分，其中脏病辨证是脏腑辨证的重要内容。

一、心与小肠病辨证

心的病证有虚有实。虚证多由于久病伤正、禀赋不足、思虑伤心等因素，导致心气、血、阴、阳的不足；实证多由于痰阻、火扰、寒凝、血瘀、气郁等引起。

（一）心气虚、心阳虚

心气虚、心阳虚是指心气不足、心阳虚衰所表现出的证候。本证多由于禀赋不足，久病体虚，或年高脏气亏虚所致。

（1）证候：心悸、气短，活动时加重，自汗，脉细弱或结代，为其共有症状。若兼面色无华，体倦乏力，舌淡、苔白则为心气虚；若兼形寒肢冷，心胸憋闷，舌淡胖或紫暗、苔白滑则为心阳虚。

（2）分析：心气虚、心阳虚，鼓动乏力，血液不能正常运行，强为鼓动，故心悸；心气虚，胸中宗气运转无力，故气短；动则耗气，故活动后心悸、气短加重；气虚卫外不固，则自汗；心气虚，鼓动无力，气血不能上荣，故面色无华、舌淡；气血虚弱，功能活动减退，故体倦乏力；气血不足，不能充盈脉管或脉气不相连续，故脉细弱或结代；心阳虚，心脉瘀阻，气血运行不畅，故心胸憋闷、舌紫暗；阳虚不能温煦周身，故形寒肢冷；阳虚寒盛，水湿不化，故苔白滑。

（二）心血虚、心阴虚

心血虚是心血亏虚、心失濡养所表现出的证候；心阴虚是心阴血不足、虚热内扰所表现出的证候。本证多由久病耗伤阴血，或失血过多，或阴血不足，或情志不遂，耗伤心血、心阴所致。

（1）证候：心悸失眠，健忘多梦为其共有症状。若见面白无华，眩晕，唇舌色淡，脉细为心血虚；若见颧红，五心烦热，潮热盗汗，舌红少津，脉细数为心阴虚。

（2）分析：心阴（血）不足，心失所养，故心悸失眠、健忘多梦；心血不足，不能上荣及充盈于脉，故面白无华、眩晕、唇舌色淡、脉细；心阴虚，心阳偏亢，虚热内扰，故颧红、五心烦热、潮热盗汗、舌红少津、脉细数。

（三）心火亢盛

心火亢盛证是心火炽盛、扰乱心神所表现出的证候。本证常因七情郁结、气郁化火，或六淫内郁化火，或嗜肥腻厚味以及烟酒所致。

（1）证候：心胸烦热，失眠多梦，面赤口渴，便干溲赤，舌尖红苔黄，脉数有力；或口舌生疮，舌体糜烂疼痛；或狂躁谵语；或吐血衄血；或肌肤生疮，红肿热痛等。

（2）分析：心火炽盛，扰乱心神，轻则见心胸烦热、失眠多梦，重则为狂躁谵语；火热炽盛，灼津耗液，故见口渴、便干溲赤；心火上炎，故见面赤、舌尖红或口舌糜烂疼痛；心火炽盛，血热妄行，则见吐血衄血；心火内盛，火毒壅滞脉络，局部气血不畅，故见肌肤生疮、红肿热痛。苔黄、脉数有力，均为里热内盛的征象。

（四）心脉痹阻

心脉痹阻是指心脏在各种致病因素作用下导致闭阻不通所反映出的证候，常见的因素有瘀血、痰浊阻滞心脉、寒凝、气滞等。

（1）证候：心悸怔忡，心胸憋闷疼痛，痛引肩背内臂，时发时止。若痛如针刺、舌紫暗或见瘀点瘀斑、脉细涩或结代，为瘀血阻滞心脉；若体胖痰多、身重困倦、闷痛较甚、舌苔白腻、脉沉滑，为痰阻心脉；若剧痛暴作，得温痛缓，畏寒肢冷、舌淡红或黯红、苔白、脉沉迟或沉紧，为寒凝；若心胸胀痛，其发作与情志因素相关，舌淡红或黯红、苔薄白，脉弦为气郁。

（2）分析：本证多因正气先虚，阳气不足，心失温养，则心悸怔忡；阳气不足，血液运行无力，易诱发各种致病因素闭阻心脉，气血运行不畅而发生疼痛；手少阴心经之脉直行上肺，出腋下循内臂，故痛引肩背内臂，这是诊断心脉痹阻的主要依据。

瘀阻心脉的疼痛以刺痛为特点，伴见舌紫暗、紫斑、紫点，脉细涩或结代等瘀血内阻的症状；痰浊阻滞心脉的疼痛以闷痛为特点，患者多体胖痰多、身重困倦、舌苔白腻、脉象沉滑等痰浊内盛的症状；寒凝心脉的疼痛以疼痛剧烈、发作突然、得温痛缓为特点，并伴畏寒肢冷、舌淡苔白、脉沉细迟或沉紧等寒邪内盛的症状；气滞心脉的疼痛以胀痛为特点，其发作多与精神因素有关，并常伴胁胀、善太息、脉弦等气机阻滞的症状，气滞则影响血行，轻则舌淡红，重则舌黯红。

（五）痰迷心窍

痰迷心窍是痰浊蒙闭心神所表现出的证候。本证多由七情所伤，肝气郁结，气郁生痰；或感受湿浊邪气，阻滞气机，使气结痰凝，痰浊闭阻心神所致。

（1）证候：面色晦滞，脘闷作恶，意识模糊，语言不清，喉有痰声，甚则昏不知人，舌苔白腻，脉滑；或精神抑郁，表情淡漠，神志痴呆，喃喃自语，举止失常；或突然仆地，不省人事，口吐痰涎，喉中痰鸣，两目上视，手足抽搐，口中做猪羊叫声。

（2）分析：湿浊阻滞气机，清阳不升，故见面色晦滞、脘闷作恶；心主神志，痰蒙心神则神志异常，出现意识模糊或昏迷、语言不清，或精神抑郁、表情淡漠、神志痴呆、喃喃自语、举止失常，或突然仆地、不省人事、手足抽搐；痰涎内盛，喉中痰涌，痰为气激，肝气上逆，故口吐痰涎、喉中痰鸣、口中做猪羊叫声、两目上视。苔白腻、脉滑，均是诊断痰湿的依据。

（六）痰火扰心

痰火扰心是指痰火扰乱心神所出现的证候。

（1）证候：发热气粗，面红目赤，痰黄稠，喉间痰鸣，躁狂谵语，舌红、苔黄腻，脉滑数；或见失眠心烦，痰多胸闷，头晕目眩；或神志错乱，哭笑无常，狂妄躁动，打人毁物。

（2）分析：痰火扰心，属外感热病者以发热、痰盛、神志不清为辨证要点；内伤杂病中，轻者以失眠心烦、重者以神志错乱为辨证要点。

外感热病，多因邪热亢盛，熏灼于里，炼津为痰，上扰心窍所致。里热蒸腾，充斥肌肤，故见发热；热邪上扰，故面红目赤；热盛，机能活动亢进，故呼吸气粗；热灼津为痰，则痰液发黄、喉间痰鸣；痰热扰心，则心神昏乱，故躁狂谵语；舌红、苔黄腻、脉滑数，均是痰火内盛之征。

内伤病中，痰火扰心，常见失眠心烦；若痰阻气道，则可见胸闷痰多；清阳被遏，可见头晕目眩；若剧烈精神刺激，可使气机逆乱，心火鸱张，灼津为痰，上扰心窍，心神被蒙，而表现为神志错乱、哭笑无常、狂妄躁动、打人毁物的狂证。

（七）小肠实热

小肠实热是心火炽盛，移热小肠所表现出的证候。

（1）证候：发热口渴，心烦失眠，口舌生疮，小便涩赤不畅，尿道灼痛，尿血，舌红、苔黄，脉数。

（2）分析：心与小肠相表里，小肠有分别清浊的功能，使水液入于膀胱。心热下移小肠，故小便赤涩、尿道灼痛；热甚灼伤血络，故见尿血；心火炽盛，热扰心神则心烦失眠；热灼津液则口渴；热熏肌肤则发热；心火上炎，故口舌生疮。舌红、苔黄，脉数为里热之征象。

二、肺与大肠病辨证

肺的病证有虚实之分，虚证多见于气虚和阴虚；实证多见于风寒燥热等邪气侵袭或痰湿阻肺。

（一）肺气虚

肺气虚是指肺功能减退所表现出的证候。本证多因久病咳喘或气的生化不足所致。

（1）证候：咳喘无力，动则气短，痰液清稀，声音低怯，面色淡白，神疲体倦；或自汗畏风，易于感冒，舌淡、苔白，脉虚。

（2）分析：肺气虚，宗气不足，呼吸功能减弱，故咳喘无力、动则气短、声音低怯；肺气虚，输布水液的功能减退，水液停聚于肺系，随肺气而上逆，故见痰液清稀；肺气虚，不能宣发卫气于肌表，腠理不密，卫表不固，故见自汗畏风、易于感冒。面色淡白、神疲体倦及舌淡苔白、脉虚均为气虚之征象。

（二）肺阴虚

肺阴虚证是肺阴不足，虚热内生所反映出的证候。本证多由久咳伤阴，或痨虫伤肺，或热病后期，肺阴损伤所致。

（1）证候：干咳无痰，或痰少而黏，口燥咽干，形体消瘦，午后潮热，五心烦热，盗汗颧红，甚则痰中带血，声音嘶哑。舌红少津，脉细数。

（2）分析：肺阴不足，内生虚热，肺为热蒸，气机上逆而为咳嗽；津为热灼，炼津成痰，故痰少质黏；虚热灼伤肺络，故痰中带血；肺阴虚，上不能滋润咽喉则口燥咽干、声音嘶哑，外不能濡养肌肉则形体消瘦；虚热内炽，故午后潮热、五心烦热；热扰营阴，故盗汗；虚热上扰则见颧红。舌红少津、脉细数，皆是阴虚内热之象。

（三）风寒束肺

风寒束肺证是感受风寒，肺气被束所表现出的证候。

（1）证候：咳嗽痰稀色白，鼻塞流清涕；或兼恶寒发热，无汗，头身痛，舌苔薄白，脉浮紧。

（2）分析：外感风寒，肺气被束不得宣发，逆而为咳；风寒犯肺，肺失宣肃，水液失于敷布，聚而为痰，寒属阴，故痰液稀白；鼻为肺窍，肺气失宣，鼻窍不畅，故鼻塞流清涕；寒邪客于肺卫，卫气被遏则恶寒，正气抗邪则发热，毛窍郁闭则无汗，营卫失和则头身痛。舌苔薄白、脉浮紧均为寒邪束表之征象。

（四）风热犯肺

风热犯肺证是由风热之邪侵犯肺系，卫气受病所表现出的证候。

（1）证候：咳嗽，痰黄稠，鼻塞流黄浊涕，口干咽痛，发热，微恶风寒，舌尖红、苔薄黄，脉浮数。

（2）分析：风热袭肺，肺失宣降，肺气上逆则咳嗽、鼻窍不利则鼻塞；热灼津液为痰，故痰黄稠、流黄浊涕；咽喉为肺之门户，风热上壅，故咽喉痛；邪热伤津则口干；肺卫受邪，卫气抗邪则发热，卫气被遏则恶风寒。舌尖红、苔薄黄、脉浮数均为风热外感之象。

（五）燥邪犯肺

燥邪犯肺证是燥邪侵犯肺卫所表现出的证候。多因秋令燥邪犯肺，耗伤肺津所致。

（1）证候：干咳无痰，或痰少而黏不易咳出，唇、舌、鼻、咽处干燥欠润，大便干结，或身热恶寒，胸痛咯血。舌红或干、苔白或黄，脉数或浮数。

（2）分析：燥邪耗伤肺津，肺失滋润，清肃失职，故干咳无痰或痰少而黏不易咯出；燥伤肺津，津液不布，故唇、舌、鼻、咽处干燥欠润，大便干结；燥邪袭肺，肺卫失宣，故有身热恶寒、脉浮之表证；燥邪化火，灼伤肺络，故见胸痛咯血。燥邪有凉燥、温燥之分，凉燥性近寒，故证似风寒，温燥性近热，故证似风热。若为温燥，则舌红、苔薄黄、脉数；若为凉燥，则舌干、苔薄白。

（六）热邪壅肺

热邪壅肺证是热邪内壅于肺，肺失宣肃所表现出的证候。多由温热之邪从口鼻而入，或风寒、风热之邪入里化热，内壅于肺所致。

（1）证候：咳嗽气喘，呼吸气粗，甚则鼻翼翕动，咳痰黄稠，或痰中带血，或咳吐腥臭血痰，发热，胸痛，烦躁不安，口渴，小便短赤，大便秘结，舌红、苔黄腻，脉滑数。

（2）分析：热邪炽盛，内壅于肺，炼津成痰，痰热郁阻，肺失宣降，故有咳嗽气喘、呼吸气粗、鼻翼翕动、痰黄稠；痰热阻滞肺络，气滞血壅，脉络气血不畅，故发热胸痛；血腐化脓，则咳吐腥臭血痰；里热炽盛，津液被耗，故口渴、小便短赤、大便干结；热扰心神，则烦躁不安。舌红、苔黄腻，脉滑数均为里热或痰热的征象。

（七）痰湿阻肺

痰湿阻肺证是痰湿阻滞肺系所表现出的证候。常因脾气亏虚、水湿停聚，或久咳伤肺、肺不布津，或感受寒湿之邪，肺失宣降，水湿停聚所致。

（1）证候：咳嗽痰多，痰黏色白易咯出，胸闷，甚则气喘痰鸣，舌淡、苔白腻，脉滑。

（2）分析：痰湿阻肺，肺气上逆，故咳嗽痰多、痰黏色白易咯出；痰湿阻滞气道，肺气不利，故胸闷，甚则气喘痰鸣。舌淡苔白腻、脉滑是痰湿内阻之征象。

（八）大肠湿热

大肠湿热证是湿热侵犯大肠所表现出的证候。多因感受湿热外邪，或饮食不节或不洁，暑湿热毒侵犯大肠所致。

（1）证候：腹痛，泻泄秽浊；或下痢脓血，里急后重；或暴注下泄，色黄臭。伴见肛门灼热，小便短赤，口渴；或有恶寒发热，或但热不寒，舌红苔黄腻，脉滑数。

（2）分析：湿热蕴结大肠，气机阻滞，故腹痛；湿热熏灼肠道，脉络损伤，血腐为脓，故下痢脓血；湿热下注大肠，传导失职，故泄泻秽浊或暴注下泄、色黄臭；热灼肠道，故肛门灼热；水液从大便外泄，故小便短赤；热盛伤津，故口渴。若表邪未解，则可见恶寒发热；邪热在里，则但热不寒。舌红苔黄腻，脉滑数均为湿热之象。

三、脾胃病辨证

脾和胃的病证，有寒热虚实之不同。脾病以阳气虚衰、运化失调、水湿痰饮内生、不能统血、气虚下陷为常见病变；胃病以受纳腐熟功能障碍、胃气上逆为主要病变。

（一）脾气虚

脾气虚证是脾气不足，运化失健所表现出的证候。本证多由饮食不节，或饮食失调，过度劳倦以及其他急慢性疾病耗伤脾气所致。

（1）证候：食少纳呆，口淡无味，腹胀便溏，少气懒言，肢体倦怠，面色萎黄，或浮肿，或消瘦，舌淡苔白，脉缓弱。

（2）分析：脾气虚弱，运化失健，故食少纳呆、口淡无味；脾虚水湿内生，脾气反为所困，故形成虚性腹胀；水湿不化，流注肠间，故大便溏薄或先干后溏；脾气虚，中气不足，故少气懒言；脾主肌肉四肢，脾气虚肢体失养，故见肢体倦怠；脾虚水湿浸淫肌表则见浮肿；脾胃为后天之本，气血生化之源，脾虚化源不足，肌体失养，故面色萎黄、消瘦及舌淡苔白、脉缓弱。

（二）脾阳虚

脾阳虚证是脾阳虚弱，阴寒内盛所表现出的证候。本证多由脾气虚发展而来。

（1）证候：腹胀纳少，脘腹冷痛，喜暖喜按，形寒肢冷，大便溏薄或清稀，或肢体困重浮肿，或白带清稀量多，舌淡胖、苔白滑，脉沉迟无力。

（2）分析：脾之阳气虚弱，运化失健，则腹胀纳少；阳虚阴寒内生，寒凝气滞，故脘腹冷痛、形寒肢冷，且喜暖喜按；脾阳气虚，水湿不化，流注肠中则大便溏薄或清稀，溢于肌肤四肢则肢体困重浮肿，水湿下注，妇女带脉不固则白带清稀量多。舌淡胖、苔白滑，脉沉迟无力，均为脾阳气虚，水寒之气内盛之征。

（三）中气下陷

中气下陷证是指脾气亏虚，升举无力而反下陷所表现出的证候。本证多由脾气虚发展而来，或久泻久痢、劳累过度所致。

（1）证候：脘腹重坠作胀，食后益甚；或便意频数，肛门坠重；或久痢不止，甚或脱肛；或内脏下垂；或小便混浊如米泔。伴头晕，气短乏力，肢体倦怠，食少便溏。舌淡苔白，脉虚弱。

（2）分析：脾气虚，升举无力，内脏无托，故脘腹重坠作胀、便意频数、肛门坠重，甚或脱肛、内脏下垂；脾气虚陷，精微不能正常输布，固摄无权，故久痢不止，或小便混浊如米泔；清阳不能上升头目，故头晕；中气不足，全身机能活动减退，故气短乏力、肢体倦怠、食少便溏、舌淡苔白、脉虚弱。

（四）脾不统血

脾不统血证是指脾气虚不能统摄血液所表现出的证候。本证多由久病，或劳倦伤脾，使脾气虚弱所致。

（1）证候：便血、尿血、肌衄、鼻衄、齿衄，或妇女月经过多、崩漏等，常伴有头晕，神疲乏力，气短懒言，面色无华，食少便溏。舌淡，脉细弱。

（2）分析：脾气虚，不能统摄血液，血不循经而行，故出现出血诸症；溢于胃肠为便血，溢于膀胱为尿血，溢于皮下为肌衄；脾失统血，冲任不固，故妇女月经过多，甚或崩漏；脾气虚，运化失健，故食少便溏；中气不足，机体机能活动减退，故神疲乏力、气短懒言、脉细弱；反复出血，营血虚少，肌肤失养，故面色无华、舌淡。

（五）寒湿困脾

寒湿困脾证是指寒湿内盛，脾阳受困而表现出的证候。多由饮食不节,过食生冷,淋雨涉水,居处潮湿,或内湿素盛所致。

（1）证候：脘腹胀闷，食少便溏，泛恶欲吐，口黏不爽，头身困重；或肌肤面目发黄，黄色晦暗；或肢体浮肿，小便短少。舌淡胖苔白滑，脉濡缓。

（2）分析：脾为湿困，运化失司，升降失常，故脘腹胀闷、食欲减退、泛恶欲吐；湿注肠中，则便溏；湿性黏滞重着，湿邪困阻，故头身困重、口黏不爽；脾为寒湿所困，阳气不宣，胆汁，随之外泄，故肌肤面目发黄、黄色晦暗；中阳被水湿所困，水湿溢于肌肤，故肢体浮肿；阳气被遏，膀胱气化失司，故小便短少。舌淡胖苔白滑、脉濡缓均为寒湿内盛之征象。

（六）脾胃湿热

脾胃湿热证是湿热蕴结脾胃所表现出的证候。常因感受湿热外邪，或过食肥甘厚味，使湿热蕴结脾胃，受纳运化失职所致。

（1）证候：脘腹痞闷，恶心欲吐，口黏而甜，肢体困重，大便溏泻，小便短赤不利；或面目肌肤发黄，色泽鲜明如橘皮；或皮肤发痒；或身热起伏，汗出热不解。舌红、苔黄腻，脉濡数。

（2）分析：湿热之邪蕴结脾胃，受纳运化失职，升降失常，故脘腹痞闷、恶心欲吐；湿热上犯，故口黏而甜；湿性黏滞重浊，湿热阻遏，故肢体困重、大便溏泻、小便短赤不利；湿性黏滞，湿热互结，则身热起伏，汗出而不解；湿热内蕴脾胃，熏蒸肝胆，胆汁不循常道而外溢，故面目肌肤发黄、色鲜如橘皮、皮肤发痒。舌红、苔黄腻、脉濡数皆是湿热之征象。

（七）胃阴虚

胃阴虚证是胃阴亏虚所表现出的证候。多由于胃病久延不愈，或热病后期阴液未复，或素食辛辣积热于胃，或情志不遂，气郁化火等，使胃阴耗伤所致。

（1）证候：胃脘部隐痛，饥不欲食，口燥咽干，大便干结；或脘痞不舒；或干呕呃逆。舌红少津，脉细数。

（2）分析：胃阴不足，胃阳偏亢，虚热内盛，胃气不和，而致胃脘隐痛、饥不欲食；胃阴亏虚，上不能滋润咽喉、下不能濡润大肠，故口燥咽干、大便干结；胃失阴液滋润，胃气不和，故脘痞不舒；阴虚热扰，胃气上逆，故见干呕呃逆。舌红少津、脉细数均为阴虚内热的征象。

（八）胃火炽盛

胃火炽盛证是胃中火热炽盛所表现出的证候。多由素食辛辣油腻，化火生热；或情志不遂，气郁化火；或邪热内犯等所致。

（1）证候：胃脘部灼热疼痛，吞酸嘈杂；或食入即吐，渴喜冷饮，消谷善饥；或牙龈肿痛溃烂，齿衄，口臭，大便秘结，小便短赤。舌红、苔黄，脉滑数。

（2）分析：胃火内炽，煎灼津液，故胃脘部灼热疼痛、渴喜冷饮；肝经郁热，肝胃火盛上逆，故吞酸嘈杂、呕吐或食入即吐；胃火炽盛，腐熟水谷功能亢进，故消谷善饥；胃的经脉上络于齿龈，胃热上蒸，气血壅滞，故牙龈肿痛，甚至化脓溃烂；血络受损，血热妄行，故可见齿衄；胃中浊气上逆，故口臭；热盛伤津，肠道失润，故大便秘结；小便化源不足，则小便短赤。舌红、苔黄为热证；热则气血运行加速，故脉滑数而有力。

（九）寒滞胃脘

寒滞胃脘证是阴寒凝滞胃脘所表现出的证候。多由于脘腹部受凉，或过食生冷，或劳倦伤中，复感寒邪，以致寒凝胃脘所致。

（1）证候：胃脘冷痛，痛势较剧，遇冷加重，得热则减，口泛清水，畏寒肢冷，舌淡、苔白滑，脉迟或紧。

（2）分析：寒邪凝滞胃脘，络脉收引，气机郁滞，故胃脘疼痛，且疼痛较剧；寒为阴邪，得热则散，遇寒则更凝滞不行，故疼痛遇冷加重、得热则减；寒邪伤胃，胃阳被遏，水饮不化，随胃上逆，故口泛清水；阳气被遏，肢体失于温煦，故畏寒肢冷。舌淡苔白滑、脉迟或紧为寒邪内盛，阻滞气机之象。

（十）食滞胃脘

食滞胃脘证是饮食物停滞胃脘不能腐熟所表现出的证候。多因饮食不节、暴饮暴食，或过食不易消化的食物，致宿食停滞胃脘，阻滞气机所致。

（1）证候：胃脘胀闷，甚则疼痛，嗳腐吞酸，或呕吐酸腐食物，吐后胀痛得减，厌食；或矢气便溏，泻下物酸腐臭秽，舌苔厚腻，脉滑。

（2）分析：饮食停滞胃脘，气机阻滞，故胃脘胀闷疼痛；胃失和降而上逆，胃中腐败食物挟浊气上泛，故嗳腐吞酸或呕吐酸腐食物、厌食；吐后实邪得消，胃气通畅，故胀痛得减；若食浊下趋，积于肠道，则矢气便溏、泻下物酸腐臭秽；胃中浊气上腾，则舌苔厚腻；正气抗邪，气血充盛，故脉来滑利。

四、肝与胆病辨证

肝的病证有虚实之分，虚证多见于肝阴、肝血的不足；实证多见于气郁火盛及寒邪、湿热等侵犯。至于肝阳上亢、肝风内动，则多为虚实夹杂之证。

（一）肝气郁结

肝气郁结证是肝失疏泄，气机郁滞所表现出的证候。多因情志抑郁，或突然的精神刺激等因素，导致肝的疏泄功能失常所致。

（1）证候：情志抑郁易怒，胸胁脘腹胀闷窜痛，善太息，或咽部有梗阻感；或胁下痞块；妇女可见乳房作胀疼痛，痛经，月经不调，甚或闭经，脉弦。

（2）分析：肝主疏泄，调节情志。气机郁滞，经气不利，则肝不得条达疏泄，故情志抑郁；久郁不解，失其柔顺舒畅之性，故急躁易怒；肝脉布于胁肋，肝气郁结，气机不利，故胸胁脘腹胀闷窜痛、善太息；气郁生痰，痰随气逆，循经上行，搏结于咽，故咽部有梗阻感；肝气郁久，气病及血，气滞血瘀，则成癥瘕痞块；肝郁气滞，气血不畅，冲任失调，故妇女经前乳房作胀疼痛、痛经、月经不调，甚或闭经。脉弦为肝郁之象。

（二）肝火上炎

肝火上炎证是肝经气火上逆所表现出的证候。多因情志不遂，肝郁化火，或外感火热之邪所致。

（1）证候：头晕胀痛，面红目赤，急躁易怒，口苦咽干，失眠多梦，胁肋灼痛，耳鸣如潮，尿黄便秘，或吐血衄血。舌红苔黄，脉弦数。

（2）分析：火性上炎，肝火循经上攻于头目，气血涌盛于络脉，故头晕胀痛、面红目赤；肝火循经上扰于耳，故耳鸣如潮；肝胆互为表里，肝热传胆，胆气循经上溢，故口苦；肝火内盛，失于条达柔顺之性，故急躁易怒；肝火内扰心神，则失眠多梦；肝火内炽，气血壅滞肝络，故胁肋部灼热疼痛；热盛耗津，故尿黄便秘；热灼血络，血热妄行，故吐血衄血。咽干、舌红苔黄、脉弦数均为肝火内盛之征。

（三）肝血虚

肝血虚证是指因肝藏血不足，导致肝血亏虚所表现出的证候。多因脾肾亏虚，生化之源不足；或慢性病耗伤肝血；或失血过多所致。

（1）证候：眩晕耳鸣，面白无华，爪甲不荣，夜寐多梦，两目干涩，视力减退或雀盲；或见肢体麻木，筋脉拘挛，手足震颤；妇女常见月经量少色淡，闭经。舌淡、苔白，脉细。

（2）分析：肝血虚不能上荣于头目，故眩晕、面白无华；肝主筋，肝血亏虚，血不养筋，则爪甲不荣，肢体麻木，筋脉拘挛，手足震颤；血虚，血不养神，故夜寐多梦；肝血虚，目失所养，故两目干涩，视力减退或雀盲；肝血虚，不能充盈冲任，故妇女月经量少色淡，或闭经。舌淡、苔白，脉细，均为血虚之征象。

（四）肝阴虚

肝阴虚证是指肝阴不足，虚热内扰所表现出的证候。多由情志不遂，气郁化火，或肝病、温热病后期耗伤肝阴所致。

（1）证候：头晕耳鸣，两目干涩，胁肋隐痛，视物模糊，五心烦热，潮热盗汗，咽干口燥，舌红少津，脉弦细数。

（2）分析：肝阴不足，不能上滋头目，故头晕耳鸣，两目干涩，视物模糊；肝阴不足，肝络失养，故胁肋隐痛；阴虚则生内热，虚热内蒸，故五心烦热，潮热盗汗；阴液亏虚不能上胸，故咽干口燥。舌红少津，脉弦细数为肝阴虚，虚热内炽之征象。

（五）肝阳上亢

肝阳上亢证是指肝失疏泄，肝气亢奋，或肝肾阴虚，阴不潜阳，肝阳偏亢，上扰头目所表现出的证候。多因肝肾阴虚，肝阳失潜，或恼怒焦虑，气郁化火，暗耗阴津，以致阴不制阳所致。

（1）证候：头晕耳鸣，头目胀痛，面部烘热，急躁易怒，面红目赤，失眠多梦，口苦咽干，便秘，尿黄，舌红，脉弦有力或弦细数。

（2）分析：肝失疏泄，肝气亢奋，或肝阴不足，阴虚阳亢，使肝阳上扰头目，故头晕耳鸣，头目胀痛，面部烘热；肝阳化火，火热上扰，故急躁易怒，面红目赤，失眠多梦，口苦咽干；阴虚内热，热灼津耗，故便秘尿黄。舌红，脉弦有力或弦细数均为肝肾阴虚，肝阳上亢之征象。

（六）肝风内动

肝风内动证是指患者出现眩晕欲仆、抽搐震颤等具有"动摇"特点的症状。临床常见的有肝阳化风，热极生风和血虚生风。

1. 肝阳化风

肝阳化风证是肝阳亢逆无制而表现动风的证候。多因肝肾阴虚日久，肝阳失潜而暴发。

（1）证候：眩晕欲仆，头摇而痛，项强肢颤，语言謇涩，手足麻木，步履不稳；或猝然昏倒，不省人事，口眼歪斜，半身不遂，舌强不语，喉中痰鸣。舌红，脉弦有力。

（2）分析：肝阳化风，肝风内旋，上扰头目，故天旋地转，眩晕欲仆，或头摇动不能自制；气血随风阳上逆，壅滞络脉，故头痛不止；肝主筋，肝风内动，故项强肢颤；足厥阴肝脉络舌本，风阳窜扰络脉，故语言謇涩；肝肾阴虚，筋脉失养，故手足麻木；风动于上，阴亏于下，上盛下虚，故步履不稳，行走漂浮；风阳暴升，气血逆乱，肝风挟痰上蒙清窍，心神昏聩，故猝然昏倒，不省人事；风痰窜扰络脉，患侧气血运行不利，弛缓不用，反受健侧牵拉，故半身不遂，口眼歪斜而偏向一侧，不能随意运动；痰阻舌根，则舌体僵硬，舌强不语；痰随风升，故喉中痰鸣。舌红为阴虚之象，脉弦有力是风阳扰动的病理反应。

2. 热极生风

热极生风证是热邪亢盛引动肝风所引起的抽搐等动风的证候。多由外感温热之邪，邪热鸱张，燔灼肝经所致。

（1）证候：高热烦渴，躁扰不宁，手足抽搐，颈项强直，甚则角弓反张，两目上翻，牙关紧闭，神志不清，舌红或绛，脉弦数。

（2）分析：热邪蒸腾，充斥肌肤，故高热；热传心包，心神惯乱，则神志不清、躁扰不宁；热灼肝经，津液受烁，筋脉失养，则见口渴，手足抽搐，颈项强直，角弓反张，两目上翻，牙关紧闭等筋脉挛急的表现；热邪燔灼营血，则舌红绛。脉弦数为肝经风热之征象。

3. 血虚生风

血虚生风证是指血虚筋脉失养所表现出的动风证候。多由急慢性出血过多，或久病血虚所引起。

本证的证候、证候分析见"肝血虚"。

（七）肝胆湿热

肝胆湿热证是湿热蕴结肝胆所表现出的证候。多由感受湿热之邪，或过食肥甘厚腻，化湿生热所致。

（1）证候：胁肋部胀痛或灼热，口苦厌食，呕恶腹胀，大便不调，小便短赤，舌红苔黄腻，脉弦数；或寒热往来；或身目发黄；或阴囊湿疹，瘙痒难忍；或睾丸肿胀热痛；或带下黄臭，外阴瘙痒等。

（2）分析：湿热蕴结肝胆，疏泄失职，气机郁滞，故胁肋胀痛或灼热；湿热熏蒸，胆气上溢，故口苦；湿热郁滞，则脾胃升降功能失常，故厌食、呕恶腹胀；湿热内蕴，湿偏重则大便稀溏，热偏重则大便干结；湿热下注，膀胱气化功能失常，故小便短赤。舌红、苔黄腻，脉弦数则为湿热内蕴肝胆之征象。湿热蕴结，枢机不利，正邪相争，故寒热往来；湿热熏蒸，胆汁不循常道而外溢，则身目发黄；肝脉绕阴器，湿热下注，故见湿疹，瘙痒难忍，或睾丸肿胀热痛，妇女带下黄臭，外阴瘙痒等。

（八）寒滞肝脉

寒滞肝脉证是指寒邪凝滞肝脉所表现出的证候。多因外感寒邪侵袭肝经，使气血凝滞而发病。

（1）证候：少腹胀痛，睾丸坠胀，或阴囊收缩，痛引少腹，遇寒加重，得热则缓，舌苔白滑，脉沉弦或迟。

（2）分析：足厥阴肝经绕阴器抵少腹，寒邪侵袭肝经，阳气被遏，气血凝滞，故少腹胀痛、睾丸坠胀；寒性收引，寒邪侵袭则筋脉拘急，故阴囊收缩，痛引少腹；寒凝则气血凝涩，得热则气血通利，故疼痛遇寒加剧，得热减缓。舌苔白滑，脉沉弦或迟均为寒邪内盛之征象。

五、肾与膀胱病辨证

肾为先天之本，内藏元阴元阳，只宜固藏，不宜泄露。肾为人体生长发育之根，脏腑机能活动之本，一有耗伤，则诸脏皆病；同时任何疾病发展到严重阶段，都可累及到肾。所以肾病多虚证。肾病常见的有肾阳虚、肾气不固、肾不纳气、肾虚水泛、肾阴虚、肾精不足等证，膀胱则多见膀胱湿热证。

（一）肾阳虚

肾阳虚证是肾脏阳气虚衰所表现出的证候。多由素体阳虚，或年高肾亏，房劳伤肾等因素引起。

（1）证候：腰膝酸软，畏寒肢冷，尤以下肢为甚，头目眩晕，神疲乏力，面色苍白或黧黑；或阳痿不育，宫寒不孕；或大便溏泄，完谷不化；或尿少浮肿，腰以下为甚，甚则全身浮肿。舌淡胖、苔白，脉沉弱。

（2）分析：腰为肾之府，肾阳虚衰，不能温养腰府，故腰膝酸软；阳虚不能温煦肌肤，故畏寒肢冷；肾居下焦，阳气不足，阴寒盛于下，故两下肢发冷更为明显；阳气不足，心神无力振奋，故神疲乏力；气血运行无力，不能上荣于面，故面色苍白；肾阳极度虚衰，浊阴弥漫肌肤，则面色黧黑无泽；肾主生殖，肾阳虚，命门火衰，则生殖机能减退而见阳痿不育、宫寒不孕；肾阳虚，脾阳失于温煦，健运失司，故大便溏泄，完谷不化；肾阳虚，膀胱气化功能障碍，故尿少；水液内停，溢于肌肤则发水肿。肾居下焦，水湿下趋，故腰以下肿为甚。舌淡胖、苔白，脉沉弱均为肾阳虚衰，气血运行无力的表现。

（二）肾气不固

肾气不固证是肾气亏虚，固摄无权所表现出的证候。多因年高肾气亏虚，或年幼肾气未充，或房劳过度，或久病伤肾所致。

（1）证候：小便频数清长，或小便失禁，或尿后余沥不尽，或遗尿，或夜尿频多，滑精早泄，白带清稀，或胎动易滑。伴腰膝酸软，面白神疲。舌淡、苔白，脉沉弱。

（2）分析：肾与膀胱相表里，肾气虚膀胱失约，故小便频数清长、遗尿，甚至小便失禁；肾气虚，排尿无力，故尿后余沥不尽；夜间为阴盛阳衰之时，肾气虚，则阴寒更甚，故夜尿多。肾气虚，封藏失职，精关不固，故滑精或早泄；带脉不固，则带下清稀；任脉失养，胎元不固，故胎动易滑；肾气虚，气血运行无力，不能上荣面部，机能活动减退，故面白神疲；腰为肾之府，肾气虚腰部失于温养，故腰膝酸软。舌淡、苔白，脉沉弱是肾气虚衰之象。

（三）肾不纳气

肾不纳气证是肾气虚衰，气不归元所表现出的证候。多由久病咳嗽、肺虚及肾，或年老体衰，肾气不足，或劳伤肾气等因素所致。

（1）证候：久病咳嗽，呼多吸少，气不得续，动则喘息益甚，自汗神疲，声音低怯，腰膝酸软，舌淡、苔白，脉沉弱。

（2）分析：肾气虚则摄纳无权，气不归元，故呼多吸少，气不得续，动则喘息益甚；肺气虚，卫外不固，故自汗；气虚机能活动减退，故神疲，声音低怯；腰为肾之府，肾虚腰部失于温煦，故腰膝酸软。舌淡、苔白，脉沉弱为气虚之象。

（四）肾阴虚

肾阴虚证是肾脏阴液不足所表现出的证候。多由久病伤肾，或禀赋不足，房事过度，或过服温燥之品，或情志内伤，耗伤肾阴等因素所致。

（1）证候：腰膝酸痛，头晕耳鸣，失眠多梦，男子遗精，女子经少或经闭，或见崩漏，咽干舌燥，形体消瘦，潮热盗汗，五心烦热，溲赤便干，舌红少津，脉细数。

（2）分析：肾阴不足，髓海失充，骨骼失养则腰膝酸痛，脑髓空虚则头晕耳鸣。肾阴虚而精少，故见女子经少或闭经；虚热内扰精室则男子遗精，虚热迫血妄行则女子崩漏；肾阴不足，虚热内生，故咽干舌燥，失眠多梦，形体消瘦，潮热盗汗，五心烦热，溲赤便干。舌红少津，脉细数均为阴虚内热之征象。

（五）肾精不足

肾精不足证是肾精亏损所表现出的证候。多因禀赋不足、先天元气不充，或后天调养失宜，或房事过度，或久病伤肾所致。

（1）证候：发育迟缓，身材矮小，智力和动作迟钝，囟门迟闭，骨骼痿软；或男子精少不育，女子经闭不孕，性机能减退；或成人早衰，发脱齿摇，耳鸣耳聋，健忘恍惚，足痿无力，精神呆钝等。

（2）分析：肾主骨生髓，主生长发育，若肾精不足，则精虚髓少，不能充骨养脑，故见小儿五迟（立迟、行迟、发迟、语迟、齿迟）、五软（头软、项软、手足软、肌软、口软）；成年人则见早衰，发脱齿摇，耳鸣耳聋，健忘恍惚，足痿无力，精神呆钝等；肾藏精，主生殖，肾精亏少，则性机能减退，男子精少不育，女子经闭不孕。

（六）膀胱湿热

膀胱湿热证是湿热蕴结膀胱所表现出的证候。多由于外感湿热之邪，或饮食不节，内生湿热，下注膀胱所致。

（1）证候：尿频，尿急，尿道灼热疼痛，尿黄赤短少；或尿混浊，或尿血，或尿有砂石，可伴有发热腰痛，舌红、苔黄腻，脉数。

（2）分析：湿热侵袭，热迫尿道，故尿频，尿急，尿道灼热疼痛；湿热内蕴，膀胱气化失司，故尿黄赤短少，尿液混浊；热伤血络，则尿血；湿热煎熬津液，渣滓沉结而成砂石，故尿中见砂石；湿热郁蒸，热淫肌肤，可见发热；膀胱与肾相表里，腑病及脏，湿热阻滞于肾，故见腰痛。舌红、苔黄腻，脉数均为湿热内蕴之象。

六、脏腑兼病辨证

人体各脏腑之间在生理上是相互滋生、相互制约的。当某一脏或腑发生病变时，不仅表现出本脏腑的证候，同时，还时常影响到其他脏腑，致使多脏腑同时发生病变。凡两个以上脏腑相继或同时发生病变时，即为脏腑兼病。脏腑病证的传变，一般以具有表里、生克、乘侮关系的脏腑兼病容易发生。掌握脏腑病证的一般传变规律，对临床分析判断病情的发展变化具有重要意义。除具有表里关系的脏腑之病变在五脏辨证中已论述外，尚有其他脏与脏、脏与腑的兼病，现将常见的兼证述下。

（一）心肺气虚

心肺气虚证是心肺两脏气虚所表现出的证候。多由久病咳嗽，耗伤心肺，或禀赋不足，年高体弱等因素引起。

（1）证候：心悸咳喘，气短乏力，动则尤甚，胸闷，咳痰清稀，面白无华，头晕神疲，自汗声怯，舌淡、苔白，脉沉弱或结代。

（2）分析：肺主呼吸，心主血脉，二者赖宗气的推动、协调。肺气虚，宗气生成不足，则心气亦虚；心气先虚，宗气耗散，亦可致肺气不足。心气不足，心的鼓动无力，故心悸、脉沉弱或结代；肺气虚弱，肃降无权，气机上逆，则为咳喘。气虚则气短乏力，动则耗气，故喘息亦甚。肺气虚，呼吸机能减退，故胸闷；肺气虚不能输布精微，水液停聚，故痰液清稀；气虚全身机能活动减退，气虚血弱不能上荣，故面白无华，头晕神疲，舌淡、苔白；卫外功能减退则自汗；宗气不足则声怯。

（二）心脾两虚

心脾两虚证是心血不足，脾气虚弱所表现出的证候。多由久病失调，或劳倦思虑，或慢性出血，以致心血耗伤，脾气受损。

（1）证候：心悸健忘，失眠多梦，食欲不振，腹胀便溏，神疲乏力，面色萎黄，或皮下出血，月经量少色淡，或崩漏，或经闭，舌淡，脉细弱。

（2）分析：心血不足，无以化气，则脾气亦虚；脾气虚弱，生血不足，或统血无权，血溢脉外，则又可致心血虚。心血不足，心神失养，故心悸健忘，失眠多梦；脾气虚，健运失司，故食欲不振，腹胀便溏。气血虚弱，血不上荣，机体机能活动减退，故面色萎黄，神疲乏力。脾气虚，失于统血，则皮下出血，崩漏；脾气虚，气血生化无源，故月经量少色淡，闭经。舌淡，脉细弱均为心脾两虚、气血虚弱之象。

（三）心肾不交

心肾不交证是心肾水火既济失调所表现出的证候。多由久病伤阴，或房事不节，或思虑太过，情志郁而化火，或外感热病心火独亢等因素所致。

（1）证候：心烦失眠，心悸健忘，头晕耳鸣，咽干口燥，腰膝酸软，多梦遗精，五心烦热，舌红、少苔，脉细数。

（2）分析：肾水不足，不能上滋心阴，则心火偏亢；或心火亢于上，内耗阴精，致肾阴亏于下，使心肾阴阳水火既济失调，而成心肾不交的病理变化。肾水亏于下，心火亢于上，心神不宁，故心烦失眠，心悸；肾阴亏虚，骨髓不充，脑髓失养，故头晕耳鸣，健忘；腰为肾府，肾阴虚则腰失所充，故腰膝酸软；虚热内扰，精关不固，则多梦遗精。咽干口燥，五心烦热，舌红、少苔，脉细数均为阴虚内热之象。

（四）心肾阳虚

心肾阳虚证是心肾两脏阳气虚衰．阴寒内盛，失于温煦所表现出的虚寒证候，多由久病不愈，或劳倦内伤所致。

（1）证候：心悸怔忡，畏寒肢冷，小便不利，肢面浮肿，下肢为甚，或唇甲淡暗青紫，舌青紫淡暗、苔白滑，脉沉细微。

（2）分析：肾阳为机体阳气之根本，心阳为气血运行的动力。心肾阳虚，阴寒内盛，心失温养则心悸怔忡，不能温煦肌肤则畏寒肢冷；肾阳虚衰，膀胱气化失司，则小便不利，水液停聚，泛溢肌肤，则肢面浮肿；而水液趋于下，故下肢肿甚；心阳虚，血液运行无力，血行瘀滞，故唇甲淡暗青紫。舌青紫淡暗，苔白滑，脉沉细微均为心肾阳气衰微，阴寒内盛，血行瘀滞，水气内盛之征象。

（五）肺脾气虚

肺脾气虚证是肺脾两脏气虚所表现出的证候。多由久病咳嗽，肺虚及脾，或饮食不节，劳倦伤脾不能输精于肺所致。

（1）证候：久咳不止，痰多稀白，气短而喘，食欲不振，腹胀便溏，声低懒言，疲倦乏力，面色无华，甚则面浮足肿，舌淡、苔白，脉细弱。

（2）分析：肺主一身之气，脾主运化，为气血生化之源。脾气虚不能输精于肺，终致肺气虚；肺气虚宣降失常，脾气受困，亦可致脾气虚。久咳不止，肺气受损，故咳嗽气短而喘；气虚水津不布，聚湿生痰，故咳痰多稀白；脾气虚，运化失司，故见食欲不振，腹胀便溏；脾肺气虚，气血虚弱，机体机能活动减退，故声低懒言，疲倦乏力，面色无华；脾不化湿，水湿泛滥，故面浮足肿。舌淡、苔白，脉细弱均为气虚之象。

（六）肺肾阴虚

肺肾阴虚证是肺肾两脏阴液不足所表现出的证候。多因久咳肺阴受损，肺虚及肾；或肾阴亏虚，或房事伤肾，肾虚及肺所致。

（1）证候：咳嗽痰少，或痰中带血，口燥咽干或声音嘶哑，腰膝酸软，形体消瘦，五心烦热，潮热盗汗，或遗精，月经量少，舌红、少苔，脉细数。

（2）分析：肺肾阴液互相滋养，病理上无论病起何脏，均可形成肺肾阴虚之证。肺肾阴虚，津液不能上承，肺失清润，故咳嗽痰少，口燥咽干或声音嘶哑；阴虚内热，热灼肺络，故咳痰带血；肾阴亏虚，失其濡养，故腰膝酸软；虚热内蒸，则五心烦热，潮热盗汗；肺肾阴虚，阴精不足，机体失养，故形体消瘦；虚热扰动精室则遗精；阴血不足则月经量少。舌红、少苔，脉细数则均为阴虚内热之征象。

（七）肝火犯肺

肝火犯肺证是肝火炽盛，上逆犯肺所表现出的证候。多因情志郁结，肝郁化火，肝经热邪上逆犯肺，肺失肃降所致。

（1）证候：胸胁灼痛，急躁易怒，咳嗽阵作，痰黏量少色黄，甚则咳血，头晕目赤，烦热口苦，舌红、苔薄黄，脉弦数。

（2）分析：肝性升发，肺主肃降，升降相配，则气机协调平衡。肝脉贯膈上肺，若肝气升发太过，气火上逆，则可循经犯肺，而成肝火犯肺证。肝郁化火，热壅气滞，故胸胁灼痛；肝气升发太过，失于柔顺之性，故急躁易怒；肝火上炎，则头晕目赤；郁热内蒸，胆气上溢，故烦热口苦；肝火犯肺，肺失肃降，气机上逆则为咳嗽；热灼肺津，炼津为痰，故痰黏量少色黄；火灼肺络，故咳血。舌红、苔薄黄，脉弦数均为肝火炽盛之象。

（八）肝脾不调

肝脾不调证是肝失疏泄，脾失健运所表现出的证候。多由情志不遂，郁怒伤肝，或饮食不节，劳倦伤脾所致。

（1）证候：胁肋胀满窜痛，情志抑郁或急躁易怒，善太息，纳呆腹胀，便溏，肠鸣矢气，或腹痛欲泻，泻后痛减，舌苔白腻，脉弦。

（2）分析：肝之疏泄，有助于脾的运化；脾之运化，使气机通畅，亦有助于肝气的疏泄。肝失疏泄，气机郁滞，故胁肋部胀满窜痛，情志抑郁或急躁易怒；太息则气郁得畅，胀闷得舒，故善太息；脾失健运，气机郁滞，故纳呆腹胀；气滞湿阻，故便溏，肠鸣矢气；肝郁脾虚，气机失调，故腹痛，欲泻；泻后气滞得畅，故泻后痛减。苔白腻，脉弦均为肝脾不调之象。

（九）肝胃不和

肝胃不和证是肝失疏泄，胃失和降所表现出的证候。多由情志不遂，肝郁化火，横逆犯胃；或饮食伤胃，胃失和降，影响了肝的疏泄功能所致。

（1）证候：胸胁胃脘胀满疼痛，嗳气呃逆，嘈杂吞酸，烦躁易怒，舌红、苔薄黄，脉弦。

（2）分析：肝郁化火，横逆犯胃，肝郁气滞，故胸胁胃脘胀满疼痛；胃失和降，气机上逆，故嗳气呃逆；气郁于胃，郁而化火，故嘈杂吞酸；肝气郁滞，失于条达，故烦躁易怒。舌红、苔薄黄，脉弦为气郁化火之象。

（十）肝肾阴虚

肝肾阴虚证是肝肾两脏阴液不足所表现出的证候。多由久病失调，房事不节，情志内伤所致。

（1）证候：头晕耳鸣，视物模糊，失眠健忘，腰膝酸软，胁痛，咽干口燥，五心烦热，颧红盗汗，遗精，月经不调，舌红、少苔，脉细数。

（2）分析：肝肾阴液相互滋生，若肝阴不足，可下及肾阴，使肾阴不足；肾阴不足，不能上滋肝阴，亦可致肝阴虚，故肝肾两脏的阴液盈亏，往往表现为盛则同盛，衰则同衰。肝肾阴虚，肝阳上亢，故头晕耳鸣；虚热内扰，心神不宁，故失眠健忘；肝阴不足，肝脉和目系失养，故胁痛，视物模糊；阴虚内热，虚热内盛，故咽干口燥，五心烦热，两颧发红；热迫营阴，故盗汗；虚热内扰精室，则遗精；冲任脉隶属于肝肾，肝肾阴虚，冲任失调，故月经不调。舌红、少苔，脉细数均为阴虚内热之征象。

（十一）脾肾阳虚

脾肾阳虚证是脾肾两脏阳气亏虚所表现出的证候。多由脾肾久病，或久泻、久痢，或水湿久居等耗气伤阳所致。

（1）证候：面色苍白，畏寒肢冷，腰膝或小腹冷痛，久泻，久痢；或五更泄泻，下利清谷；或小便不利，面浮肢肿，甚则出现腹水。舌淡胖、苔白滑，脉沉细。

（2）分析：脾为后天之本，主运化，有赖于肾阳之温煦；肾为先天之本，温养全身脏腑组织，又赖脾精的供养。两脏任一脏虚久，均可病及另一脏，最终导致脾肾阳虚。脾肾阳虚，不能温煦形体，故面色苍白，畏寒肢冷；肾阳虚，腰部失于温养，阴寒内盛，气机凝滞，故腰膝、小腹冷痛；命门火衰，脾阳衰微，故久泻、久痢，或五更泄泻，下利清谷；阳气虚衰，气化不利，水湿内停，故小便不利，腹水；水湿泛溢肌肤，故面浮肢肿。舌淡胖、苔白滑，脉沉细均为阳虚阴盛，水湿内停之象。

第四节 八纲辨证

八纲，即阴、阳、表、里、寒、热、虚、实八类证候。八纲辨证是根据四诊所收集的资料，进行分析、综合，以概括病变的大体类别、部位、性质以及邪正盛衰等方面的情况，从而将疾病归纳为阴证、阳证、表证、里证、寒证、热证、虚证、实证八类基本证候。八纲是分析疾病共性的辨证方法，是各种辨证的总纲，在诊断疾病的过程中，起着执简驭繁、提纲挈领的作用，它是根据病人整体证候表现的总和概括出来的辨证规律。

八纲各有其独特的内容，但由于疾病的错综复杂性，使得八纲之间又是相互联系、密不可分的。如辨别表里必须结合寒热虚实，辨别寒热也必须结合表里虚实等。在运用八纲辨证时，除要掌握八纲各自的特点，更要注意它们之间的相互联系而灵活运用，才能做出准确的辨证。

一、表里辨证

表里是辨别疾病病位内外和病势深浅的两个纲领，它是一个相对的概念。一般皮毛、肌腠、经络在外，属表；五脏六腑在内，属里。外邪犯表，多为疾病初起，一般比较轻浅；脏腑受病，多是病邪深入，一般比较深重。表里辨证，可了解疾病的轻重深浅及病理变化趋势，借以确立解表或攻里的治疗方法。

（一）表证

表证是六淫邪气经皮毛、口鼻侵入机体，病邪浅在肌肤的证候。表证是外感病邪的初期阶段，多具有起病急、病程短、病位浅的特点。

（1）证候：发热恶寒（或恶风寒），舌苔薄白，脉浮。常兼鼻塞流涕，头身痛，咳嗽等症状。

（2）分析：六淫邪气客于皮毛肌表，阻遏卫气不得宣发，故发热；卫气受遏，肌肤失于温煦，故恶寒或恶风；邪气郁滞经络，气血不畅，则头身痛；邪未入里，故舌象尚无变化，出现薄白苔；外邪袭表，正气奋起抗邪，脉气鼓动于外，故脉浮；肺主皮毛，鼻为肺窍，外邪从皮毛、口鼻而入，内应于肺，肺失宣肃，故出现鼻塞流涕、咳嗽。

（二）里证

里证是疾病深入于里（脏腑、气血、骨髓）所表现出的一类证候。多由表邪不解，内传于里，或外邪直中脏腑，或七情内伤、饮食劳倦等，使脏腑气血功能失调所致。里证包括的证候范围广泛，临床表现多种多样，但概括起来则以脏腑的证候为主。里证病程长，不恶风寒，脉象不浮，多有舌质、舌苔的变化，可以此与表证相鉴别。具体内容将在脏腑辨证部分介绍。

（三）表证和里证的关系

（1）表里同病：表证和里证同时在一个病人身上出现，多见于表证未解，邪已入里；或旧病未愈，复感外邪；或先见外感，又伤饮食；或病邪同时侵犯表里。临床表现出既有发热、恶寒、头痛、无汗等表证，又有腹胀、便秘、小便黄等里证。

（2）表里转化：在一定条件下，表证、里证可以互相转化，即"由表入里"和"由里出表"，这主要取决于正邪斗争的结果。机体正气不足、抵抗力减弱，或邪气过盛，或护理不当，或失治误治等均可使表邪入里。若治疗及时，或护理得当，使正气渐复，抵抗力增强，则邪气也可由里出表。凡病邪由表入里，表示病势加重；病邪由里出表，则表示病势减轻。

二、寒热辨证

寒热是辨别疾病性质的两个纲领。寒证与热证反映了机体阴阳的偏盛与偏衰，辨寒热就是辨阴阳之盛衰。阴盛或阳虚的表现为寒证，阳盛或阴虚的表现为热证。辨别疾病的寒热属性，是确立治疗选用温热药或寒凉药的依据。

（一）寒证

寒证是感受寒邪，或阳虚阴盛，机体机能活动减退所表现出的证候。

（1）证候：各类寒证表现不尽一致，但一般都会出现恶寒喜暖，面色苍白，肢冷蜷卧，口淡不渴，小便清长，大便稀溏，痰、涎、涕等分泌物清稀，舌淡、苔白而胭滑，脉迟或紧等。

（2）分析：阳气不足或外感寒邪，机体失于温煦，故见形寒肢冷、面色苍白、肢冷蜷卧；阴寒内盛，津液不化，故口淡不渴；阳虚不能温化水液，以致痰、涎、涕、尿、粪便等分泌物或排泄物澄澈清冷；阳虚不化，寒湿内生，故舌淡、苔白而胭滑；阳气虚弱，无力推动血液运行则脉迟；寒主收引，受寒则脉道收缩，故又见脉紧。

（二）热证

热证是感受热邪，或阳盛阴虚，人体机能活动亢进所表现出的证候。

（1）证候：各类热证表现不尽一致，但一般都会出现恶热喜凉，口渴喜冷饮，面红目赤，烦躁不宁，痰、涕黄稠，大便干结，小便短赤，舌红、苔黄而干，脉数等。

（2）分析：阳热偏盛，则恶热喜冷；热邪伤阴．津液被耗，故大便干结、小便短赤、口渴饮冷；火性上炎，故见面红目赤；热扰心神，则见烦躁不宁；津液被阳热煎熬，故痰、涕黄稠；舌红、苔黄为热证，舌干、少津为伤阴；阳热亢盛，加速血液运行，故见数脉。

（三）寒证与热证的鉴别

寒证与热证，不能孤立地根据某一症状作出判断，应对疾病的全部表现进行综合观察，尤其是寒热的喜恶、口渴与不渴、面色的赤白、四肢的温凉以及二便、舌脉等方面的变化进行辨别（表1-1）。

表1-1　寒证、热证鉴别表

证型	寒热	口渴	面色	四肢	大便	小便	舌象	脉象
寒证	恶寒喜热	不渴	苍白	冷	大便清稀	小便清长	舌淡苔白腻	迟或紧
热证	恶热喜冷	渴喜冷饮	红赤	热	大便干结	小便短赤	舌红苔黄干	数

（四）寒证与热证的关系

寒证与热证虽有阴阳盛衰的本质区别，但又相互联系，它们既可在病人身上同时出现，表现为寒热错综复杂的证候，又可以在一定条件下互相转化，出现寒证化热、热证转寒，在疾病危重阶段，还会出现假象。寒证与热证同时并存，称为寒热错杂。临床可表现为上热下寒、上寒下热、表寒里热、表热里寒等。如患者既见胸中烦热、频欲呕吐，又见腹痛喜暖、大便稀薄等症即为上有热、下有寒的上热下寒证。

寒热同时并见，除了要分清表里上下经络脏腑之外，还要分清寒热孰多孰少和标本先后主次，这些区别对处方用药具有十分重要的意义。

先出现寒证，后出现热证，热证出现，寒证消失，是寒证转化为热证；先出现热证，后出现寒证，寒证出现，热证消失，是热证转化为寒证。

寒热证的互相转化，反映了邪正的盛衰。由寒证转化为热证，是人体正气尚盛，寒邪郁而化热；热证转化为寒证，多属邪盛正虚，正不胜邪。

在疾病的过程中，一般其本质与所反映的症状是一致的，即热证见热象，寒证见寒象。但在疾病发展到危重阶段，有时会出现与疾病的本质相反的一些假象，如"寒极似热""热极似寒"，即所谓的真寒假热、真热假寒的证候，这些假象常出现在病人生死存亡的关键时刻，如不细察，易导致误诊。

真热假寒是内有真热而外见假寒的证候。其产生机理是内热过盛、格阴于外，也称"阳盛格阴"。临床表现为四肢厥冷、脉沉等似属寒证，但身寒不喜加衣被，脉沉而有力，并且见口渴喜冷饮、咽干口臭、谵语、小便短赤、大便燥结等热象。说明内热炽盛是真，外见寒象是假。

真寒假热是内有真寒而外见假热的证候。其产生机理是阴寒内盛、格阳于外，也称"阴盛格阳"。临床表现为身热、面红、口渴、脉大等似属热，但身热反欲盖衣被，口渴喜热饮，饮亦不多，脉大而无力，并且还可见到四肢厥冷、大便稀溏、小便清长、舌淡、苔白等寒象。说明阴寒内盛是真，外见热象是假。

三、虚实辨证

虚实是辨别邪气强弱和正气盛衰的两个纲领。虚指正气不足，实指邪气盛实。虚证主要取决于正气虚方面，实证主要取决于邪气盛方面。正如《素问·通评虚实论篇》所说，"邪气盛则实，精气夺则虚"。辨别疾病的虚实，是治疗疾病时确定扶正或祛邪的依据。

（一）虚证

虚证是指人体正气不足，脏腑生理功能衰退所表现出的证候。虚证的形成，有先天不足和后天失调两个方面，但以后天失调为主。如饮食失调，后天之本不固；或七情内伤，脏腑气血损伤；或房事过度，肾精耗损；或久病失治误治，正气受损等，均可成为虚证。根据气血阴阳虚损的程度不同，临床又分为气虚、血虚、阴虚、阳虚等。

1. 气虚证

气虚证是机体元气不足，全身或某一脏腑机能减退所表现出的证候。

（1）证候：疲倦乏力，少气懒言，语声低微，自汗，动则诸症加重，舌淡，脉虚弱无力。

（2）分析：元气不足，人体机能活动减退，故见疲倦乏力、少气懒言、语声低微；气虚卫表不固，故自汗出；劳则气耗，故在活动后诸症加重；气为血之帅，气虚血失鼓动及充盈，故舌淡、脉虚弱无力。

2. 血虚证

血虚证是指血液亏虚，不能濡养脏腑、经脉、组织、器官而出现的证候。

（1）证候：面色无华或萎黄，唇色淡白，爪甲苍白，头晕眼花，心悸失眠，手足麻木，妇女月经量少或闭经，舌质淡，脉细无力。

（2）分析：血虚不能上荣于头面，故面色无华或萎黄、唇淡、头晕眼花；血虚心失所养，则心悸失眠；血虚筋脉失养，则爪甲苍白、手足麻木；血虚冲任失充，故妇女月经量少或闭经；血虚不能上荣于舌则舌淡，脉管失于充盈则脉细无力。

3. 阴虚证

阴虚证是指机体阴精亏虚、阴不制阳、虚热内生所表现出的证候。

（1）证候：午后潮热，盗汗，颧红，咽干，五心烦热，小便短黄，大便干结，舌红、少苔，脉细数。

（2）分析：阴虚则内热，虚热内扰，故五心烦热、午后潮热、颧红；热逼津泄，故盗汗出；虚热伤津，则咽干、溲赤、便干；阴虚内热，故舌红、少苔，脉细数。

4. 阳虚证

阳虚证是机体阳气不足，失于温煦推动，脏腑机能活动减退所表现出的证候。

（1）证候：形寒肢冷，面色苍白，神疲乏力，自汗，口淡不渴，小便清长或尿少浮肿，大便稀溏，舌淡胖、苔白，脉沉迟。

（2）分析：阳气不足，机体失于温煦，故形寒肢冷；阳气虚，无力推动气血运行，血不上荣则面色苍白，气虚失于鼓动则神疲乏力；阳气虚，腠理不固，故自汗出；阳虚则阴寒内生，水液不化，故口淡不渴、小便清长或尿少浮肿、大便稀溏；阳气虚，水湿内生，故舌淡胖、苔白；阳气虚，血运无力，故脉沉迟。

（二）实证

实证是指邪气过盛，脏腑功能活动亢盛所表现出的证候。实证的形成多由于外感六淫之邪亢盛，正邪剧争；或脏腑功能失调，致使痰湿、瘀血、宿食等病理产物停滞所致。由于邪气的性质及所在的部位不同，临床表现亦不尽一致。

（1）证候：一般常表现出发热，形体壮实，声高气粗，精神烦躁，胸胁脘腹胀满，疼痛拒按，大便秘结或热痢下重，小便不利或淋漓涩痛，舌苔厚腻，脉实有力等。

（2）分析：邪气盛，正气奋起抗邪，或阳热内盛，故发热；邪实正盛，故形体壮实、声高气粗；实热扰心，故精神烦躁；实邪停滞于脏腑，腑气不通，故胸胁脘腹胀满、疼痛拒按、大便秘结；湿热下注则热痢下重、小便淋漓涩痛；实邪停滞，气血壅盛，故舌苔厚腻，脉实有力。

（三）虚证与实证的鉴别

辨别虚实，主要看病人的形体盛衰、精神好坏、声音气息强弱、痛处喜按与拒按以及二便、舌脉的变化（表1-2）。

表1-2 虚证、实证鉴别表

证型	病程	体质	声息	形态	疼痛	二便	舌象	脉象
虚证	久病	虚弱	声低息微	精神萎靡身倦乏力气弱懒言	疼痛喜按	大便稀溏 小便清长	舌淡胖、少苔	虚细无力
实证	新病	壮实	声高息粗	精神兴奋声高气粗	疼痛拒按	大便干结 小便短赤	苔厚腻	实而有力

（四）虚证与实证的关系

疾病是一个复杂的过程，由于体质、治疗、护理等诸因素的影响，使虚证与实证发生虚实夹杂、虚实转化等证候表现，临床上应加以细察。凡虚证与实证同时出现者，称为虚实夹杂。临床上有以实证为主而夹有虚证的，也有以虚证为主而夹有实证的，还有虚证与实证并重。如肝硬化腹水的病人，可见腹部胀大、青筋暴露、二便不利等实证表现，又有形体消瘦、气短乏力、脉沉细弦等虚证表现，这即是虚实夹杂证。

在疾病发展过程中，由于正邪相争，在一定的条件下，虚证和实证还可相互转化，实证转化为虚证，虚证也可转化为实证。实证失治误治，或邪气久留、过盛伤及正气，可使实证转化为虚证。如外感热证，见高热、口渴、烦躁、脉洪大等实证，若日久不愈，邪气久留损伤正气，可见气短乏力、面色苍白、消瘦、脉细弱等虚证。虚证转化为实证，临床比较少见，多见的是先为虚证，而后转化为虚实夹杂证。主要由于正气虚，脏腑功能减退，致痰、食、血、水等病理产物凝结阻滞，而因虚致实。如心脾气虚证，见心悸气短，若久治未愈，可突然心痛不止，成为气虚血滞、心脉瘀阻的虚中夹实证。

四、阴阳辨证

阴阳是概括病证类别的一对纲领。阴阳是八纲辨证的总纲，即表、热、实属阳，里、寒、虚属阴。一切病证尽管千变万化，但总起来不外阴证与阳证两大类。

（一）阴证与阳证

阴证是体内阳气虚衰，或寒邪凝聚的证候，其病属寒、属虚。机体反映多呈衰退的表现。主要表现为：精神萎靡不振，面色苍白，畏寒肢冷，气短声低，口不渴，便溏，小便清长，舌淡胖嫩、苔白，脉迟弱等。

阳证是体内热邪壅盛，或阳气亢盛的证候，其病属热、属实。机体反映多呈亢盛的表现。主要表现为：精神烦躁不安，身热面赤，气壮声高，口渴喜冷饮，呼吸气粗，大便秘结，小便短赤，舌红绛、苔黄，脉洪滑实等。

（二）亡阴证与亡阳证

亡阴证与亡阳证是疾病过程中的危重证候，一般在高热大汗，或发汗太过，或吐泻过度，或失血过多等阴液或阳气迅速亡失的情况下发生。

亡阴证是指体内阴液过度消耗而表现出的阴液衰竭的病变和证候。临床主要表现为：汗出而黏，呼吸短促，身热，手足温，烦躁不安，渴喜冷饮，面色潮红，舌红而干，脉细数无力。

亡阳证是指体内阳气严重消耗而表现出的阳气虚脱的病变和证候。临床主要表现为：大汗淋漓，面色苍白，精神淡漠，身畏寒，手足厥逆，气息微弱，口不渴或渴喜热饮，舌淡，脉微欲绝。

亡阴可迅速导致亡阳，亡阳之后也可出现亡阴，只是先后主次不同而已。因此，临床上应分别亡阴亡阳的主次矛盾，才能及时正确地抢救。

五、八纲之间的相互关系

八纲在临床应用时，虽然每一纲各有其独特的内容，但八纲之间又是相互联系而不能分割的。如表证有表寒、表热、表虚、表实之别，里证同样有里寒、里热、里虚、里实之分，表里辨证还有表寒里热及表实里虚等错综复杂的变化。其他虚证、实证、热证、寒证也是如此。另外，表里、虚实、寒热在一定条件下，又是可以互相转化的。因此，在应用八纲辨证时，只有掌握八纲各自不同的证候特点，注意八纲之间的相兼、转化、夹杂、真假等情况，才能对疾病作出全面正确的判断。

第五节　气血津液辨证

气血津液是脏腑正常生理活动的产物，受脏腑支配，同时它们又是人体生命活动的物质基础，一旦气血津液发生病变，它不仅会影响脏腑的功能，亦会影响人体的生命活动。反之，脏腑发生病变，必然也会影响气血津液的变化。气血津液辨证可分为气病辨证、血病辨证和津液病辨证。

一、气病辨证

气病的常见证候，可以概括为气虚证、气陷证、气滞证和气逆证。

（一）气虚证

是指体内营养物质受损或脏腑功能活动衰退所出现的证候。

（1）症状：头晕目眩、少气懒言、疲倦乏力、自汗、活动时诸症加剧、舌淡、脉虚无力。

（2）病因病机：多由久病、饮食失调，或年老体弱等因素引起。

（二）气陷证

是气虚病变的一种，以气虚无力升举为主的证候。

（1）症状：头昏眼花、少气倦怠、腹部有坠胀感、脱肛或子宫脱垂等，舌淡苔白，脉虚弱。

（2）病因病机：气虚则脏腑功能衰减，出现清阳不升，气陷于下，升举无力，内脏下垂。

（三）气滞证

指体内某些部位或某一脏腑气机阻滞，运行不畅引起的病变证候。

（1）症状：闷胀、疼痛、时重时轻、走窜不定，得嗳气或矢气后胀痛减轻。

（2）病因病机：外感六淫，或内伤七情，或饮食劳倦，或跌仆闪挫等皆可引起气机不畅，出现气滞证。

（四）气逆证

指气上逆不顺而出现的病变证候。一般多见肺胃肝之气上逆。

（1）症状：肺气上逆主要以咳嗽喘息为特征；胃气上逆主要以呃逆、嗳气、恶心呕吐为特征；肝气上逆主要以头痛、眩晕、昏厥、呕血为特征。

（2）病因病机：外邪犯肺，或痰浊壅肺等致肺失宣降，故上逆为咳喘。外邪犯胃，或饮食积滞，或气郁等而致胃失和降，其气上逆，则呃逆、嗳气、呕吐。情志不遂，郁怒伤肝，肝气上逆，火随气升，故头痛、眩晕、昏厥、甚则呕血。

二、血病辨证

血病的常见证候，可概括为血虚证、血瘀证和血热证。

（一）血虚证

指机体内血液亏虚或其功能下降所引起的症状。

（1）症状：面色萎黄或苍白、唇色淡白、神倦乏力、头晕眼花、心悸失眠、手足麻木、妇女经量少、衍期甚或闭经，舌质淡、脉细无力。

（2）病因病机：久病耗伤，或病失血（吐、衄、便、溺血、崩漏等），或后天脾胃虚弱，生化不足等诸因皆能令人血虚。

（二）血瘀证

凡体内血行受阻，血液瘀滞，或血离于经而瘀阻于体内所引起的病变证候，均属血瘀证。

（1）症状：局部痛如针刺，部位固定，拒按，或有肿块，或见出血，血色紫暗，有血块，面色晦暗，口唇及皮肤甲错，舌质紫暗，或有瘀斑、脉涩等。

（2）病因病机：因气滞而血凝，或血受寒而脉阻，或热与血而相结，或外伤等血溢于经，导致瘀血内停，出现血瘀证。

（三）血热证

即血分有热，或热入血分的症状。

（1）症状：心烦，躁扰发狂，口干喜饮，身热以夜间为甚，舌红绛，脉细数，或见吐、衄、便、尿血及斑疹等，妇女月经提前、量多、色深红等。

（2）病因病机：外感热邪侵入，或五志郁火等所致。血分热盛，心神受扰，故烦躁，甚则发狂；血属阴，热入于内，入夜交争甚，所以发热至夜尤甚；阴血受灼，则口干喜饮；热盛血耗，不能充盈于脉，故脉细数；热迫血妄行，血络受损，必见出血，妇人月经亦必见量多而提前等。

三、津液病辨证

各种原因所致水液代谢障碍，或津液耗损证候，均可称之为津液病。津液病变，一般可概括为津液不足和水液停聚两方面。

（一）津液不足证

又称津伤证，是指津液受劫所致的病变证候。

（1）症状：唇、舌、咽喉、皮肤干燥，肌肉消瘦，口渴，便秘，尿少，舌红少津、苔薄黄，脉细数。

（2）病因病机：多因大汗、出血、吐泻、多尿以及燥热灼伤津液等所致。

（二）水液停聚证

多由肺、脾、肾和三焦等脏腑功能失常，使津液代谢发生障碍，造成水湿潴留，而形成痰、饮、水肿等病证。积水成饮，饮凝成痰；痰者稠黏，饮者清稀。虽二者皆由津液停聚而致，但痰与饮临床表现却颇多差异。

1. 痰

痰证一般又分风痰、热痰、寒痰、湿痰和燥痰，临床表现各有特征。

（1）风痰：阴虚阳亢，风阳内动，嗜食肥甘，痰涎内盛，痰盛而动风。症见头晕目眩，喉中痰鸣，突然仆倒，口眼歪斜，舌强不语，四肢麻木，偏瘫等。

（2）热痰：热邪入侵或阳气亢盛，炼液成痰，痰热互结而成。症见烦热，咳痰黄稠，喉痹，便秘，或发癫狂，苔黄腻，脉滑数等。

（3）寒痰：感受寒邪，或阴盛阳衰，水津结而成寒痰，或痰与寒结为病。症见畏寒厥冷，咳吐稀白痰，四肢不举，或骨痹刺痛，脉沉迟等。

（4）湿痰：脾虚不运，湿聚成痰，痰湿并而为病。症见胸痞，纳少，呕恶，痰多，身重困倦，脉濡滑，舌苔厚腻等。

（5）燥痰：燥邪内干，或热灼伤津化燥，炼液而成痰，燥与痰合而为病。症见咯痰黏稠如块如珠如线，量少，难咯，甚或痰中带血丝，口鼻干燥，咽干痛，便秘，脉细数而滑，舌干少津。

2. 饮

饮证可分为痰饮、悬饮和溢饮。

（1）痰饮：中阳不振，水湿内停聚而成饮，留于胃肠。症见胸胁支满，胃脘有振水声，呕吐痰涎清稀，口不渴或渴不多饮，头目眩晕，心悸短气，苔白滑，脉弦滑等。

（2）悬饮：阳不化水，水饮留于胁肋。症见胁痛，咳唾更甚，转则呼吸牵引而痛，肋间胀满，气短息促，脉沉而弦。

（3）溢饮：阳气不振，脾肺输布失职，水湿成饮，流溢于四肢肌肉。症见肢体疼痛而沉重，甚则肢体浮肿，小便不利，或见发热恶寒而无汗，咳喘痰多上逆，胸满气促，倚息不得平卧，浮肿多见于面部，痰多而色白，苔白腻，脉弦紧。

第六节　法则与治法

一、治则

治则是治疗疾病时所必须遵守的总的法则。

（一）早治防变

是指在疾病发生的初期阶段，应力求做到早期诊断、早期治疗，把疾病消灭于萌芽状态，防止其深入传变或危变。

1. 早期治疗

在疾病的初期阶段，病位较浅，病情多轻，病邪伤正程度轻浅，正气抗邪、抗损害和康复能力均较强，因而早期治疗有利于疾病的早日痊愈。

2. 控制传变

疾病一般都有其一定的传变规律和途径，要密切观察病情变化，掌握疾病的传变规律，早期治疗，阻截其病传途径，先安未受邪之地。如《金匮要略》提出的"见肝之病，知肝传脾，当先实脾"，这就是应用五行相克规律预防疾病传变的临床应用。

（二）治病求本

是指在治疗疾病时，必须寻求出疾病的本质，并针对其本质进行治疗。

标与本相对应，标指现象，本指本质，标本在不同的情况下具有多种含义。以邪正关系言，则正气为本，邪气为标；就病因与症状言，则病因为本，症状为标；以先后病言，则先病为本，后病为标；原发病为本，继发病为标；就表里病位言，则脏腑病为本，肌表经络病为标。在临床实践中，应抓住疾病的本质进行治疗。

1. 标本缓急

由于疾病变化的复杂性，标本与疾病矛盾双方主次关系往往处于运动变化中，治疗和护理就要根据主要矛盾及矛盾的主要方面来确定其先后主次关系。临床运用治病求本原则时需遵循"急则先治其标""缓则先治其本""标本兼治"的原则。

（1）急则先治其标：指标病甚急，危及患者生命时，应采取急则先治其标法。例如针对大出血患者，危及患者生命安全，应首先采取紧急措施止血，即先止血以护其标，待血止之后，再针对导致其出血的具体原因，治其本。

（2）缓则先治其本：指症状与病势较缓时，应针对疾病本质进行治疗的一种方法。如阴虚内热患者，阴虚是本，发热是标，发热不甚，症状不急，治疗上采用滋阴以清热的方法。

（3）标本兼治：在标本俱急的情况下，可采用标本兼治法。如热极生风证，本为热邪亢盛，标为肝风内动，治宜清热凉肝、息风止痉、标本兼顾。

2. 正治

正治是指疾病的临床表现与它的本质相一致的情况下所实施的治疗方法，又称逆治法，即逆其证候表现而采取的一种治疗方法。

（1）寒者热之：是指寒证出现寒象，用温热的方法来治疗。如外感风寒所致表寒证用辛温解表法。

（2）热者寒之：是指热证出现热象，用凉寒的方法来治疗。如外感风热所致表热证运用辛凉解表法。

（3）虚则补之：是指虚证出现虚象，用补益的方法来治疗。如阳气亏虚者用温阳益气法。

（4）实则泻之：是指实证出现实象，用攻逐的方法来治疗。如饮食停滞于胃脘所导致的胃实证用消食导滞法。

3. 反治

反治是指疾病的临床表现与它的本质不相一致的情况下所实施的治疗方法，又称从治法，即顺从其疾病的现象而采取的一种治疗方法。

（1）寒因寒用：指用寒凉的方法来治疗具有寒的症状表现的病症，适用于"真热假寒"证。其实质为热证，寒证是假象，故宜取寒凉法。如热邪内炽，格阴于外，阳气不能畅达四肢，出现四肢厥冷的假象，针对热的本质，这时宜采取凉寒的治疗方法。

（2）热因热用：指用温热的方法治疗具有热的症状表现的病症，适用于"真寒假热"证。其实质为寒证，热证是假象，故宜取温热法。如阴邪内盛，格阳于外，往往可出现阳气上浮，两颧潮红的假热症状，针对寒的本质，这时宜采取温热的治疗方法。

（3）塞因塞用：指用补塞的方法治疗具有闭塞不通症状表现的病症。其实质上闭塞不通为假象，故治宜取补塞法。如脾虚运化功能下降所致腹胀满闷等症状，宜用补脾益气的治疗方法，脾气健运，胀满自除。

（4）通因通用：指用具有通利的方法治疗具有通泻症状表现的病症。其实质通泻症状的病因本质是实证，故宜取通利法。如食积所致腹泻，宜采用消导通下的治疗方法，通过下法去其积滞，则腹泻可止；又如瘀血崩漏，可采用活血化瘀，去其瘀血，则崩漏可止；湿热痢疾可采用清利湿热法。

（三）扶正祛邪

疾病的过程，从邪正关系来说，是正邪斗争的过程。正邪斗争的消长盛衰决定着疾病的发生、发展、变化及其转归。因而，治疗疾病的一个基本原则，就在于扶助正气祛除邪气，使疾病早日向好转、痊愈的方面转归，使机体早日康复。

扶正，是扶助机体的正气，增强体质，提高机体抗邪、抗病能力的一种治疗原则。扶正主要适用于虚证，即所谓"虚则补之"。益气、滋阴、养血、温阳，以及脏腑补法等，均是在扶正指导下确立的治疗方法。其具体措施与手段，除内服汤药外，还包括针灸、推拿、气功、食养、精神调摄、体育锻炼等。

祛邪，是祛除邪气，排除或削弱病邪侵袭和损害的一种治疗原则。祛邪主要适用于实证，即所谓"实则泻之"。在祛邪治则指导下确立的治疗方法很多，如：发汗、涌吐、攻下、清热、利湿、消导、祛痰、活血化瘀等，其具体措施与手段也是丰富多样的。

临床应用过程中必须先分析正邪盛衰情况，分别予以扶正、祛邪或扶正祛邪并举的方法。一般来说，扶正法适用于正虚而无外邪者，祛邪法适用于有邪而正虚不显著者。扶正祛邪并举的方法适用于正虚邪实的病症，在实施过程中要注意遵循"扶正不留邪、祛邪不伤正"的原则。

（四）调整阴阳

疾病的发生，是由于机体阴阳的相对平衡遭到破坏，出现阴阳偏盛偏衰所致。因此，在治疗疾病时，应调整阴阳，恢复阴阳的相对平衡，才能使疾病痊愈。

1. 损其有余

损其有余是针对阴或阳的一方过盛有余的病症。例如阳偏盛，表现出的阳盛而阴相对未虚的实热证，应采用清泻阳热的方法治疗。阴偏盛，表现出的阴盛而阳相对未虚的实寒证，应采用温散阴寒的方法治疗。

2. 补其不足

补其不足是针对阴或阳的一方虚损不足的病症。如对阴虚、阳虚、阴阳两虚的病症，分别采用滋阴、补阳、阴阳双补的方法以补其不足。如阴虚患者常表现为虚热证，则应滋阴制阳。

在阴阳偏盛偏衰的疾病过程中，一方的偏盛偏衰，亦可导致另一方的相对有余或不足，因此在损其有余、补其不足的同时，还要兼顾另一方面，以免造成新的失衡。

（五）调理气血

气血是各脏腑及其他组织功能活动的主要物质基础，气血各有其功能，又相互为用。在生理上气能生血、行血、摄血，故称"气为血帅"。而血能为气的活动提供物质基础，血能载气，故称"血为气母"。当气血相互为用，相互促进的关系失常时，就会出现各种气血失调病症。调理气血关系的原则为"有余泻之，不足补之"，从而使气血关系恢复协调。

气能生血，气旺则血生，气虚生血不足，可致血虚，或气血两虚，治疗以补气为主，兼顾补血养血，而不能单纯补血。

气能行血，气虚或气滞，可致血行减慢而瘀滞不畅，是为气虚血瘀或气滞血瘀。治宜补气行血或理气活血化瘀。气机逆乱，则血行也随之逆乱，如肝气上逆，血随气逆，则常可导致昏厥或咯血，治疗则宜降气和血。

气能摄血，气虚不能摄血，可导致血离经脉而出血，治宜补气摄血。

血为气母，故血虚气亦虚。血脱者，气常随血脱。治疗应根据血脱先益气的原则，急宜补气固脱。

（六）调理脏腑

人体是一个有机整体，脏与脏、脏与腑、腑与腑之间在生理上是相互协调、相互促进的，在病理上则相互影响。当某一脏腑发生病变时，会影响别的脏腑功能。故在治疗脏腑病变时，不能单纯考虑一个脏腑，而应注意调整各脏腑之间的关系。如肺的病变，既可因本脏受邪而发病，亦可因心、肝、脾、肾及大肠的病变所引起。如因心气不足，心脉瘀阻，而致肺失宣降的喘咳，应以温心阳为主；因肝火亢盛，气火上逆所致的咳血，则应以泻肝火为主；因脾虚湿聚生痰，痰湿壅肺，以致肺失宣肃的咳嗽痰多，应以健脾燥湿为主；因肾阴虚不能滋肺，肺失津润而致干咳、口咽干燥，则应滋肾润肺；因肾不纳气而致肺气上逆的气喘，应以温肾纳气为主；若因大肠热结，肺气不降而致的气喘，则宜通腑以泻大肠实热。又如脾脏病变，除本脏病变外，亦可由肝、心、肾及胃等病变引起。肝失疏泄，而致脾失健运者，应疏肝为主；脾土虚，则肝木乘之，治宜扶土抑木；命火不足，火不生土，应补火生土；胃失和降，以致脾失健运，则应着重和胃，以促进脾胃升降功能的协调。同样，其他脏腑的病变，也要根据各脏腑生理上的相互联系、病理上相互影响，注意调整各脏腑之间的关系，使其功能协调，才能收到较好的治疗效果。

（七）三因制宜

包括因时制宜、因地制宜和因人制宜。

1. 因时制宜

四时气候变化，对人体生理、病理有一定影响。根据不同的季节、气候特点来决定治疗的原则，称为因时制宜。如夏天人体肌腠疏泄，汗出较多，不可过服辛温解表药，服药后要注意患者发汗的情况，以防汗出太多，损伤津气。而冬天人体肌腠致密，不易发汗，可适当重用辛温解表药，服药后，可稍加衣被，喝热稀粥以助药力，使邪从汗解。

因时制宜，还应注意昼夜变化对人体的影响。夜间阴盛阳衰，机体功能由兴奋转向抑制，病邪乘机加甚，因此很多疾病都是昼轻夜重。这就要求多注意夜间病情变化。另外，有些慢性病常常在气候剧变或季节交换之时发作或加重，如哮喘、中风等。因此，临床上就应提前采取措施，防止疾病的发作或加重。

2. 因地制宜

不同的地理环境可以影响人体的生理和病理变化。地理环境不同，人们的生活习惯也各不相同。根据不同的地理环境及生活习惯来确定治疗的原则，称为因地制宜。如东南地区气候潮湿温暖，病多湿病、热病，在治疗上宜用清热与化湿法。另外某些地方性疾病，与地理环境关系密切，如瘿病（相当于地方性甲状腺肿），在我国西北高原较为多见。

3. 因人制宜

根据患者的年龄、性别、体质精神状态的不同特点，来确定治疗的原则，称为因人制宜。不同的患者有不同的特点。一般来说，老年人气血亏虚，生理功能减退，治疗多用补益之法；小儿气血未充，脏腑娇嫩，病情变化较快，要密切注意病情变化，用量宜轻；胖人多痰湿，应给予清淡利湿之品，忌食油腻甜食，以防助湿生痰；瘦人多火盛，应给予养阴清火之品，忌食辛辣热性食物，以防煎灼阴津，助生火热；素体阳虚患者，应注意避寒保暖，给予滋补温热之品；素体阴虚患者，给予清补养阴之品；妇女用药，当考虑其经、带、胎、产等情况，用药及饮食禁用或慎用峻下、破血、滑利、走窜之品。

因时、因地、因人制宜三环节是密切不可分割的，是要求在治疗疾病时，不能孤立地看待病症，要全面考虑个体因素及人与自然环境的统一性，具体情况具体分析，只有这样，才能更有效地实施适宜的治疗。

二、治法

治法，即汗、吐、下、和、温、清、消、补八种传统的内服药物治疗方法，简称"八法"。

1. 汗法

又称解表法，是通过开泄腠理、调和营卫、发汗祛邪，以解除表邪的方法。汗法主要适用于一切外感表证，某些水肿和疮疡病初起，以及麻疹透发不畅而兼表证者。对于表邪已尽，或自汗、盗汗、失血、吐泻、热病后期津亏者，均不宜使用汗法。

2. 吐法

亦称催吐法。是通过涌吐，使停留在咽喉、胸膈、胃脘等部位的痰涎、宿食或毒物从口中吐出的一种方法。吐法主要适用于误食毒物尚在胃中，宿食停留胃脘不化或痰涎壅盛，阻塞气道者。吐法由于易伤人体正气，凡体质素虚、年老体衰、孕产妇及出血患者，均不宜应用吐法。

3. 下法

亦称泻下法。是通过运用泻下药泻下通便，以攻逐实邪，排除积滞，治疗里实证的一种方法。主要适用于胃肠积滞、实热内结、瘀血、积水内停等病症。下法易损伤人体正气，凡老年体弱、脾胃虚弱、妇女胎前产后及经期均应慎用或禁用。

4. 和法

亦称和解法。是通过和解或调和的作用，以祛除病邪，使气血调和的一种方法。主要适用于半表半里之少阳证、肝脾不和、肠胃不和等证。凡邪在肌表而未入少阳，或邪已入里而阳明热盛者，均不宜使用和法。

5. 温法

亦称温阳法。温法是通过温中祛寒、回阳通络等的作用，使寒气去、阳气复、经络通、血脉和的一种方法。主要适用于中焦虚寒、阳衰阴盛、亡阳、寒凝经脉等证。温法所用药物性多燥热，易耗阴血，故实热证、阴虚火旺、津血亏虚者忌用，孕妇及气候炎热时慎用。

6. 清法

亦称清热法。是通过清热泻火，使邪热外泄，以清除里热证的一种方法。适用于各种里热证。清法所用药物性多寒凉，易损伤脾胃阳气，故不宜久用。

7. 消法

亦称消导法。即通过消食导滞和消坚散结作用，对气、血、痰、食、水、虫等积聚而成的有形之邪逐渐消散的一种治法。针对不同的病因，消法可治疗不同的病症，如消食导滞、消痞化症、消痰祛水、消疳杀虫、消疮散痈等。体质较弱者使用消法时，为防损伤正气，宜攻补兼施。

8. 补法

亦称补益法。是针对人体气血阴阳，或脏腑虚损，给以补养的一种治疗方法。根据气血阴阳的虚损情况，可分为补气、补血、补阴、补阳四大类；还可数法兼用，如气血双补等；还可以根据某一脏腑的虚损情况，进行相应的补益，如补肝、补心、补脾、补肾等。

第二章
中医诊法综合应用

第一节　局部四诊合参

局部四诊合参，是就某一局部症状、体征的多视角的诊察。其目的是对某一局部症状体征的性质、程度、范围和真实性等作全面诊察。从诊法方法学上看，有局部望按结合、问按结合、望闻结合、望问结合、问闻结合、按闻结合等6组2种诊法的结合；此外，还有3种方法的结合，从理论上讲，有望问按、望闻按、望问闻、按问闻等4组方法的结合。

一、望按结合

望诊，是医生运用视觉对人体外部情况进行有目的的观察，以了解健康状况，测知病情的方法。望诊在中医诊断学中占有重要的地位，被列为四诊之首。但望诊也有其一定的局限性，望诊的准确性与医生临床经验的积累密切相关，并易受到光线等外部情况的影响，单凭望诊所获的信息不全，要注意将望诊与其他诊法密切结合。特别是临床辨别色泽、斑疹、汗液、痈疽、瘿瘤、乳蛾等的寒热虚实阴阳，需要将望诊的内容与按诊结合，方可准确地判断疾病的本质。

（一）色泽

《灵枢·五色》认为：以五色反映疾病性质，则"黄赤为热，白为寒"。临床上大多数情况下都遵循这个规律。一般来说，望诊面色㿠白，按诊手足俱冷者，是阳虚寒盛，属寒证；望诊面色通红，按诊手足俱热者，多为阳盛热炽，属热证。

但是，在某些疾病的病情危重阶段，可以出现一些与病理本质所反映的常规证候不相符的"假象"。此时，要辨别寒热之真假，更需要望按结合，才能去伪存真，避免误诊。比如望诊见患者面色浮红，好像是热证，但按诊红处并不热，进一步可触摸到患者四肢厥冷、躯体胸腹皆凉，再参合患者舌淡、苔白等症状，不难看出其病理本质实为真寒假热证之"戴阳证"。又如，某患者面色紫暗、苔黑伴恶寒、手足逆冷等，好像是寒证，但按诊可见胸腹灼热，再结合其咽干口臭、小便短赤等表现，可知其为阳盛格阴之真热假寒证。再者，对实热与虚热的分辨，一般而言，满面通红伴身热者为实热，两颧潮红伴五心烦热者为阴虚火旺之虚热。临床辨别时，注意望诊与按诊的结合。若望诊面红，按诊身热，多为实；反之，望诊面红，按诊身不热，一般为虚。

（二）斑疹

区分斑与疹，需望按结合。若望诊见皮色深红或青紫，点大呈片状，按诊压之不褪色，摸之不碍手，称为"斑"；若望诊见皮肤色红，形如粟粒或豆瓣，高于皮肤，按诊压之褪色，摸之碍手，称为"疹"。其中斑又有阴阳之别。

（1）阳斑：望诊皮色多红紫，形似锦纹，按诊身热，伴心烦、便秘等症状，属阳证，多由热邪郁于肺胃，内迫营血，从肌肉而出所致。

（2）阴斑：望诊皮色多青紫，隐隐稀少，按诊肢凉，伴面白、脉虚等症状，属阴证，多由脾不统血或阳虚寒凝气血所致。

（三）汗液

1. 绝汗

发生在病情危重之时，此时望按结合以分辨病性之阴阳非常关键。

（1）亡阴之汗：望诊见患者汗出如油，按诊汗液热而黏手，伴高热烦渴，脉细数疾者，为亡阴之汗。见于亡阴证。

（2）亡阳之汗：望诊见患者大汗淋漓，按诊汗液清稀而凉，伴身凉肢厥，脉微欲绝者，属亡阳之汗。见于亡阳证。

2. 战汗

望诊可见患者全身战栗抖动，而后汗出，此为战汗。战汗是邪正相争，病变发展的转折点，应望按结合以辨其顺逆。若按诊汗出热退，脉静身凉，此为顺证；若汗后烦躁，脉疾身热，此为逆候。

（四）疮疡

疮疡，是常见的皮肤科疾患。通过望诊，可知是否已患疮疡，而要进一步确定其寒热虚实属性，则需要望按结合，下面以痈疽为例：

1. 痈

望诊可见患部红肿高大，按诊患部皮肤掀热，根盘紧束，属阳证，多实，多热。进一步诊察，若按之呈白色，按之软，则可判断为有脓；若望之红肿，按之已软，内有液状感，说明热腐肌肉，脓已内生。

2. 疽

望诊可见患部皮色不变甚至皮色晦暗，按诊患部皮肤不热，漫肿无头，属阴证，多虚，多寒。

（五）瘿瘤

陈实功曰："瘿瘤非阴阳正气结肿，乃五脏瘀血，浊气痰滞而成也。瘿者，阳也。色红而高突，或蒂小而下垂。瘤者，阴也。色白而漫肿，亦无痒痛，人所不觉。"

由此可知，望诊见颈前结喉处有肿块色红高突，按诊知其蒂小下垂者，为瘿，多为阳证；而色白漫肿者多为瘤。

（六）乳蛾

望诊见咽部喉核红肿，溃烂有黄白色脓点，按诊患部脓汁拭之易去者，为乳蛾。

二、问按结合

问诊是医生获取病情资料的主要途径之一，在四诊中占有重要位置。患者的自觉症状、既往病史、生活习惯、饮食嗜好、婚育生育等情况，只有通过问诊才能获得。然而，问诊也易受到医生主观意愿及其问诊水平、患者表达能力等因素的影响，为了避免所获病情资料片面或失真，特别是疼痛、潮热等传统上归于问诊的内容，在问诊时要注意结合按诊等其他诊法，深入细致地询问，才能准确全面地了解病情。

（一）疼痛

导致疼痛的原因很多，其病因可分因实致痛和因虚致痛两类，临床辨析时问按结合方可准确地辨其虚实。若患者痛势较剧，持续不断，按诊患部见痛而拒按者，多属新病、实证；反之，其痛势较缓，时痛时止，按诊患部见痛而喜按者，多属久病，虚证。

（二）潮热

潮热有日晡潮热、湿温潮热和阴虚潮热等，问按结合有助于辨析其具体类型。

1. 阳明潮热

患者诉每于晡时（即下午3点至5点）发热明显或热势更甚，按诊可见其腹满硬痛拒按，伴口渴饮冷，大便秘结者，为阳明潮热，又叫日晡潮热，属于胃肠实热证。

2. 湿温潮热

患者诉每于午后发热明显，按诊可见患者肌肤初扪之不觉很热，但扪久即感灼手（即身热不扬），属于湿温发热。

3. 阴虚潮热

患者诉每至午夜低热，按诊可知其热其体内向体外透发，称阴虚潮热，属阴虚内热证。

三、望闻结合

闻诊是通过听声音和嗅气味以了解病情的诊察方法，包括诊察患者的声音、呼吸、语言、咳嗽、呕吐、呃逆、嗳气、太息、喷嚏、呵欠、肠鸣等各种声响以及病体发出的异常气味、排出物的气味及病室的气味等。临床运用闻诊时，单凭听和嗅获取的病情信息往往不够，特别是对分泌物、排泄物及某些排出体外的病理产物的形、色、质、量的判断，需要望闻结合方能做出准确全面的判断。

（一）痰

临床上应首先分辨咳声的轻重以辨别虚实，同时结合望诊观察痰的色、量、质的变化，并参考咳嗽的时间、病史及兼症等，以鉴别病证的寒热虚实性质。

一般而言，凡痰之色白、质稀者，多属虚证、寒证；凡痰之色黄、质稠者，多属实证、热证。

闻诊咳声不扬，结合望诊见痰稠色黄，不易咯出者，多属热痰。

若咳声重浊紧闷，结合望诊见痰白清稀，无特异气味者，多为寒痰。

若咳吐浊痰脓血，或脓痰如米粥，气味腥臭异常者，多是肺痈，为热毒炽盛所致。

若咳有痰声，其痰量多易咯，多属痰湿阻肺所致。

若干咳无痰或少痰，甚则痰中带血，多属燥痰。结合望诊，若患者久病，两颧潮红，伴潮热盗汗等，多为阴虚肺燥；若病新病且见于秋季则多为燥邪犯肺所致。

若咳吐粉红色泡沫样血痰，望诊见患者面色㿠白，甚则口唇青紫，指甲发绀，伴心悸气喘、水肿尿少者，多为阳虚水泛，水饮凌心射肺所致。

（二）涕

望诊鼻久流浊涕，量多不止，闻诊其涕腥秽如鱼脑者，为鼻渊；鼻流清涕无气味者，为外感风寒。

（三）呕吐

若闻诊吐势徐缓，声音微弱，望诊见其呕吐物清稀者，多属虚寒证。

若闻诊吐势较猛，声音壮厉，望诊见其呕吐物色黄黏稠（或酸或苦）者，多属实热证。

若闻诊口气酸臭，望诊呕吐物呈酸腐味的食糜，多属食滞胃脘所致。

四、望问结合

问诊是医患交流的主要方式，通过问诊可以了解患者的不适和痛苦所在。然而，由于患者对医学知识普遍了解不足，在陈述病情时可能表述不清，因而造成单靠问诊获取的信息可能出现偏差；同时，患者注重的往往是自身的感受和不适，而神、色、形、态等外部表现，只有通过医生的望诊才能了解。因此，要全面准确地了解病情，就需要望问结合。下面以望色为例说明望问结合。

望色即观察人体皮肤的色泽变化，了解病情、诊断疾病，望色重点是对面部皮肤色泽的观察。在望色时，若患者的面色异常，应该结合问诊询查疾病相关的原因，以及患者的自觉症状，从而判断疾病的本质。

1. 赤色

若望诊见满面通红，问诊知其发热、恶热，伴口渴、大便秘结、小便短黄等症状，为里实热证；长期两颧部潮红，问诊知其潮热、盗汗、咽干等，为阴虚证。

有时，患者满面通红，问诊知其有长期嗜酒史，则为酒热致脉络扩张所致，饮酒后面部、颈部、周身赤色；一时性的满面通红，还可受心理、运动等影响，结合问诊可以帮助医生诊断。

2. 白色

若患者长期面色淡白缺少光泽，问诊知其有失血病史（如月经过多或产后失血或外伤等），或者有摄入不足（如减肥）、营养不良等病史，伴有头晕眼花等症状，可确诊为气血亏虚。若患者面色白而光亮虚浮称㿠白，问诊知其伴有形寒肢冷、口淡不渴、小便清长、大便稀溏等症状，则可诊为阳虚水泛；若面色发白，神情慌张，问诊知其突然受到惊吓，为惊恐所致。

3. 黄色

患者面色萎黄，问诊知其伴有食少、腹胀、纳呆、便溏等症状，则是脾虚所致；若患者面色黄而虚浮，称黄胖，问诊知其伴有头身困重、带下量多或呕吐痰涎，则是由于脾失健运，水湿内停所致。

4. 青色

患者长期面见青色，伴情志抑郁，胁肋胀痛不适，则为肝胆病；面色发青，表情痛苦，问诊知其脘腹疼痛，大便泄泻，有大量食用冷饮之病史，则为寒邪直中脏腑；局部青紫，问诊有外伤史，则为外伤所致之血瘀证。

5. 黑色

患者长期面色黑而晦暗无光泽，问诊知其腰膝酸软，精神萎靡，性欲减退，则可能为肾虚；面色灰黑，肌肤甲错，问诊知其身体某部疼痛夜甚、拒按者，则可能为血瘀日久所致；患者眼眶周围发黑，若问诊有经常熬夜或长期失眠病史，则可能为长期睡眠不足引起。

总之，当机体出现某些异常的外在现象，如面色、舌质、舌苔等，医生必须望诊与问诊结合才能全面客观地判断疾病的本质。

五、闻问结合

闻诊包括听声音和嗅气味两个方面，医生在闻诊时若发现患者所发之声音异常，或嗅到患者发出的异常气味，应结合问诊以进行资料的补充，以帮助正确地辨证。

1. 太息

又称"叹息"。若听到患者时常太息，问诊知其性格内向、情绪郁闷或胸胁、乳房、少腹胀痛，或月经不调，则可能为肝气郁结所致。

2. 惊呼

若小儿睡时惊呼、夜啼，询问其陪诊者知其白天外出受过惊吓，则为受惊所致；成人惊呼，举止失常，问诊知其有精神病史，为精神失常。

3. 谵语与郑声

患者胡言乱语，声高有力，问诊知其伴有身热烦躁等，则为实热扰神之谵语；若患者语言重复，低微无力，时断时续，问诊有神疲乏力、心神涣散，则为心气大伤之郑声。

六、按闻结合

按诊，是切诊的重要组成部分，通过按诊可以进一步探明疾病的部位、性质和程度，使其表现客观化，特别是对脘腹部疾病的诊断有着更为重要的作用。在运用按诊时，结合闻诊则可以进一步明确疾病的原因和性质。

如，按诊脘腹按之较硬而疼痛者，闻诊有嗳气酸腐者，多为宿食停滞胃脘所致；按之脘腹肌肤发凉，但无明显压痛者，多为寒邪犯胃。按之胃脘饱满，闻诊无异常口气，但辘辘有声者，为胃中有水饮。

七、望问按结合

望诊，是医生运用视觉对人体外部情况进行有目的的观察，以了解健康状况，测知病情的方法。通过望诊，观察神、色、形、态的变化，不仅可以反映人体的整体情况，而且可作为分析气血、脏腑等生理病理状况的依据之一。当应用望诊获知神、色、形、态的异常变化后，往往还需要结合问诊了解患者的主观不适与痛苦，同时运用按诊以进一步确定望诊之所见，补充望诊之不足，而且亦可为问诊提示重点。这3种诊法的综合应用就是望问按结合。

如，望诊见某患者眼眶周围发黑，若问诊有腰膝酸软、畏寒肢凉，腹部胀满、小便短少，按诊见肢体水肿，腰以下肿甚，则可判断为肾虚水泛。

再如，望诊见某患儿神疲欲睡，面色通红略紫，呼吸急促，咽喉红肿。问诊得知当地正麻疹流行，患儿发热、嗜睡、小便短少色黄。按诊其胸腹灼热烫手。则可望问按结合判断为感染麻疹病毒，里热炽盛，麻毒欲透。

八、问望闻结合

问诊主要侧重于了解患者主观感受到的痛苦和不适，临床应用时，还需要结合望诊诊察疾病表现于外的客观征象，以及结合闻诊了解特殊气味、声音等表现，以全面地判断疾病的寒热虚实等属性。例如，诊察二便，应注意询问大小便的时间、量的多少、排便次数、排便时的感觉以及兼有症状等，同时要运用望诊观察二便的性状、颜色，运用闻诊诊察二便之气味等内容，问望闻三诊综合分析判断，可以更全面地了解患者的消化功能、水液代谢及脏腑功能状态等情况，更为判断疾病的寒热虚实提供重要依据。

（一）小便

若新病小便频数，短赤而急迫，望诊小便黄赤混浊，闻诊有臊臭气者，多属膀胱湿热。

若患者久病，小便频数，量多色清，无特殊气味，伴形寒肢冷，多为下焦虚寒，多因肾阳不足所致。

若小便排出不畅而痛，望诊尿色发红，属肉眼血尿，为热迫血妄行所致。

若尿有砂石，尿赤涩痛，时时中断，为砂淋。

若尿色白，浑浊如米泔水或滑腻如脂膏，为尿浊、膏淋，伴腰膝酸软，倦怠乏力者，多为脾肾虚惫。

（二）大便

如大便秘结，排出困难，望诊见患者面色、舌色淡白，问诊知其有失血或生血不足的病史可查，是阴血不足，肠失濡润所致。

若大便干燥硬结，燥如羊屎，且临厕努挣，排出艰难，伴口干咽燥，有伤津病史可查，多为大肠液亏，传化不行所致。

若大便秘结，伴气弱声低，乏力短气者，为气虚失运，传送无力所致。

若大便秘结，尿清肢冷，望诊见面色㿠白，伴舌淡脉弱者，是阳虚寒凝，气机滞塞所致。

若大便稀散不成形，质地清稀，或完谷不化，闻诊其气微腥，伴形寒肢冷者，属寒湿困脾，或脾胃虚寒。

若大便色黄如糜，或暴泻如水，闻诊其气恶臭，伴身热口渴，舌红苔黄腻者，属湿热泄泻。

若大便如脓涕，色白或红，闻诊粪质秽臭，伴腹痛肛灼，里急后重，有饮食不洁病史可查者，为湿热痢疾。

若大便色白如陶土，溏结不调，望诊见肤目发黄者，是谓黄疸。

大便色绿，泄泻臭如败卵，矢气奇臭者，是宿食停滞，消化不良之故，多见于婴幼儿。

九、望问切结合

望诊可帮助观察患者外在的神、色、形、态的变化，问诊主要侧重于了解患者主观感受到的痛苦和不适，而切诊则可进一步确定疾病的部位、性质、程度等，望问切结合可为临床准确辨证提供更充分的依据。

如温热病过程中出现斑疹，往往为热入营血的征兆。辨斑疹之顺逆需要望问切结合。若望诊斑疹色红，分布均匀，先出现在胸腹，后出现在四肢，问诊若患者斑疹的透发后热势渐退、神志清楚，切诊脉静肢凉者，则提示为顺证。若望诊斑疹颜色深红或紫暗，分布不均，密集成团，先出现在四肢，后出现在胸腹，问诊患者仍热势不退、神志不清，切诊脉数疾，身体灼热者则为逆证。

再如，望小儿指纹时，若望诊指纹颜色较正常略红，问诊患者有感受风寒病史，伴恶寒重，发热轻，切诊脉浮者，多见于外感风寒；若望诊指纹颜色紫红，问诊患者有感受发热，口渴，小便短黄，切诊脉数者，多见于里热。

十、按问闻结合

按诊对于了解局部冷热、润燥、软硬、疼痛的喜按拒按、肿胀等以判断疾病的部位、性质和病情轻重等，具有重要意义，在按诊前，首先要运用问诊了解疾病发生的原因诱因、缓急及患者自觉症状，同时还要结合闻诊帮助判断病之虚实。

如，诊疼痛时，若按诊肌肤柔软，按之痛减，问诊知其发病缓、疼痛时痛时止，闻诊见其语声低微、呻吟声音低弱、时断时续者，为虚证；按诊硬痛拒按，问诊知其发病急、持续性疼痛，闻诊见其语声高亢、呻吟声音声高有力者，为实证。

第二节　全身四诊合参

《医门法律》曰："望闻问切，医之不可缺一。"之所以要四诊并用，从全身角度而言，是对各个部分所收集的症状、体征信息的综合分析。由于四诊是从各自不同的角度诊察病情，获取病情资料的手段各异，不可互相取代，各诊所收集的资料均对诊断有益。同时，临床上的病情资料，有时并不完全一致，甚至会出现矛盾，若单凭某诊就有可能导致误诊，只有诊法合参才能鉴别真假，全面分析，才能得出正确的诊断。

前人有谓"察舌质可知脏腑气血之虚实；辨舌苔可测知病邪之深浅，寒热和胃气之存亡；舌与苔的润燥可验津液的盈亏。"说明舌象对判断正气盛衰、病邪性质、病位深浅、病情进退都具有重要的指导意义，可以说，舌象是"内脏的一面镜子"，舌象可以反映五脏六腑及全身气血津液的状态；同时，寸口脉可候五脏六腑之生理病理信息。因此，舌象、脉象作为反映全身状态的诊断信息，在诊断每一病、证时均可作为诊断的依据，故舌脉可视作全身性整体信息，与其他诊法所获得的信息之间要结合，并要相互参照。前人有所谓"舍症从脉""舍脉从症""舍舌从症""舍症从舌"等说法，就是说，在综合全身病理信息时，要注意去伪存真，综合分析。由于全身角度的四诊合参，当其四诊信息不矛盾或者说性质完全一致时，情况就比较简明，具体反映在各辨证章节中，这里不做赘述。下面重点讨论四诊信息不一致，即存在相互矛盾时的问题。

一、脉症不符

脉象是机体生理病理变化在寸口的反映，是疾病在发生、发展、演变过程中的体征之一，能较客观地反映机体的生理病理状态。脉象的真假可以预测疾病的顺逆，脉症相应者为顺，不相应者为逆。一般情况下，脉象与病证、症状属性是一致的，但由于病情复杂多变，往往出现与病证不相符的情况，此时必有"一真一假"，无论脉症哪个"真"或"假"，都从不同的角度反映了病情的真实一面。例如：外感表实证脉浮而有力为脉真，反映邪盛正实，正气与邪气交争剧烈，是脉症相应的顺证；若表实证出现细、微、虚、弱等虚脉，提示正气已虚或正气被邪郁闭，脉象先于症状出现，为脉症相反的逆证。久病脉来沉、细、微、虚、弱者，提示正气虽不足而邪气亦不盛，脉象反映了病证的真实属性，为顺证；若久病见浮、洪、实、数脉，提示病情加重，为逆证。

（一）脉症不符的常见原因

1. 疾病本身的复杂性

临床上，疾病的表现往往复杂多变。对不同的疾病以及在疾病的不同发展阶段，症状与脉象在辨析疾病时的贡献度各有侧重，其发挥的作用往往不尽相同。相对于对疾病的常规认识而言，有时脉为假，症为真；有时症为假，脉为真。

2. 脉象的临床意义复杂多变

脉象是临床上最为复杂的症状之一，同一种脉象可见于不同病证中，不同病证亦可见到相同的脉象。比如数脉，一般多主热证，而在气血不足的虚证中亦可见到，只是脉数无力；再如迟脉，一般多主寒证，而邪热结聚之胃肠实热证亦可见到。因此脉象的临床意义极为复杂，并非一脉对一证。

3. 医者诊脉的偏差

脉诊主要靠医生指目感觉领悟，各人感觉灵敏度各异，诊脉意见难以统一；加上脉象易受内外环境的影响，如运动、情绪等会影响诊脉的准确性，初涉临床的大夫诊脉结论往往出现偏差，也是导致脉症不符的原因之一。

（二）四诊合参，确定从舍

1. 舍脉从症

在症真脉假的情况下，一般舍脉从症。例如：症见腹胀满，疼痛拒按，大便燥结，舌红苔黄厚焦躁，而脉迟，此症实热内结肠胃是真，而脉迟主寒，与病证的实热病机不相符，为假象，是热邪阻滞血脉运行所致，应当舍脉从症。

2. 舍症从脉

在症假脉真的情况下，一般舍症从脉。例如：形瘦纳少，脘腹胀满，脉见微弱，结合四诊，此症属于脾胃虚弱所致的虚胀，脉虚弱则反映的是真虚，故当舍症从脉。又如：热邪郁闭于里，症见胸腹灼热，渴喜冷饮，心烦尿黄，四肢厥冷，舌红苔黄，脉滑数。症状中四肢厥冷的寒象与病因病机不相符，而舌、脉真实地反映了疾病的本质，故舍症从脉。

必须明确，对于脉症从舍的含义，不可机械地理解为简单的"取"与"舍"。作为同一个患者，无论其脉、症有怎样的不符，但其病变的本质则是统一的，只是疾病的复杂性导致显现出与常规认识不同的"假象"。疾病的表现是多维度、复杂多变的，所谓"真"与"假"是相对于对疾病的常规认识而言，因而"从"与"舍"实际上是相对的，往往是"从中有舍""舍中有从"。临床上，当脉与症表面看似不符的时候，其所谓"假象"的脉象或症状，有时恰恰是辨证之关键所在，如果不仔细辨别病机而简单舍弃，往往会出现严重的辨证错误。例如，患者四肢厥冷，寒战神昏，面色紫暗，脉沉迟，胸腹灼热，前面诸脉症乃一派阴寒证的表现，为什么又出现"胸腹灼热"症？仔细分析，原来是由于邪热内盛，阳气郁闭于内而不能外达四肢之阳盛格阴证。如果我们一见"胸腹灼热"与其他脉症不符就不加分析地盲目舍去，就会误辨为里实寒证，后果不堪设想。

总之，脉与症的从舍应四诊合参，参透病机之内在联系，对脉与症互勘互证，知常达变，综合分析病情后才能取舍得宜，作出正确判断。

二、舌症不符

由于疾病的发生发展是受多种内外因素的影响，其舌症的表现亦随之变幻无穷，临床很多情况下舌象与症状的表现并不一致，称之为"舌症不符"。遇到这种情况时，一定要注意四诊合参，方能正确地决定取舍。

（一）舌症不符的常见原因

1. 病未及血和心、舌质与症不相符

心、肝、脾、肾四脏的经络和络别，经筋与舌都有直接联系，其他脏腑的经气也可间接地通于舌。尤其心主血脉，舌乃心之外窍，故无论任何病变，只要累及于心或病之于血，都能从舌质反映出来。如感受热邪，其性虽热，但若未造成血热，或未造成心火亢盛，则舌色未必见赤。又如中度贫血患者，血红蛋白虽低，但如属阴虚火旺者，其舌质非但不淡反而偏红，因血属阴，血虚阴亦虚，阴虚则火旺，心火旺其窍色赤而不淡。又如外伤局部有瘀血肿块、色暗、青紫，肿痛拒按，有明显瘀血之外候，但查其舌未必有瘀象，因其瘀血未及心，心血无瘀阻则其窍无瘀象。而有的病例外无瘀象而舌质瘀暗，是为心血瘀阻变见于其窍，其病则较有症而无舌象者为重，预后亦不良。凡此种种，皆因病未及心和血，故舌质与症不相符。

2. 病未及脾胃、舌苔与症不相符

舌苔是由于脾胃之气蒸腾胃中食浊循经上潮于舌而成。《辨舌指南》云："舌之有苔，犹地之有苔，地之苔，湿气上泛而生，舌之苔，胃气蒸脾湿上潮而生，故曰苔。"当病及脾胃时，则邪气随脾湿之气上潮于舌而为病苔。凡是病及于脾胃，则变见于苔。例如咳嗽一症，有的虽然痰多，但舌苔不腻，就是因为病变只在肺而未及脾胃之故。外感湿邪初期，舌苔亦常不腻，也是这种缘故。

3. 舌症不相符与体质禀赋有关

正常人无病之舌，形色各有不同，有表现清洁者，有稍生薄苔者，有鲜红者，或有齿痕者，这是因为禀赋之不同，故人舌象亦异。病后之舌象，自然因禀赋之不同而有别，素有舌苔者，当湿痰饮为病时其苔必增厚；素苔少者，其苔必较薄；舌质素淡者，虚则愈淡；舌质素红者，热则愈赤，如此等等，常出现舌症不符之象。

（二）四诊合参，确定从舍

1. 舍舌从症

患者有一定证型的症状、体征，但无相应的舌象。这种情况下常见于病情较轻，病位浅，病邪未及脾胃，更未及血及心，故其舌质舌苔均如常人，如感冒轻症，肝气郁结尚未及血分时，舌象一般无明显变化，可表现为"淡红舌，薄白苔"，应舍舌从症，根据症状体征进行辨证施治。

2. 舍症从舌

有舌象而无明显症状者，一是由于体质禀赋的关系出现舌象；一是病邪在内，尚无外候，如若病发，其势必重。许多疾病在发作之前，往往先有异常舌象者，不应等闲视之，应密切注视，仔细观察，争取早期诊断，早期治疗。例如，患者仅体检发现"轻度脂肪肝"，无任何不适症状，似乎陷入无症可辨的困境，然细观舌象，患者舌体胖大、边有齿痕，提示患者属痰湿内盛的体质，这给我们的治疗提供了一个思路，辨证应该"舍症从舌"。

三、舌脉不符

察舌与切脉，都是中医诊断之特色。舌象、脉象作为反映全身状态的诊断信息，在诊断每一病、证时均可作为辨证的主要依据，并作为主要信息相互参照。但临床经常出现舌象与脉象不符，甚至相左的情况。

（一）舌脉不符的常见原因

1. 舌滞后于脉、舌脉不符

对杂病而言，一般舌象的变化通常需要一段时间才会改变，而脉象的变化则可因机体内外因素的影响而迅速改变。比如，普通感冒患者风寒表证初起，脉象已现浮紧，而舌象仍正常（淡红舌，薄白苔），未出现明显变化；又如，某人受到惊吓，此时马上切脉，患者脉象即可表现为动脉、数脉、甚至促脉、结脉或代脉，但舌象却不会发生明显的变化。也就是说，舌与脉的改变存在一定的"时差"，这就造成了舌脉不符。

2. 脉滞后于舌、舌脉不符

外感温热病病程较短，邪在肺胃，在舌苔上能够及时得到反映，而脉象的变化则可能滞后于舌。例如温病邪热从卫分转入气分，舌苔由白转黄，邪入营分，其舌必绛，邪入血分，舌有出血痕迹。湿热内蕴时，其苔必黄厚而腻，湿浊中阻，苔必滑腻。腻苔渐化，表示湿邪将退。光舌逐渐生新苔，表示胃气津液将复。在外感温热病中，病情的进退，都能够在舌象上得到反映，此时脉象上虽有变化，但不如舌象的反映及时，从而导致舌脉不符。温病学家叶天士、吴鞠通等在温病发展过程中最重视舌象变化，原因就在于此。

3. 各种客观因素影响舌象

有许多客观因素影响舌诊，例如舌苔会受到许多客观因素造成染苔，影响辨证，如白苔食橄榄即变黑，食南瓜即变黄，服用许多药物，亦可造成假象，如服黄连素片舌苔可发黄，甚至舌体也会起变化，如服阿托品可使舌质红而干燥，服激素可使舌质变红、舌体肿胖，服用一些有色药物，亦会产生染色苔等。有时在观察舌时，患者伸舌动作不当，往往也会造成假象。

（二）四诊合参，确定从舍

当舌脉不符时，如何揭示疾病本质？下面结合临证案例探讨。

1. 舌真脉假

李某，男，57岁，秋季应诊。反复咳嗽一月余。服用多种中西药物无效。咳嗽以晨起时尤甚，痰白黏稠量少，甚则唾出成团，咽痒，舌红苔黄干，脉细。辨属风燥伤肺之燥咳。分析：患者起病于秋季，为燥令所主。燥邪犯肺者，脉应浮，然而，本例未见浮脉，反见细脉。舌红苔黄干则支持燥邪之诊断。综合舌症，不难得出燥咳之诊断。因此，脉象即为假脉矣。患者病愈后，再摸其脉，脉则洪大有力。那么，为何先见细象呢？盖肺主气，宗气者，贯心脉而行血气，燥邪犯肺使肺气不宣，宗气失源，故血脉不行；又肺朝百脉，肺气被遏，则诸脉不畅，故而脉见细象。

2. 舌假脉真

樊某，女，46岁，反复腹泻3年余。患者近3年来无明显诱因反复腹泻，每于进食后上症加剧。春夏尤甚。大便日行2～5次不等，含少许黏液及未消化物，气味秽臭。泻前脐腹疼痛，泻后痛缓。伴食纳减退，四肢乏力，头晕，渴不欲饮。面色萎黄无华，腹平软，全腹无压痛。舌暗苔少中裂，右脉弱，左脉弦，微数。辨证脾虚湿热型泄泻。

分析：此患者症状十分典型，辨治亦属简单。盖胃病日久，中土衰败，湿邪内聚，久而生热，而成本虚标实之证。右（关）脉候脾，弱者示脾虚；左（关）脉候肝，弦者示土虚木乘；脉微见数象可知湿热浊邪在内。然而，舌何以反暗，苔少中裂？《灵枢·经脉》云："足太阴之脉……连舌本，散舌下。"患者中焦虚损既久，气血生化无源，气虚则无以温煦推动，故舌质见暗象；血虚则难以上荣，故又见苔少中裂。然而，此时气血虚少并非疾病的主要矛盾。湿热之象已见于脉，并证之于症，故此时舌象不足为凭，而应脉症合参也。为何湿热不显于舌呢？《金匮要略·脏腑经络先后病》云："清邪居上，浊邪居下。"本案湿热之邪虽生于脾，而实聚于肠，邪在下焦，故难以迅即外现于舌也。

3. 舌脉均假

患者赵某，男，59岁，胃脘胀满8年余。反复胃脘胀满不适，进食后尤甚。伴胃中嘈杂，干呕，呃逆，口渴喜饮，大便干结，3～5日一行，小便可，余无其他特殊不适。舌红苔黄腻，脉缓。同日胃镜检查示"胃窦可见一0.8 cm大小之糜烂"。辨证属阴虚证之胃痞，治以养阴行气为法，1周后痞满完全消失，继以养阴行气法巩固，后治愈。

分析：苔见黄腻，脉缓，何以诊断阴虚证？患者久病8年，胃喜润恶燥，久病伤及胃阴，参合症状，见胃中嘈杂，干呕，呃逆，口渴喜饮，大便干结，3～5日一行，故诊为阴虚证。舌红，镜检见糜烂，为阴虚之兆。故虽未见五心烦热、颧红盗汗等阴虚之症，亦应诊断阴虚。胃阴不足则受纳腐熟不及，水谷食后难化，反停滞于中焦，故感胃脘胀满不适，食后尤甚。阴不足则阳偏胜，阳热蒸腐积滞之水谷，渐而酿湿生热，故可见黄腻苔。邪中阻，气机不得流畅，痹阻脉道而现缓脉。故本例之舌脉均为假象，与疾病的病理本质并不相符。在某些情况下，舌脉均不足以作为辨证的主要依据，但得出的辨证结论应该能较好地解释舌脉的表现。

4. 舌脉均真

张某，男，57岁，干部，2007年6月27日诊。既往有高血压病史，时感头晕。前天曾猝然昏倒，经急救后苏醒。现症头晕目眩，两眼干涩发胀，头重脚轻，步履则感飘浮欲倒；腰酸膝软，双上肢时有不自主抖动，面红，烦躁，无半身不遂，小便黄，大便尚可，舌体轻度颤动，舌质红少苔，脉弦而细，血压192/110毫米汞柱。

分析：患者突然昏仆，现症见头晕，双上肢、舌体颤动，头重脚轻，行则欲倒等是为"风象"，又有腰酸膝软，眼花干涩，面赤尿黄，舌红少苔，脉弦细等一派肝肾阴虚阳亢于上的表现。故辨证为肝阳化风之证。患者舌体轻度颤动，舌质红少苔，脉弦而细，均是肝肾阴虚，肝阳上亢之表现。患者舌脉均真，舌脉症结合就可得到较为全面的辨证。

四、症症不符

疾病所反映出来的外在表现有时是杂乱无序的、多方面的。四诊各自从不同角度收集病情信息，当我们把收集到的四诊资料进行综合分析时，会发现某些症状与症状之间会出现"互相矛盾"的现象，这就是"症症不符"。遇到这种情况，更需要我们运用四诊合参的原则，全面分析以理解疾病的病机。下面举例说明。

（一）手足冰冷与胸腹灼热

某病情发展到寒极或热极之时，有时会出现既寒又热的互相矛盾的现象，常见的有真热假寒与真寒假热。比如真热假寒：又称阳盛格阴、热深厥深，因邪热内盛，阳气被遏不能外达四末，患者自觉手足冰冷，但疾病的本质是阳热亢盛，故按诊可知其胸腹灼热。一般而言，胸腹为脏腑之所居，对"症症不符"的患者，辨别寒热真假时，胸腹反映的一般是真象。

（二）脘腹胀满作痛与少气乏力

某些患者出现脘腹胀满作痛、脉弦等似实证表现，但却又有少气乏力、食少便溏等虚候。几种症状之间出现了症症不符。其实，患者是因脾胃气虚，脾失健运，水谷不化，气血生化无源，临床表现食少、大便溏薄、少气懒言、四肢倦怠、面色萎黄、舌淡等，但由于脾胃运化无力，中焦转输不利，而出现脘腹胀满作痛、脉弦等似邪气有余之盛候。

总之，遇到症症不符的情况时，应遵照四诊合参的原则，参透疾病的病机所在，方能准确辨别疾病之本质。

扫码领取
● 中 医 理 论
● 养 生 方 法
● 健 康 自 测
● 书 单 推 荐

第三章
心系病证

第一节 心悸

心悸是以自觉心中跳动，心慌不安，甚则不能自主为特征的一种病证。或一过性、阵发性；或持续性，时间较长；或一日数发，或数日一发；或因惊恐、郁怒、激动、劳累而发。

西医学中的冠心病、风湿性心脏病、心力衰竭、心肌炎、心包炎、部分神经官能症及各种心律失常等以心悸为主证者，均可参考本篇辨证论治。

一、病因病机

（1）体质虚弱：先天禀赋不足，素体虚弱，或久病失养，或劳欲过度，造成气血阴阳亏虚，以致心失所养，发为心悸。

（2）饮食劳倦：恣食肥甘厚味，过度劳倦，使脾失健运，一则气血生化不足，心失所养，二则聚湿生痰，痹阻心脉，扰动心神，发为心悸。

（3）情志所伤：平素心虚胆怯，突受惊吓，惊动不已，难以自主，发为心悸。

（4）血脉瘀阻：风寒湿三气杂合而至，痹阻络脉日久，内舍于心，心脉不通；或肝气郁结、气滞血瘀，心脉阻滞，血行不畅，心失所养，发为心悸。

（5）水气凌心：脾肾阳虚，水谷转输气化失常，停聚成饮，上凌于心，心阳被遏，发为心悸。

二、辨证论治

心悸的辨证，首分虚实。虚证为脏腑气血阴阳亏虚所致，实证为痰饮、瘀血、火邪为患；再辨轻重，因惊恐、劳累而发，时作时止，不发时如常人，病情较轻；若终日悸动，稍劳尤甚，病情较重。

治疗原则：虚证补益气血，养心安神；实证化痰行气，活血化瘀。

（一）心虚胆怯

1. 证候

心悸，善惊易恐，坐卧不安，少寐多梦易醒，恶闻声响，舌苔薄白，脉虚数或细。

2. 治法

益气养心、安神宁志。

3. 方药

安神定志丸加减。方中龙骨镇惊安神；茯神、菖蒲、远志安神定志；人参益气养心；加琥珀、磁石、朱砂以增镇惊宁心之力。若伴有神疲乏力，自汗懒言，纳差，合用四君子汤以增益气养心之功；少寐加炒枣仁、夜交藤养血安神。

（二）心脾两虚

1. 证候

心悸气短，头晕目眩，面色无华，倦怠乏力，纳差，失眠健忘，舌淡苔白，脉细弱。

2. 治法

补血养心，益气安神。

3. 方药

归脾汤加减。方中当归、龙眼肉补血养心；人参、黄芪、白术、甘草健脾益气；酸枣仁、茯神、远志宁心安神；木香理气醒脾，使补而不滞。若心动悸，脉结代者，可用炙甘草汤加减治疗，方用人参、炙甘草、大枣益气健脾；阿胶、地黄、麦冬滋养阴血；桂枝温通心阳；合则益气养血，复脉。

（三）阴虚火旺

1. 证候

心悸不宁，少寐多梦，五心烦热，口干，盗汗，腰膝酸软，头晕目眩，耳鸣，舌红乏津，脉细数

2. 治法

养阴清热，宁心安神。

3. 方药

黄连阿胶汤加减。方中黄连、黄芩苦寒清泄心火；阿胶、芍药、鸡子黄滋阴养血，共奏滋阴降火，交通心肾，清心定悸之功。临证时可加酸枣仁、珍珠母、龙骨安神定志。若心悸不宁，烦躁不安，加朱砂镇心安神；若阴虚火旺，而兼腰酸梦遗者，可用知柏地黄丸加减，以滋阴降火。

（四）心阳不振

1. 证候

心悸不宁，胸闷气短，动则尤甚，形寒肢冷，自汗，面色苍白，舌淡苔白，脉细弱。

2. 治法

温补心阳，安神定悸。

3. 方药

桂枝甘草龙骨牡蛎汤加减。方中桂枝、甘草温补心阳；龙骨、牡蛎安神定悸。若形寒肢冷者，加人参、附子温阳益气；若病情严重，汗出肢冷，面青唇紫，喘不得卧，为真阳欲脱之象，急煎服参附汤以回阳救逆。

（五）水饮凌心

1. 证候

心悸眩晕，胸脘痞满，小便短少，或下肢浮肿，渴不欲饮，恶心吐涎，舌淡苔滑，脉弦滑。

2. 治法

振奋心阳，化气行水。

3. 方药

苓桂术甘汤加减。方中茯苓淡渗利水；桂枝、甘草通阳化气；白术健脾祛湿。若兼见恶心呕吐加半夏、陈皮、吴茱萸降逆止呕；尿少肢肿者加泽泻、猪苓、茯苓、防己、大腹皮利水消肿。若水肿甚、心惊、喘息不得卧者，合真武汤加减应用，以温阳利水。

（六）心血瘀阻

1. 证候

心悸，胸闷，心痛如针刺，唇甲青紫，舌质紫暗，或有瘀点瘀斑，脉弦涩或结代。

2. 治法

活血化瘀，理气通络。

3. 方药

桃仁红花煎加减。方中桃仁、红花、丹参、赤芍、川芎活血化瘀；延胡索、香附、青皮理气通脉；生地、当归养血活血。若气滞血瘀者加柴胡、枳壳行气化滞；阳虚寒凝致瘀者加附子、桂枝通阳散寒；胸闷苔腻者加栝蒌、薤白通阳散结、化痰宽胸。

三、针灸治疗

（1）主穴：内关、心俞、神门。

（2）加减：心血不足，加脾俞、足三里，针刺补法；阴虚火旺加三阴交、肾俞，针刺补法；阳气虚弱加灸关元、足三里；痰热上扰加肺俞、尺泽、丰隆，针刺泻法。

四、调摄与预防

轻症患者，应避免剧烈活动及强体力劳动。重症患者，则应卧床休息，并严密观察病情，注意脉象变化，如有异常应及时处理。积极治疗原发病，饮食以清淡为主，忌烟、酒、茶。注意情志调节，防止一切诱发因素。保持心情愉快，饮食有节，起居有常，注意劳逸结合。

第二节　健忘

健忘又称"善忘""多忘""喜忘"，是指记忆减退，遇事易忘的一种病症。健忘多因心脾虚损、髓海不足、心肾不交、痰瘀痹阻等，使心神失养，脑力衰弱所致。

一、病因病机

本病之病因，较为复杂。或因房事不节，肾精暗耗；或因思虑过度，劳伤心脾；或因案牍劳形，耗伤心血；或因禀赋不足，髓海欠充；或痰饮瘀血，痹阻心窍；或年老体弱，神志虚衰；或伤寒大病，耗伤气血等，均可引起健忘的发生。兹将病因病机简述如下：

1. 心脾两亏

心主神志，脾志为思，若思虑过度，劳心伤神，致心脾两亏，心失所养，心神不宁，而成健忘。

2. 心肾不交

大病久病，身体亏虚或房劳过度，阴精暗耗，肾阴亏虚，不能上承于心；心火独亢，无以下交于肾，心肾不交则健忘。

3. 髓海空虚

肾藏精、生髓，上通于脑。脑为元神之府、精髓之海。年迈之人，五脏俱衰，精气亏虚，不能上充于脑，髓海空虚，神明失聪，则健忘。

4. 痰迷心窍

饮食不节，过食肥甘或思虑忧戚，损伤脾胃，脾失健运，痰浊内生；或情志不畅，肝郁化火，炼液为痰；痰浊上犯，心窍被蒙，失于聪敏，则致健忘。

5. 气滞血瘀

情志失调，肝失疏泄，气机不畅，则气滞血瘀；或痰浊阻滞，血行不畅，则痰瘀互结；脑络痹阻，神失所养，浊蔽不明，使人健忘。

总之，健忘病位在脑，在脏属心，与肝、脾、肾关系密切。病属本虚标实，以虚为多。本虚为气血不足，心脾两虚，肾精亏损，髓海不足，心肾不交；标实包括气滞、火郁、痰阻、血瘀。日久病多虚实夹杂，痰瘀互结，数脏同病。

二、诊断与鉴别诊断

（一）诊断

1. 发病特点

各年龄人群均可发病，但以中老年人多见。一般起病隐袭，病程较长。也有继发于热病重病、精神心理疾病之后者。

健忘之发生，临床有以此为主症者，亦有为兼症者，诊断时可视健忘的程度和与他症的关系加以分别。

2. 临床表现

记忆减退，遇事善忘或事过转瞬即忘，重者言谈中不知首尾，即《类证治裁·健忘论治》所谓："陡然忘之，尽力思索不来也。"常伴有心悸、少寐、头晕、反应迟钝等症。

（二）鉴别诊断

1. 痴呆

痴呆与健忘均有记忆障碍，且多见于中老年人，但两者有根本区别。痴呆记忆障碍表现为前事遗忘，不知不晓，并伴随有精神呆滞，沉默少语，语无伦次，时空混淆，计算不能，举动不经等认知障碍与人格改变。而健忘是知其事而善忘，未达到遗忘的程度。有少部分健忘患者久治不愈，可以发展为痴呆。

2. 郁证

郁证以情志抑郁为主证，虽有多忘，但属兼证，主要表现为神志恍惚，情绪不宁，悲忧欲哭，胁肋胀痛，善太息或咽中如有异物梗阻等。而健忘以遇事善忘为主，无情志抑郁之证。郁证以中青年女性多见，健忘多发于中老年人，且男女均可发病。

二、辨证论治

（一）辨证要点

1. 详审病因

引起健忘之原因甚多，当仔细分辨。如年老而健忘者，多缘五脏俱损，精气亏虚；劳心过度而健忘者，缘心脾血虚之故；禀赋虚弱、神志不充者，缘先天不足，肾虚髓空；忧思太过、操劳过度者，以后天受损，脾虚精血不足居多。

2. 明辨虚实

健忘之证，虚者十居八九，但亦有邪实者。其虚多责之心、脾、肾之不足，其实则有痰气凝结与瘀血内停之不同。虚者可见体倦乏力、心悸少寐、纳呆语怯、腰酸耳鸣等症状，舌质淡或边有齿痕，脉多沉细无力或尺弱。其实者多有语言迟缓或神思欠敏等症状，舌苔白厚腻或舌质暗，脉多滑数或弦大。

（二）治疗原则

健忘，因虚而致者多，故治疗以补其不足为主要原则。补法之运用，或补益心脾，或交通心肾，或补肾填精，因证而异。若为气郁、痰阻、血瘀等证，当理气开郁、化痰泄浊、活血化瘀，同时兼顾扶正固本。

（三）分证论治

1. 心脾两亏

记忆减退，遇事善忘，精神倦怠，气短乏力，声低语怯，心悸少寐，纳呆便溏，面色少华。舌质淡，舌苔薄白或白腻，脉细弱无力。

病机：心藏神，脾主思，心脾两亏，则神志失藏，故记忆减退，遇事善忘；脾虚则气血生化不足，气虚则倦怠乏力，气短，神疲；心血虚则心悸，少寐；脾失健运，痰湿内生，则纳呆便溏，舌苔白腻；舌质淡，舌苔白，脉细弱无力，均为心脾两亏之征象。

治法：补益心脾。

方药：归脾汤。方中人参、黄芪、白术、甘草益气健脾；当归、龙眼肉养血和营；茯神、远志、酸枣仁养心安神益智；木香调气，使诸药补而不滞。诸药合用，则气血得补，心神得养，健忘可愈。可合用孔圣枕中丹。兼脘闷纳呆者，加砂仁、厚朴；兼不寐重者，加夜交藤、合欢皮、龙齿。

2. 心肾不交

遇事善忘，心烦失眠，头晕耳鸣，腰膝酸软或盗汗遗精，五心烦热。舌质红，苔薄白或少苔，脉细数。

病机：大病久病或房事不节，伤精耗气，精气亏虚，则脑髓失充，而肾阴亏于下，不能上承于心，心火亢于上，不能下交于肾，水火不济，心肾不交，均致神明失聪，遇事善忘；阴亏于下，阳亢于上，则头晕耳鸣；阴虚火旺，虚火内扰，心神不安，精关不固，则五心烦热，心悸失眠，盗汗遗精；肾为腰之府，肾虚故腰膝酸软。舌质红，苔少，脉细数，均为阴虚火旺之征。

治法：交通心肾。

方药：心肾两交汤化裁。方中熟地、山茱萸补肾益精；人参、当归益气养血；麦门冬、酸枣仁养阴安神；白芥子祛痰以宁心；黄连、肉桂上清心火，下温肾阳，交通心肾。如此，脾心肾交泰，水火既济，精足则神旺，健忘自可向愈。此外，朱雀丸、生慧汤等亦可酌情选用。

3. 髓海空虚

遇事善忘，精神恍惚，形体衰惫，气短乏力，腰酸腿软，发枯齿摇，纳少尿频。舌质淡，舌苔薄白，脉细弱无力。

病机：肾主藏精生髓，上通于脑。年老体衰，五脏俱亏，肾精亏虚，脑海不充，神明失聪，则遇事善忘，精神恍惚；肾主骨，其华在发，腰为肾之府，齿为骨之余，肾虚则腰酸腿软，发枯齿摇；肾与膀胱相表里，肾虚气化失司，州都失职，则尿频；精气亏虚则形体衰惫，气短乏力；脾失健运，则纳呆。舌质淡，舌苔白，脉细弱无力为精气虚弱之征。

治法：填精补髓。

方药：扶老丸。方中有人参、黄芪、白术、茯苓益气补脾；熟地、山茱萸、当归、玄参、麦门冬滋阴补肾；柏子仁、生酸枣仁、龙齿养心安神；石菖蒲、白芥子涤痰开窍。本方补后天以养气血，滋肝肾以益精髓，养荣健脑，宁心益智。若病重虚甚者，可合用龟鹿二仙膏，以加强补肾填精之功；伴心悸失眠者，可用寿星丸；偏于气阴亏虚，可用加减固本丸；阴阳两虚，可用神交汤。

4. 痰迷心窍

遇事善忘，头晕目眩，咯吐痰涎，胸闷体胖，纳呆呕恶，反应迟钝，语言不利。舌质淡，苔白腻，脉滑。

病机：脾失健运，聚湿生痰，痰浊上犯，痹阻脑络，蒙蔽心窍，则致健忘，反应迟钝，语言不利；痰浊内阻，清窍不利，则头晕目眩，咯吐痰涎，胸闷；痰阻中焦，运化失司，胃气上逆，则纳呆呕恶；肥人多痰，故本证多见于体胖之人；舌质淡，苔白腻，脉滑，为痰饮之征象。

治法：涤痰通窍。

方药：导痰汤加石菖蒲、远志、白芥子。方中半夏、陈皮、茯苓、甘草燥湿健脾化痰；枳实行气化痰；胆南星化痰开窍。加用石菖蒲、远志、白芥子，以增涤痰开窍、宁心益智之功。若属热痰或痰郁化热，加竹沥、郁金、黄连；伴气虚，加党参、白术、黄芪；痰瘀互结，加丹参、川芎、红花、桃仁或合用血府逐瘀汤。

5. 气滞血瘀

记忆减退，遇事善忘，表情淡漠，情绪低落，胸胁胀闷，失眠头晕，唇甲青紫。舌质淡紫或有瘀斑、瘀点、舌苔白，脉弦或涩。

病机：七情失调，肝失疏泄，气滞血瘀，脑脉痹阻，则记忆减退，遇事善忘，即所谓"瘀在上则忘也"；肝气郁结，则表情淡漠，情绪低落，胸胁胀闷；气滞血瘀，心神失养，清窍不利，则失眠头晕；瘀血内阻，则唇甲青紫；舌质淡紫或有瘀斑、瘀点，舌苔白，脉弦或涩，为气滞血瘀之征。

治法：行气开郁，活血通络。

方药：气郁为主用逍遥散，血瘀为主用血府逐瘀汤。逍遥散中柴胡、薄荷疏肝行气醒脑；白芍、当归养血活血柔肝；白术、茯苓、甘草益气祛痰宁心。血府逐瘀汤中当归、生地、赤芍、川芎养血活血；桃仁、红花、牛膝活血化瘀；柴胡、桔梗、枳壳行气开郁；甘草调和诸药，调中和胃，顾护正气。两方气血并治，各有侧重，当因证选用。若肝郁气滞，心肾不交，可用通郁汤。下焦蓄血而健忘者，可用抵当汤下之。

四、其他

1. 单方验方

远志、石菖蒲等分煎汤，代茶饮。

2. 中成药

开心丸（《圣济总录·心脏门》）：远志、石菖蒲、白茯苓、人参四味，按 4∶3∶3∶2 的比例配方，为末，炼蜜制丸如梧桐子大。每服三十丸，米饮下，日再服，渐加至五十丸。

3. 针灸

（1）取穴百会、中脘、足三里。用艾条温灸百会30分钟，中脘针后加灸，足三里针刺补法，留针30分钟，每日治疗1次。

（2）耳针取穴心、肾、脑干、皮质下、内分泌反应点，采取耳穴压丸法。方法是：将药丸（王不留行、莱菔子）粘在0.8 cm^{2}的医用胶布上，找准穴位压痛点贴上，每次每穴连续按压10下，每日按压3～5次，隔星期换压另一侧耳郭。按压时以局部出现酸、麻、胀、痛感为度。

4. 推拿

头部按摩：用十指指腹均匀搓揉整个头部的发根，从前到后、从左到右，次序不限，务必全部揉到。其重点揉搓穴位是百会、四神聪、率谷。反复3次。

第三节　痴呆

一、概述

痴呆是多由髓减脑消或痰瘀痹阻脑络，神机失用而引起在无意识障碍状态下，以呆傻愚笨、智能低下、善忘等为主要临床表现的一种脑功能减退性疾病。轻者可见神情淡漠，寡言少语，反应迟钝，善忘等；重者为终日不语，或闭门独居，或口中喃喃，言词颠倒，或举动不经，忽笑忽哭，或不欲食，数日不知饥饿等。

西医学诊断的老年性痴呆、脑血管性痴呆及混合性痴呆、代谢性脑病、中毒性脑病等，可参考本篇进行辨证论治。

（一）病因病理

痴呆有因老年精气亏虚，渐成呆傻，亦有因情志失调、外伤、中毒等引起者。虚者多因气血不足，肾精亏耗，导致髓减脑消，脑髓失养；实者常见痰浊蒙窍、瘀阻脑络、心肝火旺，终致神机失用而致痴呆。临床多见虚实夹杂证。

1. 脑髓空虚

脑为元神之府，神机之源，一身之主，而肾主骨生髓通于脑。老年肝肾亏损或久病血气虚弱，肾精日亏，则脑髓空虚，心无所虑，精明失聪，神无所依而使灵机记忆衰退，出现迷惑愚钝，反应迟钝，发为痴呆。此类痴呆发病较晚，进展缓慢。

2. 气血亏虚

《素问·灵兰秘典论》曰："心者，君主之官，神明出焉。"《灵枢·天年》曰："六十岁心气始衰，苦忧悲。"年迈久病损伤于中，或情志不遂木郁克土，或思虑过度劳伤心脾，或饮食不节损伤脾胃，皆可致脾胃运化失司，气血生化乏源。心之气血不足，不能上荣于脑，神明失养则神情涣散，呆滞善忘。

3. 痰浊蒙窍

《石室秘录》云："痰气最盛，呆气最深。"久食肥甘厚味，肥胖痰湿内盛；或七情所伤，肝气久郁克伐脾土；或痫、狂久病积劳，均可使脾失健运，痰湿上扰清窍，脑髓失聪而致痴呆。

4. 瘀阻脑络

七情久伤，肝气郁滞，气滞则血瘀；或中风、脑部外伤后瘀血内阻，均可瘀阻脑络，脑髓失养，神机失用，发为痴呆。

5. 心肝火旺

年老精衰，髓海渐空，复因烦恼过度，情志相激，水不涵木，肝郁化火，肝火上炎；或水不济火，心肾不交，心火独亢，扰乱神明，发为痴呆。

总之，痴呆病位在脑，与肾、心、肝、脾四脏功能失调相关，尤以肾虚关系密切。其基本病机为髓减脑消，痰瘀痹阻，火扰神明，神机失用。其症候特征以肾精、气血亏虚为本，以痰瘀痹阻脑络邪实为标。其病性不外乎虚、痰、瘀、火。虚，指肾精、气血亏虚，髓减脑消；痰，指痰浊中阻，蒙蔽清窍；瘀，指瘀血阻痹，脑脉不通；火，指心肝火旺，扰乱神明。痰、瘀、火之间相互影响，相互转化，如痰浊、血瘀相兼而致痰瘀互结；肝郁、痰浊、血瘀均可化热，而形成肝火、痰热、瘀热，上扰清窍；若进一步发展耗伤肝肾之阴，水不涵木，阴不制阳，则肝阳上亢，化火生风，风阳上扰清窍，使痴呆加重。虚实之间也常相互转化，如实证的痰浊、瘀血日久，损伤心脾，则气血不足，或伤及肝肾，则阴精不足，均使脑髓失养，实证由此转化为虚证；虚证病久，气血亏乏，脏腑功能受累，气血运行失畅，或积湿为痰，或留滞为瘀，又可因虚致实，虚实兼夹而成难治之候。

（二）鉴别诊断

1. 郁病

郁病是以情志抑郁不畅，胸闷太息，悲伤欲哭或胸胁、胸背、脘胁胀痛，痛无定处，或咽中如有异物不适为特征的疾病；主要因情志不舒、气机郁滞所致，多见于中青年女性，也可见于老年人，尤其是中风过后常并发郁病，郁病无智能障碍症状。而痴呆可见于任何年龄，虽亦可由情志因素引起，但其以呆傻愚笨为主，常伴有生活能力下降或人格障碍，症状典型者不难鉴别。部分郁病患者常因不愿与外界沟通而被误认为痴呆，取得患者信赖并与之沟通后，两者亦能鉴别。

2. 癫证

癫证是以沉默寡言、情感淡漠、语无伦次、静而多喜为特征的精神失常疾病，俗称"文痴"，可因气、血、痰邪或三者互结为患，以成年人多见。痴呆则属智能活动障碍，是以神情呆滞、愚笨迟钝为主要表现的脑功能障碍性疾病。另一方面，痴呆的部分症状可自制，治疗后有不同程度的恢复；重证痴呆患者与癫证在临床症候上有许多相似之处，临床难以区分，CT、MRI 检查有助于鉴别。

3. 健忘

健忘是指记忆力差，遇事善忘的一种病证，其神志如常，晓其事却易忘，但告知可晓，多见于中老年患者；由于外伤、药物所致健忘，一般经治疗后可以恢复。而痴呆老少皆可发病，以神情呆滞或神志恍惚，不知前事或问事不知、告知不晓为主要表现，虽有善忘但仅为兼伴症，其与健忘之"善忘前事"有根本区别。健忘可以是痴呆的早期临床表现，这时可不予鉴别，健忘病久也可转为痴呆，CT、MRI 检查有助于两者的鉴别。

一、辨证治疗

（一）辨证要点

（1）痴呆是一种脑功能减退性疾病，临床以呆傻愚笨、智能低下、善忘等为主要表现。本病记忆力障碍是首发症状，先表现为近记忆力减退，进而表现为远记忆力减退。

（2）起病隐匿，发展缓慢，渐进加重，病程一般较长。患者可有中风、头晕、外伤等病史。

本病乃本虚标实之证，临床上以虚实夹杂者多见。本虚者不外乎精髓、气血；标实者不外乎痰浊、瘀血、火邪。无论为虚为实，都能导致脏腑功能失调以及髓减脑消。因而辨证当以虚实或脏腑失调为纲领，分清虚实，辨明主次。

辨虚实：本病病因虽各有不同，但终不出虚实两大类。虚者，以神气不足、面色失荣、形体枯瘦、言行迟弱为特征，并结合舌脉、兼次症，分辨气血、肾精亏虚；实者，智能减退、反应迟钝，兼见痰浊、瘀血、风火等表现。由于病程较长，症情顽固，还需注意虚实夹杂的病机属性。

辨脏腑：本病病位主要在脑，但与心、肝、脾、肾相关。若年老体衰、头晕目眩、记忆认知能力减退、神情呆滞、齿枯发焦、腰膝酸软、步履艰难，为病在脑与肾；若兼见双目无神，筋惕肉瞤，毛甲无华，为病在脑与肝肾；若兼见食少纳呆，气短懒言，口涎外溢，四肢不温，五更泻泄，为病在脑与脾肾；若兼见失眠多梦，五心烦热，为病在脑与心肾。

（二）治疗原则

虚者补之，实者泻之。补虚益损，解郁散结是其治疗大法。脾肾不足，髓海空虚之证，宜培补先天、后天，以冀脑髓得充，化源得滋；对于气郁血瘀痰滞者，气郁应开，血瘀应散，痰滞应清，以冀气充血活，窍开神醒。

（三）分证论治

1. 髓海不足

（1）主症：耳鸣耳聋，记忆模糊，失认失算，精神呆滞。发枯齿脱，腰脊酸痛，骨痿无力，步履艰难，举动不灵，反应迟钝，静默寡言。舌瘦色淡或色红，少苔或无苔，多裂纹；脉沉细弱。

（2）症候分析：肾主骨生髓，年高体衰，肾精渐亏，脑髓失充，灵机失运，故见精神呆滞，举动不灵，反应迟钝，记忆模糊，失认失算等痴呆诸症。肾开窍于耳，其华在发，肾精不足，故耳鸣耳聋，发枯易脱。腰为肾府，肾主骨，精亏髓少，骨骼失养，故见腰脊酸痛，骨痿无力、步履艰难；齿为骨之余，故齿牙动摇，甚则早脱。舌瘦色淡或色红，苔少或无苔，多裂纹，脉沉细弱为精亏之象。

（3）治法：补肾益髓，填精养神。

（4）处方：七福饮。方中重用熟地滋阴补肾，营养先天之本；合当归养血补肝；人参、白术、炙甘草益气健脾，强壮后天之本；远志、杏仁、宣窍化痰。本方填补脑髓之力尚嫌不足，应选加鹿角胶、龟甲胶、阿胶、紫河车、猪骨髓等血肉有情之品，还可以本方加减制蜜丸或膏剂以图缓治，或可用参茸地黄丸或河车大造丸补肾益精。若肝肾阴虚，年老智能减退，腰膝酸软，头晕耳鸣者，可去人参、白术、紫河车、鹿角胶，加怀牛膝、生地、枸杞子、女贞子、制首乌；若兼言行不一，心烦溲赤，舌质红，少苔，脉细而弦数，是肾精不足，水不制火而心火妄亢，可用六味地黄丸加丹参、莲子心、菖蒲等清心宣窍；也有舌质红而苔黄腻者，是内蕴痰热，干扰心窍，可加用清心滚痰丸去痰热郁结，泻痰热化净，再投滋补之品；若肾阳亏虚，证见面白无华，形寒肢冷，口中流涎，舌淡者，加热附片、巴戟天、益智仁、淫羊藿、肉苁蓉等。

2. 气血亏虚

（1）主症：呆滞善忘，倦怠嗜卧，神思恍惚，失认失算。少气懒言，口齿含糊，词不达意，心悸失眠，多梦易惊，神疲乏力，面唇无华，爪甲苍白，纳呆食少，大便溏薄。舌质淡胖边有齿痕；脉细弱。

（2）症候分析：心主神明，心之气血亏虚，神明失养，故见呆滞善忘，神思恍惚，失认失算等痴呆症状。心血不足，心神失养，故心悸失眠、多梦易惊；血虚不荣肌肤爪甲，故面唇无华、爪甲苍白。气虚则少气懒言，神疲乏力，倦怠嗜卧；脾气不足，胃气亦弱，故纳呆食少；脾气亏虚，水湿不化，故大便溏薄。气血亏虚，脉道失充，故脉细弱。

（3）治法：益气养血，安神宁志。

（4）方药：归脾汤。方中以人参、黄芪、白术、炙甘草补脾益气；当归养肝血而生心血；茯神、枣仁、龙眼肉养心安神；远志交通心肾而定志宁心；木香理气醒脾，以防益气补血之药滋腻滞气。纳呆食少，加谷芽、麦芽、鸡内金、山楂等消食；纳呆伴头重如裹，时吐痰涎，头晕时作，舌苔腻，加陈皮、半夏、生薏苡仁、白豆蔻健脾化湿和胃；纳呆伴舌红少苔，加天花粉、玉竹、麦冬、生麦芽养阴生津；失眠多梦，加夜交藤、合欢皮；若舌质偏暗，舌下有青筋者，加入川芎、丹参等以养血活血；若伴情绪不宁，易忧善愁者，可加郁金、合欢皮、绿萼梅、佛手等理气解郁之品。

3. 痰浊蒙窍

（1）主症：终日无语，表情呆钝，智力衰退，口多涎沫。头重如裹，纳呆呕恶，脘腹胀痛，痞满不适，哭笑无常，喃喃自语，呆若木鸡。舌质淡胖有齿痕，苔白腻；脉滑。

（2）症候分析：痰浊壅盛，上蒙清窍，脑髓失聪，神机失运，而致表情呆钝、智力衰退、呆若木鸡等症。痰浊中阻，中焦气机不畅，脾胃受纳运化失司，故脘腹胀痛、痞满不适、纳呆呕恶。痰阻气机，清阳失展，故头重如裹。口多涎沫，舌质淡胖有齿痕，苔腻，脉滑均为痰涎壅盛之象。

（3）治法：健脾化浊，豁痰开窍。

（4）方药：洗心汤。方中党参、甘草培补中气；半夏、陈皮健脾化痰；附子助阳化痰；茯神、枣仁宁心安神，神曲和胃。若纳呆呕恶，脘腹胀痛，痞满不适以脾虚明显者，重用党参、茯苓，可配伍黄芪、白术、山药、麦芽、砂仁等健脾益气之品；若头重如裹，哭笑无常，喃喃自语，口多涎沫以痰湿重者，重用陈皮、半夏，可配伍制南星、莱菔子、佩兰、白豆蔻、全瓜蒌、贝母等理气豁痰之品；痰浊化热，上扰清窍，舌质红，苔黄腻，脉滑数者，将制南星改用胆南星，并加瓜蒌、栀子、黄芩、天竺黄、竹沥；若伴有肝郁化火，灼伤肝血心阴，证见心烦躁动，言语颠倒，歌笑不休，甚至反喜污秽，或喜食炭灰，宜用转呆丹加味，本方在洗心汤基础上，加用当归、白芍柔肝养血，丹参、麦冬、天花粉滋养心胃阴液，用柴胡合白芍疏肝解郁，用柏子仁合茯苓、枣仁加强养心安神之力；属风痰瘀阻，证见眩晕或头痛，失眠或嗜睡，或肢体麻木阵作，肢体无力或肢体僵直，脉弦滑，可用半夏白术天麻汤；脾肾阳虚者，用金匮肾气丸加干姜、黄芪、白豆蔻等。

4. 瘀血内阻

（1）主症：言语不利，善忘，易惊恐，或思维异常，行为古怪。表情迟钝，肌肤甲错，面色黧黑，甚者唇甲紫暗，双目暗晦，口干不欲饮。舌质暗，或有瘀点瘀斑；脉细涩。

（2）症候分析：瘀阻脑络，脑髓失养，神机失用，故见表情迟钝，言语不利，善忘，思维异常，行为古怪等痴呆症状。瘀血内阻，气血运行不利，肌肤失养，故肌肤甲错，面色黧黑，甚者唇甲紫暗。口干不欲饮，舌质暗或有瘀点瘀斑，脉细涩均为瘀血之象。

（3）治法：活血化瘀，通络开窍。

（4）方药：通窍活血汤。方中麝香芳香开窍，活血散结通络；桃仁、红花、赤芍、川芎活血化瘀；葱白、生姜合菖蒲、郁金以通阳宣窍。如瘀血日久，血虚明显者，重用熟地、当归，再配伍鸡血藤、阿胶、鳖甲、蒸首乌、紫河车等以滋阴养血；气血不足，加党参、黄芪、熟地、当归益气补血；气虚血瘀为主者，宜补阳还五汤加减；若见肝郁气滞，加柴胡、枳实、香附疏肝理气以行血；久病血瘀化热，致肝胃火逆，证见头痛、呕恶等，应加钩藤、菊花、夏枯草、栀子、竹茹等清肝和胃之品；若痰瘀交阻伴头身困重，口流涎沫，纳呆呕恶，舌紫暗有瘀斑，苔腻，脉滑，可酌加胆南星、半夏、莱菔子、瓜蒌以豁痰开窍；病久入络者，宜加蜈蚣、僵蚕、全蝎、水蛭、地龙等虫类药以疏通经络，同时加用天麻、葛根；兼见肾虚者，可加益智仁、补骨脂、山药。

5. 心肝火旺

（1）主症：急躁易怒，善忘，判断错误，言行颠倒。眩晕头痛，面红目赤，心烦不寐，多疑善虑，心悸不安，咽干口燥，口臭口疮，尿赤便干。舌质红，苔黄；脉弦数。

（2）症候分析：脑髓空虚，复因心肝火旺，上扰神明，故见善忘，判断错误，言行颠倒，多疑善虑等痴呆之象。心肝火旺，上犯巅顶，故头晕头痛；气血随火上冲，则面红目赤。肝主疏泄，肝性失柔，情志失疏，故急躁易怒。心肾不交则心烦不寐、心悸不安。口臭口疮、口干舌燥、尿赤便干为火甚伤津之象，舌质红、苔黄，脉弦数均为心肝火旺之候。

（3）治法：清热泻火，安神定志。

（4）方药：黄连解毒汤。方中黄连可泻心火；黄芩、栀子清肝火；黄柏清下焦之火。加用生地清热滋阴，菖蒲、远志、合欢皮养心安神，柴胡疏肝。本方大苦大寒，中病即止，不可久服，脾肾虚寒者慎用。若心火偏旺者用牛黄清心丸；大便干结者加大黄、火麻仁。

第四节 真心痛

真心痛是指以突然发作的剧烈而持久的胸骨下部后方或心前区压榨性、闷胀性或窒息性疼痛为临床表现特点的一种严重病症，是胸痹的进一步发展。疼痛可放射到左肩、左上肢前内侧及无名指和小指，一般持续时间较长，常伴有心悸、水肿、肢冷、喘促、面色苍白、汗出、焦虑和恐惧感等症状，甚至危及生命。多因劳累、情绪激动、饱食、受寒等因素诱发。《灵枢·厥病篇》描述了真心痛的发作和预后，称："真心痛，手足青至节，心痛甚，旦发夕死，夕发旦死。"

现代医学的冠状动脉粥样硬化性心脏病、心肌梗死、心律失常、心源性休克等，出现真心痛的临床表现时，可参考本节进行辨证论治。

一、病因病机

真心痛病因病机和"胸痹"类同，与年老体衰，阳气不足，七情内伤，气滞血瘀，痰浊化生，寒邪侵袭，血脉凝滞等因素有关。如寒凝气滞，血瘀痰浊，闭阻心脉，心脉不通，可出现心胸疼痛（胸痹），严重者部分心脉突然闭塞，气血运行中断，可见心胸猝然大痛，而发为真心痛。

真心痛之病位在心，其本在肾。总的病机是本虚标实，本虚是发病基础，标实是发病条件，急性发作时以标实为主，总由心之气血失调、心脉痹阻不畅而致。

二、诊断要点

（一）症状

突然发作胸骨后感心前区剧痛，呈压榨性或窒息性疼痛。疼痛常可放射至左肩背和前臂，持续时间可长达数小时或数天，可兼心悸、恶心、呕吐等。

（二）检查

1. 心电图检查

根据 ST 段或 T 波的异常变化来判断心肌缺血的部位及程度，同时根据相应导联所出现病理性 Q 波及 ST 段抬高的表现，来确定心肌梗死的部位。

2. 胸部 X 线平片

胸部 X 线平片以及冠状动脉造影有助于诊断。

三、辨证

本病病位在心，其本在肾，本虚标实是其发病的主要机制，而在急性期则以标实为主。

若心气不足，运血无力，心脉瘀阻，或心血亏虚，气血运行不利，可见心动悸，脉结代（心律失常）；若心肾阳虚，水邪泛滥，水饮凌心射肺，可出现心悸、水肿、喘促（心力衰竭），或亡阳厥脱，亡阴厥脱（心源性休克），或阴阳俱脱，最后导致阴阳离决。

（一）气虚血瘀

证候：心胸刺痛，胸部闷窒，动则加重，伴短气乏力，汗出心悸，舌体胖大，边有齿痕，舌质黯淡或瘀点瘀斑，舌苔薄白，脉弦细无力。

分析：元气素虚，无力推动血液运行，血行缓慢而滞涩，闭阻小脉，心脉不通，则心胸刺痛，胸部闷窒；动则耗气更甚，故短气乏力，汗出；气虚心搏加快，故心悸；舌体胖大，边有齿痕，苔薄白为气虚之象；舌质黯淡，有瘀点瘀斑为血瘀之征。

（二）寒凝心脉

证候：胸痛彻背，胸闷气短，心悸不宁，神疲乏力，形寒肢冷，舌质淡黯，苔白腻，脉沉迟，迟缓或结代。

分析：寒邪内侵，阳气不运，气机阻痹，故见胸痛彻背；胸阳不振，气机不利，故见胸闷气短，心悸不宁；阳气不足，上不荣头面，外不达四肢，故面色苍白，形寒肢冷；舌淡黯，苔白腻，脉沉迟缓或结代，均为寒凝心脉、阳气不运之候。

（三）正虚阳脱

证候：心胸绞痛，胸中憋闷或有窒息感，喘促不宁，心慌，面色苍白，大汗淋漓，烦躁不安或表情淡漠；重则神识昏迷，四肢厥冷，口开目合，手撒尿遗，脉疾数无力或脉微欲绝。

分析：阳气虚衰，胸阳不运，痹阻气机，血行瘀滞，故见胸憋闷、绞痛或有窒息感；少气不续，不能维持正常心搏，故心慌，喘促不宁；大汗淋漓，烦躁不安或表情淡漠，乃为阳脱阴竭；阳气消乏，清阳不升，或失血过多，血虚不能上承，故见神识昏迷；气血不能达四末，则四肢厥冷；营阴内衰，正气不固，故口开目合，手撒遗尿；脉疾数无力或脉微欲绝，乃亡阳伤阴之征。

四、治疗

本病在发作期必须选用有速效止痛作用之药物，以迅速缓解心痛症状。疼痛缓解后予以辨证施治，常以补气活血、温阳通脉为法。

（一）中药治疗

1. 气虚血瘀

治法：益气活血，通脉止痛。

处方：保元汤合血府逐瘀汤加减。

方中人参、黄芪补气益心；桃仁、红花、川芎活血祛瘀；赤芍、当归、牛膝养血活血；柴胡、枳壳、桔梗行气豁痰宽胸；生地黄、肉桂敛汗温阳定悸；甘草调和诸药。

另外，可选用速效救心丸，每日3次，每日4～6粒，急性发作时每次10～15粒。

2. 寒凝心脉

治法：温补心阳，散寒通脉。

处方：当归四逆汤加减。

方中当归补血活血；芍药养血和营；桂枝温经散寒；细辛祛寒除痹止痛；炙甘草、大枣益气健脾，通行血脉。

本证寒象明显，可加干姜、蜀椒、荜茇、高良姜；气滞加白檀香；痛剧急予苏合香丸，每服1～4丸。

3. 正虚阳脱

治法：回阳救逆，益气固脱。

处方：四味回阳饮加减。

方中以红参大补元气；附子、炮姜回阳；可加肉桂、山萸肉、龙骨、牡蛎温助心阳，敛汗固脱；加玉竹配炙甘草养阴益气。阴竭亡阳，合生脉散。

另外，可选用丹参滴丸，10～15粒，每日3次。或用参附注射液100 mL加5%葡萄糖注射液250 mL，静脉滴注。

（二）针灸治疗

1. 基本处方

内关、郄门、阴郄、膻中。

内关、郄门同经相配，郄门、阴郄二郄相配，更和心包之募膻中，远近相配，共调心气。

2. 加减运用

（1）气虚血瘀证：加脾俞、足三里、气海以益气通络。诸穴针用补法。

（2）寒凝心脉证：加心俞、厥阴俞、命门以温经祛寒、通络止痛。诸穴针用补法，或加灸法。

（3）正虚阳脱证：重灸神阙、关元以回阳救逆固脱。余穴针用补法。

3. 其他

（1）耳针疗法：取心、神门、交感、皮质下、内分泌，每次选3～4穴，强刺激，留针30～60 min。

（2）电针疗法：取膻中、巨阙、郄门、阴郄，用连续波，快频率刺激20～30 min。

（3）穴位注射疗法：取心俞、厥阴俞、郄门、足三里，每次选2穴，用复方丹参注射液或川芎嗪注射液，每穴注射2 mL，每日1次。

（4）头针疗法：取额旁1线，平刺激，持续捻转2～3 min，留针20～30 min。

扫码领取
• 中 医 理 论
• 养 生 方 法
• 健 康 自 测
• 书 单 推 荐

第四章

肺系病证

第一节　感冒

一、概述

感冒是由卫表不和引起，以鼻塞、流涕、喷嚏、咳嗽、头痛、恶寒、发热、全身不适等为主要临床表现的外感疾病。

感冒又有伤风、冒风、伤寒、冒寒、重伤风等名称。

"感冒"一词首见于北宋《仁斋直指方·诸风》，此后历代医家沿用此名。隋代《诸病源候论》所指的"时气病"之类，应包含有"时行感冒"。

《内经》认识到感冒主要是外感风邪所致，《素问·骨空论》："风从外入，令人振寒，汗出，头痛，身重，恶寒。"汉代《伤寒论》已经论述了寒邪所致感冒。《诸病源候论·风热候》指出："风热之气，先伤皮毛，乃入于肺也……其状使人恶风寒战，目欲脱，涕唾出……有青黄脓涕"，已经认识到风热病邪可引起感冒并较准确地描述其临床症候。清代不少医家已认识到本病与感受时行疫毒有关，《类证治裁·伤风》就有"时行感冒"之名。

汉代张仲景《伤寒论》所列桂枝汤、麻黄汤为感冒风寒轻重两类证候的治疗做了示范。

金元时期《丹溪心法·伤风》明确指出本病病位在肺，治疗"宜辛温或辛凉之剂散之"。明代《万病回春·伤寒附伤风》说："四时感冒风寒者宜解表也。"

清代《证治汇补·伤风》等对虚人感冒有了进一步认识，提出扶正祛邪的治疗原则。

二、病因病机

病机关键：卫表不和。

1. 外感风邪，时行疫毒

风邪或时行疫毒，从皮毛或口鼻侵犯人体，使卫表不和而发病。风邪虽为六淫之首，但在不同季节，往往随时气而入侵。临床上以冬、春两季发病率较高，故以夹寒、夹热为多见。疫毒指一种为害甚烈的异气，或称疫疠之气，是具有较强传染性的邪气，即指时行疫毒之邪。人感时行疫毒而病感冒则为时行感冒。由此可见，外感风邪是感冒的主要原因，但风邪多合时气或时行疫毒伤人为病。

2. 正气虚弱，卫表不和

人体感冒，除因邪气盛外，总是与人体的正气失调有关。由于正气素虚，或素有肺系疾病，不能调节肺卫而感受外邪。即使体质素健，若因生活起居不慎，如疲劳、饥饿而机体功能下降，或因汗出裹衣，或餐凉露宿、冒风沐雨，或气候变化时未及时加减衣服等，正气失调，腠理不密，邪气得以乘虚而入。

总之，风性轻扬，即"伤于风者，上先受之"。肺为脏腑之华盖，其位最高，开窍于鼻，职司呼吸，外主皮毛，其性娇气，不耐邪侵，故外邪从口鼻、皮毛入侵，肺卫首当其冲。感冒病位在肺卫，主要在卫表，其基本病机是外邪影响肺卫功能失调，导致卫表不和，肺失宣肃，尤以卫表不和为主要方面。

三、诊断与鉴别

（一）诊断

1. 病史

四季皆有，以冬春季为多见，气候突然变化，有伤风受凉、淋雨冒风的经过，或时行感冒正流行之际；起病较急，病程较短，病程 3 ~ 7 天，普通感冒一般不传变。

2. 证候

典型的肺卫症状，初起鼻咽部痒而不适，鼻塞，流涕，喷嚏，语声重浊或声嘶，恶风，恶寒，头痛等。继而发热，咳嗽，咽痛，肢节酸重不适等。部分患者病及脾胃，而兼有胸闷，恶心、呕吐，食欲减退，大便稀溏等症。时行感冒呈流行性发病，多人同时发病，迅速蔓延。可有咽部充血，扁桃体肿大。

3. 理化检查

血常规、胸部 X 线检查。

（二）鉴别诊断

1. 风温

二者均有发热，风温早期更与风热感冒相似。但感冒一般病情轻微，发热不高或不发热，病势少有传变，服解表药后多能汗出热退，病程较短，四时可发；而风温其病情较重，必有发热，甚至高热寒战，服解表药后热虽暂减，但旋即又起，多有传变，由卫而气，入营入血，甚则神昏、谵妄、惊厥等，有明显季节性。

2. 鼻渊

二者均可见鼻塞流涕，或伴头痛等症。但鼻渊多流浊涕腥臭，眉额骨处胀痛、压痛明显，一般无恶寒发热，病程漫长，反复发作；而感冒一般多流清涕，并无腥臭味，寒热表证明显，头痛范围不限于前额或眉骨处，病程短，治疗后症状很快消失。

四、辨证论治

（一）辨证要点

1. 辨风寒感冒与风热感冒

感冒常以风邪夹寒、夹热而发病，因此临床上应首先分清风寒、风热两证。二者均有恶寒、发热、鼻塞、流涕、头身疼痛等症，但风寒证多见恶寒重发热轻，无汗，有时无汗恶寒，可伴高热，头身疼痛不适症状明显，鼻流清涕，口不渴，舌苔薄白，脉浮或浮紧；风热证发热重恶寒轻，有汗，鼻流浊涕，口渴，舌苔薄黄，脉浮数。

2. 辨普通感冒与时行感冒

普通感冒呈散发性发病，肺卫症状明显，但病情较轻，全身症状不重，少有传变；时行感冒呈流行性发病，传染性强，肺系症状较轻而全身症状显著，症状较重，且可以发生传变，入里化热，合并他病。

3. 辨常人感冒与虚人感冒

普通人感冒后，症状较明显，但易康复。平素体虚之人感冒之后，缠绵不已，经久不愈或反复感冒。在临床上还应区分是气虚还是阴虚。气虚感冒，兼有倦怠乏力，气短懒言，身痛无汗，或恶寒甚，咳嗽无力，脉浮弱等症。阴虚感冒，兼有身微热，手足心发热，心烦口干，少汗，干咳少痰，舌红，脉细数。

（二）治疗原则

感冒，邪在肺卫，治疗当因势利导，从表而解，以解表达邪为原则。解表之法应根据所感外邪寒热暑湿的不同，而分别选用辛温、辛凉、清暑解表法。时行感冒的病邪以时行疫毒为主，解表达邪又很重视清热解毒。虚人感冒应扶正祛邪，不可专事发散，以免过汗伤正。病邪累及胃肠者，又应辅以化湿、和胃、理气等法治疗，照顾其兼证。

（三）分证论治

1. 风寒感冒

证候：恶寒重，发热轻，无汗，头痛，肢节酸痛，鼻塞声重，时流清涕，喉痒，咳嗽，咳痰稀薄色白，舌苔薄白，脉浮或浮紧。

病机：风寒外袭，肺气失宣，故咳嗽，咯痰清稀色白；肺气失宣，窍道不利，故鼻塞声重，流清涕，咽痒；风寒之邪外束肌表，卫阳被郁，故见恶寒发热，无汗；清阳不展，络脉失和，则头痛，肢节酸痛；寒为阴邪，故口不渴或喜热饮；苔薄白而润，脉浮紧，俱为表寒之象。

治法：辛温解表，宣肺散寒。

方药：荆防败毒散。

加减：风寒重，恶寒明显，加麻黄、桂枝；头痛，加白芷；项背强痛，加葛根；风寒夹湿，身热不扬，身重苔腻，脉濡，用羌活胜湿汤加减；风寒兼气滞，胸闷呕恶，用香苏散加减。

2. 风热感冒

证候：发热，微恶风寒，或有汗，鼻塞，喷嚏，流稠涕，头痛，咽喉疼痛，咳嗽痰稠，舌苔薄黄，脉浮数。

病机：风热犯表，热郁肌腠，卫表不和，故身热，微恶风寒，汗出不畅；风热上扰，则见头胀痛；风热之邪熏蒸清道，则咽喉肿痛，咽燥口渴，鼻流黄涕；风热犯肺，肺失清肃，则咳嗽，痰黄黏稠；舌苔薄黄，脉浮数，为风热侵于肺卫之征。

治法：辛凉解表，宣肺清热。

方药：银翘散。

加减：发热甚，加黄芩、石膏、大青叶；头痛重，加桑叶、菊花、蔓荆子；咽喉肿痛，加板蓝根、玄参；咳嗽痰黄，加黄芩、知母、浙贝母、杏仁、瓜蒌皮；口渴重，重用芦根，加花粉、知母。

时行感冒，呈流行性发生，寒战高热，全身酸痛，酸软无力，或有化热传变之势，重在清热解毒，方中加大青叶、板蓝根、蚤休、贯众、生石膏等。

3. 暑湿感冒

证候：发生于夏季，面垢身热汗出，但汗出不畅，身热不扬，身重倦怠，头昏重痛，或有鼻塞流涕，咳嗽痰黄，胸闷欲呕，小便短赤，舌苔黄腻，脉濡数。

病机：夏季感冒，感受当令暑邪，暑多夹湿，每多湿热并重，暑湿伤表，卫表不和，故发热，汗出热不解；暑湿犯肺，肺气不清，窍道不利，故鼻塞流浊涕；暑邪夹湿上犯，则面垢，头昏重胀痛；暑热内扰，热盛津伤，则心烦口渴，小便短赤；暑湿阻滞，气机不展，故身重倦怠，胸闷泛恶；舌苔黄腻，脉濡数为暑热夹湿之象。

治法：清暑祛湿解表。

方药：新加香薷饮。

加减：暑热偏盛，加黄连、青蒿、鲜荷叶、鲜芦根；湿困卫表，身重少汗恶风，加藿香、佩兰；小便短赤，加六一散、赤茯苓。

4. 体虚感冒

（1）气虚感冒

证候：素体气虚，易反复感冒，恶寒，发热，热势不高，鼻塞流涕，头痛，汗出，倦怠乏力，气短，咳嗽咯痰无力，舌质淡苔薄白，脉浮无力。

病机：老年人多病者，气虚则卫表不密，故恶风，易汗出；腠理不固，易受邪侵，风寒外袭，卫表不和，故恶寒发热，头痛鼻塞；气虚腠理不固，易受邪侵，故反复发作，稍有不慎即易感冒；肺气失宣，则咳嗽，咯痰无力；素体气虚体弱，故见倦怠无力，气短；舌质淡苔薄白，脉浮无力为气虚邪在卫表之征。

治法：益气解表。

方药：参苏饮。

加减：表虚自汗，加黄芪、白术、防风；表证轻，气虚明显，用补中益气汤。

（2）阴虚感冒

证候：微恶风寒，少汗，身热，手足心热，头昏心烦，口干，干咳少痰，鼻塞流涕，舌红少苔，脉细数。

病机：由于素体阴虚，感受外邪后邪从热化，故见身热头痛，微恶风等证；阴虚生内热，故头晕心悸，手足心热；虚热迫津外泄，则盗汗；虚火上扰，心神不安，故心烦，失眠；肺阴不足，气失宣肃，故干咳少痰；阴虚津少，津不上承，故口干咽燥；舌红少苔，脉细数均为阴虚内热之象。

治法：滋阴解表。

方药：加减葳蕤汤。

加减：阴伤明显，口渴心烦，加沙参、麦冬、黄连、天花粉。

（四）其他

1. 单验方

（1）生姜 10 g，红糖适量，煎水服用。适用于风寒感冒轻证。

（2）蒲公英、大青叶各 30 g，草河车 15 g，薄荷 5 g（或荆芥 10 g），水煎服。适用于风热感冒热毒较重者。

（3）柴胡、炒黄芩、青蒿各 15 g，大青叶 30 g，水煎服。适用于感冒身热持续，或发热起伏不退者。

（4）贯众、紫苏、荆芥各 10 g，甘草 3 g，水煎顿服，连服 3 天。适用于预防冬春季节流行性感冒。

（5）藿香、佩兰各 5 g，薄荷 2 g，煎汤代茶口服。适用于预防夏季暑湿感冒。

2. 中成药

（1）通宣理肺丸：每次 1 丸，每日 2 次口服。适用于风寒感冒。

（2）感冒退热冲剂：每次 1 ~ 2 袋，每日 3 次，开水冲饮。适用于风热感冒。

（3）银翘解毒片：每次 4 片，每日 2 ~ 3 次。适用于风热感冒。

（4）正柴胡饮冲剂：每次 1 袋，每日 3 次，开水冲服。适用于外感风寒初起。

（5）藿香正气软胶囊：每次 2 ~ 3 粒，每日 3 次口服。适用于外感风寒，内伤湿滞之头痛昏重、脘腹胀满、呕吐泄泻等症。也可用藿香正气的其他剂型。

（6）板蓝根冲剂：每次 1 包，每日 2 ~ 3 次口服。适用于风热感冒，发热、咽喉肿烂，以及时行感冒。

（7）玉屏风滴丸：每次 1 袋，每日 3 次口服。适用于气虚易感冒患者。

3. 外治法

（1）刮痧：用边缘光滑的瓷汤匙蘸润滑油（花生油或麻油）刮颈背，颈白风池穴向下，骨从背脊两旁由上而下。刮时要用力均匀，不要太重，防止刮破皮肤，刮到出现紫色出血点为止。感冒周身酸痛者，可以均匀力量反复刮胸背、腋窝、腘窝处至皮肤出现红色斑点或紫色斑片。

（2）拔火罐：选大椎、身柱、大杼、肺俞，拔罐后留罐 15 min 后起罐，或用闪罐法。适用于风寒感冒。

（3）刺络拔罐：选大椎、风门、身柱、肺俞，常规消毒后，用三棱针点刺，使其自然出血，待出血颜色转淡后，加火罐于穴位上，留罐 10 min 后起罐，清洁局部并再次消毒针眼。适用于风热感冒。

4. 针灸

（1）主穴：列缺合谷大椎太阳风池。

配穴：风寒感冒者加风门、肺俞；风热感冒者加曲池、尺泽、鱼际；夹湿者加阴陵泉；夹暑者加委中；体虚感冒者加足三里。鼻塞流涕者加迎香；咽喉疼痛者加少商；全身酸楚者加身柱。

（2）耳针：选肺、内鼻、屏尖、额，用中强刺激，适用于感冒初期。咽痛加咽喉、扁桃体，毫针刺。

五、辨病思路

（1）感冒有普通感冒与时行感冒之分，中医感冒与西医学感冒基本相同，普通感冒相当于西医学的普通感冒、上呼吸道感染，时行感冒相当于西医学的流行性感冒。

（2）反复感冒，引起正气耗散，由实转虚，或在素体亏虚的基础上，反复感邪，以致正气愈亏，而风邪易侵，均可导致本虚标实之证。

第二节　咳嗽

一、概述

咳嗽是指肺气不清，肺失宣肃而上逆，发出咳声或咳吐痰液为主要表现的一种病证。

历代将有声无痰称为咳，有痰无声称为嗽，有痰有声谓之咳嗽。临床上多为痰声并见，很难截然分开，故以咳嗽并称。

《黄帝内经》对咳嗽的成因、症状及证候分类、证候转归及治疗等问题已作了较系统的论述，阐述了气候变化、六气影响及肺可以致咳嗽，如《素问·宣明五气》说："五气所病……肺为咳。"《素问·咳论》更是一篇论述咳嗽的专篇，指出"五脏六腑皆令人咳，非独肺也"。强调了肺脏受邪以及脏腑功能失调均能导致咳嗽的发生。对咳嗽的症状按脏腑进行分类，分为肺咳、心咳、胃咳、膀胱咳等，并指出了证候转归和治疗原则。

汉代张仲景所著《伤寒论》《金匮要略》不仅拟出了不少治疗咳嗽行之有效的方药，还体现了对咳嗽进行辨证论治的思想。

隋代《诸病源候论·咳嗽候》在《黄帝内经》脏腑咳的基础上，又论述了风咳、寒咳等不同咳嗽的临床证候。唐宋时期，如《备急千金要方》《外台秘要》《太平惠民和剂局方》等收集了许多治疗咳嗽的方药。

明代《景岳全书》将咳嗽分为外感、内伤两类，《明医杂著》指出咳嗽"治法须分新久虚实"，至此咳嗽的理论渐趋完善，切合临床实际。

二、病因病机

病机关键：肺气不清。

咳嗽分外感咳嗽与内伤咳嗽，外感咳嗽病因为外感六淫之邪；内伤咳嗽病因为饮食、情志等内伤因素致脏腑功能失调，内生病邪。外感咳嗽与内伤咳嗽，均是病邪引起肺气不清，失于宣肃，迫气上逆而作咳。

1. 外感

由于气候突变或调摄失宜，外感六淫从口鼻或皮毛侵入，使肺气被束，肺失肃降，《河间六书·咳嗽论》谓："寒、暑、湿、燥、风、火六气，皆令人咳嗽"即是此意。风为六淫之首，其他外邪多随风邪侵袭人体，所以外感咳嗽常以风为先导，或夹寒，或夹热，或夹燥，其中尤以风邪夹寒者居多。《景岳全书·咳嗽》说："外感之嗽，必因风寒。"

2. 内伤

内伤病因包括饮食、情志及肺脏自病。饮食不当，嗜烟好酒，内生火热，熏灼肺胃，灼津生痰；或生冷不节，肥甘厚味，损伤脾胃，致痰浊内生，上干于肺，阻塞气道，致肺气上逆而作咳。情志刺激，肝失调达，气郁化火，气火循经上逆犯肺，致肺失肃降而作咳。肺脏自病者，常由肺系疾病日久，迁延不愈，耗气伤阴，肺不能主气，肃降无权而肺气上逆作咳；或肺气虚不能布津而成痰，肺阴虚而虚火灼津为痰，痰浊阻滞，肺气不降而上逆作咳。

《素问·咳论》说："五脏六腑皆令人咳，非独肺也。"说明咳嗽的病变脏腑不限于肺，凡脏腑功能失调影响及肺，皆可为咳嗽病证相关的病变脏腑。但是其他脏腑所致咳嗽皆须通过肺脏，肺为咳嗽的主脏。肺主气，咳嗽的基本病机是内外邪气干肺，肺气不清，肺失宣肃，肺气上逆迫于气道而为咳。

三、诊断与鉴别

（一）诊断

1. 病史

有外感病史或脏腑失调表现。

2. 证候

以咳逆有声，或咳吐痰液为主要临床症状；听诊可闻及两肺野呼吸音增粗，或干湿啰音。

3. 理化检查

血常规、胸部 X 线、肺 CT 或肺功能检查。

（二）鉴别诊断

1. 哮病、喘病

共同点是均有咳嗽。哮病和喘病虽然也会兼见咳嗽，但各以哮、喘为其主要临床表现。哮病主要表现为喉中哮鸣有声，呼吸气促困难，甚则喘息不能平卧，发作与缓解均迅速；喘病主要表现为呼吸困难，甚至张口抬肩，鼻翼翕动，不能平卧。

2. 肺胀

二者均有咳嗽症状。但肺胀有久患咳、哮、喘等病证的病史，除咳嗽症状外，还有胸部膨满，喘逆上气，烦躁心慌，甚至颜面紫黯、肢体浮肿等症，病情缠绵，经久难愈。

3. 肺痨

二者均有咳嗽，咳嗽是肺痨的主要症状之一，但尚有咯血、潮热、盗汗、身体消瘦等主要症状，具有传染性，X 线胸部检查有助鉴别诊断。

4. 肺癌

二者均有咳嗽，但肺癌常以咳嗽或咯血为主要症状，多发于 40 岁以上吸烟男性，咳嗽多为刺激性呛咳，病情发展迅速，呈恶病质，一般咳嗽病证不具有这些特点。肺部 X 线检查及痰细胞学、气管镜检查有助于确诊。

四、辨证论治

（一）辨证要点

1. 辨外感内伤

外感咳嗽，多为新病，起病急，病程短，常伴肺卫表证。内伤咳嗽，多为久病，常反复发作，病程长，可伴见他脏见证。

2. 辨证候虚实

外感咳嗽以风寒、风热、风燥为主，均属实，而内伤咳嗽中的痰湿、痰热、肝火多为邪实正虚，阴津亏耗咳嗽则属虚，或虚中夹实。另外，咳声响亮者多实，咳声低怯者多虚；脉有力者属实，脉无力者属虚。

（二）治疗原则

外感咳嗽，为邪气壅肺，多为实证，故以祛邪利肺为治疗原则，根据邪气为风寒、风热、风燥的不同，应分别采用疏风、散寒、清热、润燥治疗。内伤咳嗽，多属邪实正虚，故以祛邪扶正、标本兼顾为治疗原则，根据病邪为"痰"与"火"，祛邪分别采用祛痰、清火为治，正虚则养阴或益气为宜，又应分清虚实主次处理。

咳嗽的治疗，除直接治肺外，还应从整体出发注意治脾、治肝、治肾等。外感咳嗽一般均忌敛涩留邪，当因势利导，肺气宣畅则咳嗽自止；内伤咳嗽应防宣散伤正，注意调理脏腑，顾护正气。咳嗽是人体祛邪外达的一种病理表现，治疗决不能单纯见咳止咳，必须按照不同的病因分别处理。

（三）分证论治

1. 外感咳嗽

（1）风寒袭肺。

证候：咳声重浊，气急，喉痒，咯痰稀薄色白，常伴鼻塞、流清涕、头痛、肢体酸楚、恶寒发热、无汗等表证，舌苔薄白，脉浮或浮紧。

病机：风寒之邪外束肌表，内袭于肺，肺卫失宣，肺气闭郁，不得宣通，故咳嗽声重，气急咽痒；寒邪郁肺，气不布津，凝聚为痰，故痰白清稀；风寒束表，皮毛闭塞，卫阳被郁，故见鼻塞，流清涕，头痛，肢体酸楚，恶寒发热，无汗等风寒表证；舌苔薄白，脉浮或浮紧均为风寒袭肺之象。

治法：疏风散寒，宣肺止咳。

方药：三拗汤合止嗽散。

加减：痒甚，加牛蒡子、蝉蜕；鼻塞声重，加辛夷花、苍耳子；夹痰湿，咳而痰黏，胸闷，苔腻，加半夏、茯苓、厚朴；表证明显，加防风、苏叶；表寒未解，里有郁热，热为寒遏，咳嗽音嘎，气急似喘，痰黏稠，口渴心烦，身热，加生石膏、桑白皮、黄芩。

（2）风热犯肺。

证候：咳嗽咳痰不爽，痰黄或稠黏，喉燥咽痛，常伴恶风身热、头痛肢楚、鼻流黄涕、口渴等表热证，舌苔薄黄，脉浮数或浮滑。

病机：风热犯肺，肺失清肃而见咳嗽频剧，气粗或咳声嘶哑；肺热伤津，则见口渴，喉燥咽痛；肺热内郁，蒸液成痰，故咳痰不爽，痰黄或稠黏；风热犯表，卫表不和而见鼻流黄涕，头痛，汗出，四肢酸楚，恶风身热等表热证；舌苔薄黄，脉浮数或浮滑，均为风热犯肺之征。

治法：疏风清热，宣肺止咳。

方药：桑菊饮。

加减：咳嗽甚，加前胡、瓜蒌、枇杷叶、浙贝；表热甚，加银花、荆芥、防风；咽喉疼痛，声音嘎哑，加射干、牛蒡子、山豆根、板蓝根；痰黄稠，肺热甚，加黄芩、知母、石膏；鼻衄或痰中带血，加白茅根、生地；咽燥口干，加沙参、麦冬；夏令暑湿，加六一散、鲜荷叶。

（3）风燥伤肺。

证候：喉痒干咳，无痰或痰少而黏连成丝，咳痰不爽，或痰中带有血丝，咽喉干痛，唇鼻干燥，口干，常伴鼻塞，头痛，微寒，身热等表证，舌质红干而少津，苔薄白或薄黄，脉浮。

病机：风燥犯肺，肺失清肃故见干咳作呛；燥热灼津则咽喉口鼻干燥，痰黏不易咯吐；燥热伤肺，肺络受损，则痰中夹血；本病多发于秋季，乃燥邪与风热并见的温燥证，故见风燥外客，卫气不和的表证；舌质红干而少津，苔薄白或薄黄，脉浮，均为温燥伤肺的表现。

治法：疏风清肺，润燥止咳。

方药：桑杏汤。

加减：表证较重，加薄荷、荆芥；津伤较甚，加麦冬、玉竹；肺热重，加生石膏、知母；痰中带血丝，加生地、白茅根。

干咳而少痰或无痰，咽干鼻燥，兼有恶寒发热，头痛无汗，舌苔薄白而干，用杏苏散加减；恶寒甚、无汗，加荆芥、防风。

2. 内伤咳嗽

（1）痰湿蕴肺。

证候：咳嗽反复发作，尤以晨起咳甚，咳声重浊，痰多，痰黏腻或稠厚成块，色白或带灰色，胸闷气憋，痰出则咳缓、憋闷减轻，常伴体倦，脘痞，腹胀，大便时溏，舌苔白腻，脉濡滑。

病机：痰湿蕴肺，肺失宣降，故咳嗽痰多，咳声重浊，痰黏腻或稠厚成块，色白或带灰色；晨间痰壅，故咳痰尤甚，痰出则咳缓、憋闷减轻；湿痰中阻，脾为湿困，故见胸闷，体倦，脘痞，腹胀，大便时溏等症；舌苔白腻，脉濡滑，为痰湿内盛之象。

治法：燥湿化痰，理气止咳。

方药：二陈汤合三子养亲汤。

加减：肺气不宣，加桔梗、杏仁、枳壳；胸闷脘痞，加苍术、厚朴；寒痰较重，痰黏白如泡沫，怯寒背冷，加干姜、细辛；脾虚证候明显，加党参、白术；有表寒，加紫苏、荆芥、防风；病情平稳后可服六君子汤加减调理。

（2）痰热郁肺。

证候：咳嗽气息急促，或喉中有痰声，痰多稠黏或为黄痰，咳吐不爽，或痰有热腥味，或咳吐血痰，胸胁胀满，或咳引胸痛，面赤，或有身热，口干欲饮，舌苔薄黄腻，舌质红，脉滑数。

病机：痰热壅阻肺气，肺失清肃，故咳嗽气息粗促，痰多稠黏或为黄痰，咳吐不爽；痰热郁蒸，则痰有腥味；热伤肺络，故咳吐血痰，胸胁胀满，或咳引胸痛；肺热内郁，则有身热，口干欲饮；舌苔薄黄腻，舌质红，脉滑数，均为痰热壅肺之征。

治法：清热肃肺，化痰止咳。

方药：清金化痰汤。

加减：痰黄如脓或有热腥味，加鱼腥草、金荞麦根、象贝母、冬瓜仁等；便秘，加葶苈子、风化硝；咳痰不爽，加北沙参、麦冬、天花粉。

（3）肝火犯肺。

证候：上气咳逆阵作，咳时面赤，常感痰滞咽喉，咯之难出，量少质黏，或痰如絮状，咳引胸胁胀痛，咽干口苦，症状可随情绪波动而增减，舌红或舌边尖红，舌苔薄黄少津，脉弦数。

病机：肝失调达，郁结化火，上逆侮肺，肺失宣肃以致气逆作咳，咳则连声；肝火上炎，故咳时面红，咽干口苦；木火刑金，炼液成痰，肺热津亏，则痰黏或痰如絮状，难以咳出；胁肋为肝经循行的区域，故咳引胸胁胀痛；舌红或舌边尖红，舌苔薄黄少津，脉弦数，皆为肝火肺热之征。

治法：清肝泻火，化痰止咳。

方药：黛蛤散合黄芩泻白散。

加减：火旺，加山栀、丹皮；胸闷气逆，加葶苈子、瓜蒌、枳壳；咳引胁痛，加郁金、丝瓜络；痰黏难咯，加海浮石、浙贝母、冬瓜仁；咽燥口干，咳嗽日久不减，加北沙参、百合、麦冬、天花粉、诃子。

（4）肺阴亏耗。

证候：干咳，咳声短促，痰少黏白，或痰中带血丝，或声音逐渐嘶哑，口干咽燥，常伴有午后潮热，手足心热，夜寐盗汗，口干，舌质红少苔，或舌上少津，脉细数。

病机：肺阴不足，虚火内灼，肺失滋润，肃降无权，肺气上逆，则干咳，咳声短促；虚火灼津为痰，肺损络伤，故痰少黏白，或痰中带血丝；阴虚肺燥，津液不能濡润上承，则咳声逐渐嘶哑，口干咽燥；阴虚火旺，故午后潮热，手足心热，颧红，夜寐盗汗；阴精不能充养而致形瘦神疲；舌质红少苔，或舌上少津，脉细数，为肺阴亏虚，阴虚内热之征。

治法：滋阴润肺，化痰止咳。

方药：沙参麦冬汤。

加减：久热久咳，用桑白皮易桑叶，加地骨皮；咳剧，加川贝母、杏仁、百部；咳而气促，加五味子、诃子；咳吐黄痰，加海蛤粉、知母、瓜蒌、竹茹、黄芩；痰中带血，加山栀、丹皮、白茅根、白及、藕节；低热，潮热骨蒸，加功劳叶、银柴胡、青蒿、白薇；盗汗，加糯稻根须、浮小麦。

（四）其他

1. 单验方

（1）川贝母3 g，白梨2个，白冰糖适量，水煎服用。适用于燥热咳嗽。

（2）蚕茧2个剪碎，用棉籽油30 g炸焦后，打入鸡蛋1个，炒热，1次吃完，每日1次。适用于慢性咳嗽。

（3）生梨1个，洗净连皮切碎，加冰糖炖水服；或用大生梨1个，切去盖，挖去心，加入川贝母3 g，仍旧盖上，以竹签插定，放碗内隔水蒸2 h，喝汤吃梨，每日1个。适用于肺燥咳嗽，痰量少，咯痰不爽者。

（4）佛耳草、苏子、莱菔子各6 g，煎服。适用于咳嗽痰浊壅盛证。

（5）桑皮、枇杷叶各12 g，煎服。适用于咳嗽痰热证。

（6）矮地茶 30 g，每日 1 次，服 20 ~ 30 天。适用于咳嗽肺热证。

2. 中成药

（1）二冬膏每次 9 ~ 15 g，每日 2 次口服。适用于咳嗽阴虚证。

（2）二陈丸每次 9 ~ 15 g，每日 2 次口服。适用于咳嗽痰湿停滞证。

（3）川贝枇杷糖浆每次 10 mL，每日 3 次口服。适用于感冒、咳嗽风热犯肺，内郁化火证。

（4）止嗽定喘口服液每次 10 mL，每日 2 ~ 3 次口服，儿童酌减。适用于咳嗽表寒里热证。

（5）蛇胆川贝散每次 0.3 ~ 0.6 g，每日 2 ~ 3 次口服。适用于咳嗽肺热痰多证。

（6）蛇胆陈皮口服液每次 10 mL，每日 2 ~ 3 次口服。适用于咳嗽痰热证。

（7）清肺消炎丸 1 袋，每日 2 ~ 3 次口服，适用于咳嗽痰热阻肺证。

3. 外治法

（1）石白散（熏洗法）：石菖蒲、麻黄、生姜、葱白、艾叶各适量。上药共研粗末，入锅内炒热后，用纱布包裹备用。取药袋趁热在胸背上，由上而下，反复热熨。凉后再炒用，每次热熨 10 ~ 15 min。每日 1 次。适用于咳嗽，兼有喘促者。

（2）药蛋熨法：半夏、苍术、麻黄各 25 g，鸡蛋（连壳）1 枚。将药放入砂锅内，加清水适量（水超出药面 1 cm），入鸡蛋，以文火煎沸 15 min，待药性深入鸡蛋后取出鸡蛋备用。趁热取鸡蛋拨熨背部的心俞、肺俞及足部涌泉双侧穴位。蛋凉再入药液中煮之再熨，每次热熨 10 ~ 15 min，每日 1 ~ 2 次。适用于咳嗽肺气上逆证。

（3）熏洗法：款冬花（适量）。蛋拌、晾干，将药放入有嘴壶中点燃烧之，吹熄盖住壶口，备用。将壶嘴对准患者口咽吸之。若胸中发闷，抬起头，以指掩盖嘴，稍定再吸咽之，每次吸 3 ~ 5 min，每日 1 次。适用于慢性咳嗽（久嗽）。

4. 针灸

（1）外感咳嗽。

主穴：列缺、合谷、肺俞。

配穴：风寒加风门、太渊；风热加大椎、曲池；咽喉痛加少商放血；急性支气管炎加大椎、风门、足三里；肺炎加大椎、身柱、膻中；支气管扩张加尺泽、鱼际、孔最。

（2）内伤咳嗽。

主穴：肺俞、太渊、三阴交。

配穴：痰湿阻肺加丰隆、阴陵泉；肝火灼肺加行间；肺阴亏虚加膏肓；咯血加孔最；上呼吸道感染加尺泽、鱼际；慢性支气管炎加身柱、膏肓、足三里；肺结核加尺泽、膏肓、百劳。

（3）穴位贴敷法。

选肺俞、定喘、风门、膻中、丰隆。用白附子 16%、洋金花 48%、川椒 33%，樟脑 3% 制成粉剂。将药粉少许置穴位上，用胶布贴敷，每 3 ~ 4 天更换一次，最好在三伏天应用。亦可用白芥子、甘遂、细辛、丁香、苍术、川芎各等量，研成细粉，加入基质，调成糊状，制成直径 1 cm 圆饼，贴在穴位上，用胶布固定，每 3 天更换 1 次，5 次为 1 个疗程。

（4）穴位注射法。

选定喘、大杼、风门、肺俞，用维生素 B1 100 mg 注射液或胎盘注射液，每次以 1 ~ 2 穴，每穴注入药液 0.5 mL，选穴由上而下依次轮换。隔日 1 次。本法用于慢性咳嗽。

五、辨病思路

（1）咳嗽既是独立性的病证，又是肺系多种病证的一个症状。本节是讨论以咳嗽为主要临床表现的一类病证。西医学的上呼吸道感染、支气管炎、支气管扩张、肺炎等以咳嗽为主症者可参考本病证进行辨证论治，其他疾病兼见咳嗽者，可与本病证联系互参。

（2）咳嗽是许多肺系疾患所共有的症状，但作为中医病证之一的咳嗽，应着重与肺痨、肺胀、喘证、哮证、肺癌等病证相鉴别。

（3）外感咳嗽与内伤咳嗽可相互影响为病，病久则邪实转为正虚。外感咳嗽如迁延失治，邪伤肺气，更易反复感邪，而致咳嗽屡作，转为内伤咳嗽；肺脏有病，卫外不固，易受外邪引发或加重，特别在气候变化时尤为明显。久则从实转虚，肺脏虚弱，阴伤气耗。由此可知，咳嗽虽有外感、内伤之分，但有时两者又可互为因果。

第三节　肺痈

一、概述

肺痈是肺叶生疮，形成脓肿的一种病证，属内痈之一。其临床特征为发热、咳嗽、胸痛、略吐腥臭脓血浊痰。

现代医学所指的多种原因引起的肺组织化脓症，如肺脓肿、化脓性肺炎、肺坏疽，以及支气管扩张继发感染等疾病，均可参照本篇辨证论治，其中，肺脓肿的临床表现与肺痈更为贴近。

二、临床表现

发病多急，常突发高热，咳嗽胸痛，初期咳少量黏液痰，溃脓期即病后 10 天左右，略吐多量黄绿色脓痰或脓血痰，气味腥臭。并多伴有精神不振、乏力、食欲减退等全身感染中毒症状。

三、鉴别诊断

肺痈应注意与下列病证作鉴别。

1. 风温

由于肺痈初期与风温极为类似，故应注意区别。风温起病多急，以发热、咳嗽、烦渴，或伴气急胸痛为特征，与肺痈初期颇难鉴别。但肺痈之振寒、略吐浊痰明显，喉中有腥味。风温经正确及时治疗后，多在气分解除，如经一周后身热不退，或热退而复升，应进一步考虑肺痈之可能。

2. 痰饮

痰饮咳嗽见弛有咳逆倚息，咳痰量多等症，易与肺痈相混，但痰饮咳嗽起病较缓，痰量虽多，然无腥臭脓痰，亦非痰血相兼，且痰饮咳嗽的热势不如肺痈亢盛。

3. 肺痿

肺痿、肺痈同属肺部疾患，症状也有相似之处，两者虽同为肺中有热，但肺痈为风热犯肺，热壅血瘀，肺叶生疮，病程短而发病急，形体多实，消瘦不甚，咳吐脓血腥臭，脉数实；肺痿为气阴亏损，虚热内灼，或肺气虚冷，以致肺叶萎缩不用，病程长而发病缓，形体多虚，肌肉消瘦，咳唾涎沫，脉数虚。两者一实一虚，显然有别。《金匮要略心典》："肺痿、肺痈二证虽同，惟胸中痛，脉滑数，唾脓血，则肺痈所独也。比而论之，痿者萎也，如草木之萎而不荣，为津烁而肺焦也，痈者壅也，如土之壅物而不通，为热聚而肺痈也。故其脉有虚实不同，而其数则一也。"若肺痈久延不愈，误治失治，痰热壅结二焦，熏灼肺阴，可转成肺痿。《外科正宗》："久嗽劳伤，咳吐痰血，寒热往来，形体消削，略吐瘀脓，声哑咽痛，其候传为肺痿。"

4. 肺疽

《外科精义》："其肺疮之候，口干喘满，咽燥而渴，甚则四肢微肿，咳嗽脓血，或腥臭浊沫，胸中隐隐微痛者，肺疽也。"即把肺痈亦称之谓肺疽。因此，肺痈、肺疮、肺疽有时可视为一义。然《中国医学大辞典》："肺疽：①此证生于紫宫、玉堂二穴，属任脉之经，十日可刺，脓水黄白色者可治，如无脓或渐大旁攻，上硬下虚，自破流水不绝，咳唾引痛者，不治。②因饮酒或食辛热之物而吐血者之称。治详伤酒吐血条。"即把位于紫宫、玉堂穴之疮疡和伤酒或食辛热饮食物所致之吐血亦称之谓肺疽，与称谓肺疽之肺痈，当不难区别。

四、辨证论治

（一）辨证要点

1. 掌握病性

本病为热毒瘀结于肺，成痈酿脓，故发病急，病程短，属于邪盛证实。临床以实热证候为主要表现。

2. 辨别病期

根据病程的先后不同阶段和临床表现，辨证可分为初期、成痈期、溃脓期、恢复期以作为分证的依据。

（二）分证论治

1. 初期

主症：恶寒、发热、咳嗽、胸痛、咳则痛甚，呼吸不利，咯白色黏沫痰，痰量日渐增多，口干鼻燥。舌苔薄黄或薄白，脉象浮数而滑。

治法：疏风散热，宣肺化痰。

方药：银翘散加减。

金银花18 g，连翘15 g，芦根20 g，竹叶10 g，荆芥10 g，薄荷6 g（后下），瓜蒌仁15 g，鱼腥草30 g，甘草6 g。水煎服。

头痛者，可加菊花、桑叶、蔓荆子等以疏风热，清头目；内热转甚者，可加石膏、炒黄芩以清肺热，或可加鱼腥草以加强清热解毒之力；咳甚痰多者，可加杏仁、桑白皮、冬瓜子、枇杷叶、贝母以化痰止咳；胸痛呼吸不利，可加瓜蒌皮、广郁金、桃仁以活血通络，化瘀止痛；喘甚者，可加用麻杏石甘汤以清肺平喘。

2. 成痈期

主症：身热转甚，时时振寒，继则壮热不退，汗出烦躁，咳嗽气急，胸满作痛，转侧不利，咳吐黄稠脓痰，气味腥臭，口干咽燥。舌质红苔黄腻；脉滑数或洪数。

治法：清热解毒，化瘀散结，泄肺逐痰。

方药：苇茎汤合如金解毒散加减。

苇茎30 g，冬瓜仁20 g，薏苡仁20 g，桃仁12 g，桔梗12 g，黄芩12 g，黄连10 g，栀子10 g，鱼腥草30 g，红藤30 g，蒲公英20 g，瓜蒌仁18 g，甘草6 g。水煎服。

咳痰黄稠，酌配桑白皮、瓜蒌、射干、竹茹等清化之品；咳而喘满，咯痰稠浊量多，不得卧者，合葶苈大枣泻肺汤泄肺逐痰；咯脓浊痰，腥臭味严重者，可合用犀黄丸；胸痛甚者，可加乳香、没药、郁金、赤芍药、丹参等活血散结，通络定痛；烦渴甚者，可加石膏、知母、天花粉清热保津；便秘者，可加大黄、枳实荡涤积热。

3. 溃脓期

主症：咳吐大量脓痰，或如米粥，或痰血相兼，腥臭异常，有时咯血，胸中烦满而痛，甚则气喘不能平卧，有热面赤，烦渴喜饮。舌质红或绛，苔黄腻，脉象滑数或数实。

治法：清热解毒，化瘀排脓。

方药：加味桔梗汤加减。

桔梗15 g，薏苡仁20 g，川贝母12 g，金银花18 g，白及12 g，鱼腥草30 g，野荞麦根30 g，败酱草20 g，黄芩12 g，甘草6 g。水煎服，每日1剂。若咯血者，可加牡丹皮12 g，三七末3 g，紫珠草30 g，藕节20 g。伤津者，加沙参15 g，麦冬12 g，天花粉18 g。气虚者，加黄芪18 g。

4. 恢复期

主症：身热渐退，咳嗽减轻，咯吐脓血痰日渐减少、臭味亦减，痰液转为清稀，食纳好转，精神渐振；或见胸胁隐痛，难以久卧，短气，自汗盗汗，低热，午后潮热，心烦，口燥咽干，面色不华，形体消瘦，精神萎靡，或见咳嗽，咯血脓血痰日久不净，或痰液一度清稀而复转臭浊，病情时轻时重，迁延不愈。舌质红或淡红，苔黄或薄黄；脉细或细数无力。

治法：益气养阴，润肺化痰，扶正托邪。

方药：沙参麦冬汤加减。

北沙参 18 g，麦冬 15 g，玉竹 15 g，天花粉 12 g，桑叶 12 g，桔梗 12 g，薏苡仁 18 g，冬瓜仁 20 g，百合 18 g，川贝母 10 g，甘草 6 g。水煎服。

若低热者，加青蒿 15 g，白薇、地骨皮各 12 g。咯痰腥臭脓浊者，加鱼腥草 30 g，败酱草 20 g。

五、其他疗法

简验方：

（1）鲜薏苡根。适量、捣汁，温热服，一日 3 次，或加红枣煨服，可下臭痰浊脓。

（2）丝瓜水。丝瓜藤尖（取夏秋间正在生长的），折去一小段，以小瓶在断处接汁，一夜得汁若干，饮服。

（3）白及 30 g，生蛤壳 45 g，怀山药 30 g，共研细末，一日 2 次，每次 3 g，开水送服。

（4）白及 120 g，浙贝 30 g，百合 30 g，共研细末，早、晚各服 6 g。

前二方用于溃脓期，后二方用于恢复期。

六、预防与调摄

凡属肺虚或原有其他慢性疾患，肺卫不固，易感外邪者，当注意寒温适度，起居有节，以防受邪致病；并禁烟酒及辛辣炙煿食物，以免燥热伤肺。一旦发病，则当即早治疗，力求在未成脓前得到消散，或减轻病情。

肺痈患者，应做到安静卧床休息，每天观察记录体温、脉象的变化，咳嗽情况，咳痰的色、质、量、味，注意室温的调节，做好防寒保温。在溃脓后可根据肺部病位，予以体位引流；如见大量咯血，应警惕血块阻塞气道，或出现气随血脱的危症，当按"咯血"采取相应的调摄措施。

饮食宜清淡，多食蔬菜，忌油腻厚味。高热者可予半流质。多吃水果，如橘子、梨、枇杷、莱菔等，均有润肺生津化痰的作用。每天可用苡米煨粥食之，并取鲜芦根煎汤代茶。禁食一切辛辣刺激及海腥发物，如辣椒、葱、韭菜、黄鱼、鸭蛋、虾子、螃蟹等。吸烟、饮酒者一律均须戒除。

第四节　哮病

哮证是指以发作时喉中哮鸣有声，呼吸急促困难，甚则喘息不能平卧为主要临床表现的一种发作性痰鸣气喘的肺系病证。

哮证的症状、病因病机的记载最早见于《内经》。如《素问·阴阳别论》谓："阴争于内，阳扰于外，魄汗未藏，四逆而起，起则熏肺，使人喘鸣"。

汉·张仲景《金匮要略》明确指出了哮证发作时的特征和治疗方药，即"咳而上气，喉中水鸡声，射干麻黄汤主之"。元·朱丹溪《丹溪心法》首创哮喘病名，并认为"哮喘必用薄滋味，专主于痰"，提出"未发以扶正气为主，既发以攻邪气为急"的治疗原则。明·秦景明在《症因脉治·哮病》篇提出伏痰留饮是哮证的病因，七情、饮食、外感是哮证的诱发因素："哮病之因，痰饮留伏，结成窠臼，潜伏于内，偶有七情之犯，饮食之伤，或外有时令之风寒束其肌表，则哮喘之症作矣"。明·虞抟在《医学正传》中则进一步区分哮和喘，认为"哮以声响言，喘以气息言"。

现代医学的支气管哮喘、喘息性支气管炎，或其他急性肺部过敏性疾患所致的哮喘等疾病，出现哮证的临床表现时，均可参考本节进行辨证论治。

一、病因病机

哮证的发生，主要责之于痰伏于肺，每因外邪侵袭、饮食不节、情志不调、体虚劳倦等诱因引触而发，致痰壅气道，肺失宣降。

（一）外邪侵袭

外感风寒或风热之邪，失于表散，邪蕴于肺，肺气壅阻，气不布津，聚液生痰；或吸入花粉烟尘、异味气体等，影响肺气的宣发肃降，以致津液凝聚，痰浊内蕴，均可致哮。

（二）饮食不当

过食生冷，寒饮内停，或嗜食肥甘厚味，积痰蒸热，或因进食海膻等发物，而致脾失健运，饮食不归正化，痰浊内生，上干于肺而致哮病。由于个体素质的差异，对不同食物致病的敏感性亦有区别，因此，古有"食哮""鱼腥哮""卤哮""糖哮""醋哮"等名。

（三）体虚病后

先天不足，或病后体弱，如幼年患麻疹、顿咳，或反复感冒，咳嗽日久等，以致肺气耗伤，气不化津，痰饮内生；或热病伤阴，阴虚火盛，热蒸液聚，痰热胶固，均可致哮。先天不足多以肾虚为主，而病后所致者多以肺脾虚为主。

哮证之病位主要在于肺系。哮证的发生，为宿痰内伏于肺，每因外感、饮食、情志、劳倦等诱因而引触，以致痰阻气道，肺失肃降，气道挛急，其中尤以气候因素为主，多发于气候变化较大的深秋、冬春寒冷季节。哮证的病理因素以痰为主，如朱丹溪所说"哮喘专主于痰"。痰的来源不外肺不能布散津液，脾不能运化精微，肾不能蒸化水液，以致津液凝聚成痰，伏藏于肺，成为发病的潜在"夙根"，再遇各种诱因而引发。

哮证之病性分虚实两类。哮证发作时，以邪实为主，主要为痰阻气闭；若哮证反复发作，寒痰伤及脾肾之阳，痰热耗灼肺肾之阴，则可从实转虚，在平时表现肺、脾、肾等脏器虚弱之候。三脏之间可交互影响，合而同病，表现肺、脾、肾气虚及阳虚，或肺肾阴虚。在缓解期感觉短气、疲乏，常有轻度哮症，难以全部消失。一旦大发作时，每易持续不解，邪实与正虚错综并见，肺肾两虚而痰浊又复壅盛，严重者因肺不能治理调节心血的运行，命门之火不能上济于心，则心阳亦同时受累，甚至发生"喘脱"危候。

二、诊断要点

（一）症状

常因气候突变、饮食不当、情志失调、劳累等因素诱发。发作前多有鼻痒、喷嚏、咳嗽、胸闷等先兆。发作时喉中哮鸣有声，呼吸困难，甚则张口抬肩，不能平卧，或口唇指甲发绀。呈反复发作的特点。多有过敏史或家族史。

（二）检查

发作时两肺可闻及哮鸣音，或伴有湿啰音。实验室检查周围血象中血嗜酸性粒细胞可增高，痰液涂片可见嗜酸细胞。支气管激发试验或运动试验阳性。支气管扩张试验阳性。胸部 X 线检查一般无特殊改变，久病可见肺气肿体征。

三、鉴别诊断

（一）喘证

哮证与喘证都是呼吸急促、喘息不宁的肺系病证。哮以声响言，喉中有哮鸣声，是一种反复发作的独立性疾病；喘以气息名，为呼吸急促困难，是多种急慢性疾病的一个症状。哮必兼喘，而喘未必兼哮。

（二）支饮

支饮虽然也有痰鸣气喘的症状，但咳和喘重于哮鸣，病势时轻时重，发作与间歇界限不清，与哮证之间歇发，突然发病，迅速缓解，哮鸣声重而咳轻，或不咳，两者有显著的不同。支饮多系慢性咳嗽经久不愈，逐渐加重而成。

四、辨证

本病属邪实正虚，发作时以邪实为主，缓解时以正虚为主，但久病正虚者，发时每多虚实错杂。在分清虚实的基础上，实证需分冷哮、热哮以及是否兼证的不同。

（一）发作期

1. 冷哮

证候：呼吸急促，喉中哮鸣有声，胸膈满闷，咳不甚，痰少咯吐不爽，面色晦暗，口不渴，或渴喜热饮，受寒易冷，形寒畏冷，舌苔白滑，脉弦紧或浮紧。

分析：寒痰伏肺，外寒触发，气逆痰升，闭拒气道，搏击有声，故呼吸急促，喉中哮鸣有声；寒痰阻肺，肺气郁闭，故见胸膈满闷；痰阻气道，肺失宣肃则咳嗽；阴盛于内，阳气不能敷布于外，故面色晦暗，形寒畏冷；无热则口不渴，有寒则喜热饮；外寒侵袭，触动伏痰，故受寒易发；舌苔白滑，脉弦紧或浮紧均为寒痰内盛之象。

2. 热哮

证候：气粗息涌，喉中哮鸣，胸高胁胀，咳呛阵作，痰黄或白而黏稠，咳吐不利，心烦面赤，汗出，口渴喜饮，舌质红，苔黄腻，脉弦滑或滑数。

分析：痰热壅肺，肺失清肃，肺气上逆，故气粗息涌，喉中哮鸣，胸高胁胀，咳呛阵作；热灼津液成痰，痰热胶结，故咳痰色黄或白而黏稠，咳吐不利；痰火郁蒸，则烦闷不安，汗出，面赤；热盛伤津，故口渴喜饮；舌质红，苔黄腻，脉弦滑或滑数均为痰热内盛之象。

3. 寒包热哮

证候：喉中哮鸣有声，胸膈烦闷，呼吸急促，喘咳气逆，咳痰不爽，痰稠色黄，或黄白相兼，烦躁，发热恶寒，无汗身痛，口干欲饮，大便偏干，舌苔白腻罩黄，舌尖边红，脉弦紧。

分析：痰热壅肺，复感风寒，客寒包火，肺失宣降，故喘咳气逆，喉中哮鸣有声，呼吸急促，胸膈烦闷；寒包热火，故咳痰不爽，痰稠色黄，或黄白相兼；痰热郁结，化火，则烦躁，发热，恶寒，无汗，口干欲饮；痰饮流窜经络，气血运行不畅，则身痛；肺热移于大肠，则大便偏干；舌苔白腻略黄，舌尖边红，脉弦紧，均为寒包热证之象。

4. 风痰哮

证候：喉中痰盛，声如拽锯，或鸣声如吹笛，喘急胸满，但坐不得卧，痰白带泡，寒热不显，面色青黯，起病多急，发病前自觉有鼻、咽、眼、耳发痒，鼻塞流涕，喷嚏，胸闷，舌苔厚浊，脉滑实。

分析：痰浊伏肺，风邪引触，肺气郁闭，升降失司，则喉中痰盛，声如拽锯，或鸣声如吹笛，喘急胸满，但坐不得卧；痰饮随肺气逆于上，则痰白带泡；风邪善行数变，则起病急；风邪上犯清窍，则有鼻、咽、眼、耳发痒，鼻塞流涕、喷嚏等；风痰郁结，胸闷；舌苔厚浊，脉滑实，均为风痰证之象。

5. 虚哮

证候：喉中哮鸣如鼾，声低，气短息促，动则喘甚，发作频繁，甚则持续喘哮，口唇、爪甲青紫，咳痰无力，痰稀或质黏起沫，口不渴或咽干口渴，形寒肢冷或烦热，舌质淡或偏红，或紫黯，脉沉细或细数。

分析：哮病久发，肺肾两虚，摄纳失常，痰气瘀阻，则喉中哮鸣如鼾，声低，气短息促，动则喘甚，发作频繁，甚则持续喘哮；肺肾两虚，不能推动气血，瘀阻脉络，则口唇、爪甲青紫；肺虚则津液不得布散，聚而为痰，故痰稀或质黏起沫，咳痰无力；肾阳虚，则温煦失职，故见形寒肢冷，口不渴；肾阴虚则虚火内扰，故见烦热，咽干口渴；舌质淡或紫黯，脉沉细乃肺肾阳虚之象；舌偏红，脉细数乃肺肾阴虚之象。

（二）缓解期

1. 肺脾气虚

证候：气短声低，时有轻度哮鸣，痰多质稀色白，自汗怕风，常易感冒，倦怠无力，食少便溏，舌质淡，苔白，脉细弱。

分析：哮病日久，肺虚不能主气，脾虚健运无权，气不化津，痰饮蕴肺，肺气上逆，则气短声低，时有轻度哮鸣，痰多质稀色白；肺虚不能卫外，则自汗怕风，常易感冒；脾虚运化失权，则食少便溏；化源亏乏，气血津液不能输布，则倦怠乏力；舌质淡，苔白，脉细弱乃肺脾气虚之象。

2. 肺肾两虚

证候：短气息促，动则为甚，吸气不利，咳痰质黏起沫，脑转耳鸣，腰酸腿软，心慌，不耐劳累。

或五心烦热，颧红，口干，舌红少苔，脉细数；或畏寒肢冷，面色苍白，舌胖，苔淡白，脉沉细。

分析：哮病久发，精气亏乏，肺肾摄纳失常，气不归原，则短气息促，动则为甚，吸气不利；津凝为痰，则咳痰质黏起沫；肾虚则脑耳失充，故脑转耳鸣；腰膝失养，则腰酸腿软，不耐劳累；肾虚不能温煦心阳，水气凌心，则心慌；肺肾阴虚，虚火内扰，则五心烦热，颧红，口干；肺肾阳虚，温煦失职，则畏寒肢冷，面色苍白；舌质红少苔，脉细数乃肺肾阴虚之象；舌苔淡白，质胖，脉沉细乃肺肾阳虚之象。

五、治疗

当朱丹溪"未发以扶正气为主，既发以攻邪气为急"之说，以"发时治标，平时治本"为基本原则。发时攻邪治标，祛痰利气，寒痰宜温化肃肺，热痰当清化肃肺，寒热错杂者，当清温并施，表证明显者兼以解表，属风痰为患者又当祛风涤痰。反复日久，正虚邪实者，又当兼顾，不可单纯拘泥于祛邪。若发生喘脱危候，当急于扶正救脱。平时应扶正治本，阳气虚者应予温补，阴虚者则予滋养，分别采取补肺、健脾、益肾等法。

（一）中药治疗

1. 冷哮

治法：温肺散寒，化痰止哮。

处方：射干麻黄汤加减。

方中用射干开郁散结，豁痰利咽；麻黄宣肺平喘；细辛、半夏、生姜温肺蠲饮降逆；紫菀、款冬花、甘草化痰止咳；五味子收敛肺气；大枣和中。

若痰涌喘逆不得卧，可加葶苈子泻肺涤痰；若表寒里饮，寒象较甚者，可用小青龙汤，并可酌配杏仁、苏子、青皮、橘皮等利气化痰；若痰稠胶固难出，哮喘持续难平者加猪牙皂、白芥子豁痰利窍以平喘。

2. 热哮

治法：清热宣肺，化痰止哮。

处方：定喘汤加减。

方中麻黄宣降肺气，既能平喘，又能解表；白果味甘性涩，既能化痰祛浊，又可敛肺平喘，并可防麻黄过于耗散之弊；杏仁降逆平喘，与麻黄相配，宣肺化痰定喘之功更强；桑白皮、黄芩清肺热而止咳平喘，二药相配，一味宣肺降逆，一味清化热痰，使表证得解，痰热得清，以消除致病之因；苏子、半夏、款冬花降气平喘，止咳化痰；甘草调和诸药。

若哮久热伤肺阴，且痰热不净，虚中夹实，发时喘急气促，或喘哮持续，咳呛，痰少质黏，口燥咽干，烦热颧红，舌红少苔，脉细数者，又当养阴清热，敛肺化痰，可用麦门冬汤。

3. 寒包热哮

治法：解表散寒，清化痰热。

处方：小青龙加石膏汤加减。

方中麻黄解表散寒，宣肺平喘，石膏清泄肺热，二药合用辛凉配伍，外散风寒，内清里热；厚朴、杏仁平喘止咳；生姜、半夏化痰降逆；甘草、大枣调和诸药。

若表寒重者，加桂枝、细辛以辛温散寒；喘哮、痰鸣加射干、葶苈子、苏子以祛痰平喘；痰吐稠黄胶黏加黄芩、前胡、瓜蒌皮以清热化痰。

4. 风痰哮

治法：祛风涤痰，降气止哮。

处方：三子养亲汤加减。

方中用白芥子温肺利气涤痰；苏子降气化痰，止咳平喘；莱菔子行气祛痰；麻黄宣肺平喘；杏仁、僵蚕祛风化痰；厚朴、半夏、陈皮降气化痰；茯苓健脾化痰。

若痰壅喘急，不能平卧，加用葶苈子、猪牙皂泻肺涤痰，必要时可暂予控涎丹泻肺祛痰；若感受风邪而发作者，加苏叶、防风、苍耳子、蝉衣、地龙等祛风化痰。

5. 虚哮

治法：补肺纳肾，降气化痰。

处方：平喘固本汤（南京中医学院附院验方）。

方中用党参、黄芪补益肺气；胡桃肉、沉香、脐带、冬虫夏草、五味子补肾纳气；苏子、半夏、款冬、橘皮降气化痰。诸药合用共奏补益肺肾、降气平喘之功。

若肾阳虚加附子、鹿角片、补骨脂、钟乳石；肺肾阴虚配沙参、麦冬、生地、当归；痰气瘀阻，口唇青紫，加桃仁、苏木；气逆于上，动则气喘，加紫石英、磁石镇纳肾气。

6. 喘脱危证

治法：补肺纳肾，扶正固脱。

处方：回阳急救汤合生脉饮加减。

方中人参、附子、甘草益气回阳；山萸肉、五味子、麦冬固阴救脱；龙骨、牡蛎敛汗固脱；冬虫夏草、蛤蚧纳气归肾。

如喘急面青，烦躁不安，汗出肢冷，舌淡紫，脉细，另吞黑锡丹镇纳虚阳，温肾平喘固脱，每次 3～4.5 g，温水送服。肾阳虚，气息微弱，汗出肢冷，舌淡，脉沉细，加肉桂、干姜回阳固脱；气息急促，心烦内热，汗出黏手，口干舌红，脉沉细数，加生地、玉竹养阴救脱，人参改用西洋参。

7. 肺脾气虚

治法：健脾益气，培土生金。

处方：六君子汤加减。

方用党参、白术健脾益气；山药、薏苡仁、茯苓甘淡补脾；法半夏、橘皮燥湿化痰；五味子敛肺气；甘草补气调中。若表虚自汗加炙黄芪、浮小麦、大枣；怕冷，畏风，易感冒，可加桂枝、白芍、附片；痰多者加前胡、杏仁。

8. 肺肾两虚

治法：补肺益肾。

处方：生脉地黄汤合金水六君煎加减。

方中熟地、山萸肉、胡桃肉补肾纳气；人参、麦冬、五味子补益肺之气阴；茯苓、甘草益气健脾；半夏、陈皮理气化痰。

若气阴两虚为主者加黄芪、沙参、百合；肾阳虚为主者，酌加补骨脂、仙灵脾、鹿角片、制附片、肉桂；肾阴虚为主者加生地、冬虫夏草。还可常服紫河车粉补益肾精。

（二）针灸治疗

1. 基本处方

肺俞、天突、膻中、孔最、丰隆。

肺俞配天突、膻中，遵前后配穴法之意，旨在调理肺气，化痰止哮；天突、膻中宽胸理气，降气止哮；郄穴孔最，肃肺平喘；丰隆功擅化痰。

2. 加减运用

（1）冷哮证：加风门、列缺以祛风散寒。诸穴针用泻法，或加灸法。

（2）热哮证：加大椎、曲池以祛风清热，大椎放血。余穴针用泻法。

（3）寒包热哮证：加风门、鱼际以解表散寒，清热平喘。诸穴针用泻法，或加灸法。

（4）风痰哮证：加中脘、合谷以祛风涤痰。诸穴针用泻法。

（5）肺脾气虚证：加脾俞、足三里以健脾益气，培土生金。诸穴针用补法，或加灸法。

（6）肺肾阴虚证：加膏肓、肾俞、太溪以滋肾益阴，膏肓可用灸法。诸穴针用补法。

（7）肾阳虚证：加膏肓、命门、肾俞、关元以益阳化水。诸穴针用补法，或加灸法。

3. 其他

（1）穴位敷贴疗法：对减少和控制哮证发作有一定疗效。

取穴：大椎、肺俞、膏肓、百劳、膻中；药物：白芥子、延胡索各 20 g，甘遂、细辛各 10 g。

方法：上药共研为末，密封瓶中备用。在夏季三伏中使用时加麝香0.6 g，和匀，分3次用姜汁调成糊状，敷于穴位上，大小如蚕豆，约1 ~ 2小时去之，每10日敷1次。

（2）耳针疗法：取肺、肾、肾上腺、平喘、交感、皮质下、神门，每次取2 ~ 3穴，毫针刺法，中等刺激，每次留针15 ~ 30 min，每日或隔日1次，10次为1疗程。

（3）穴位注射疗法：适用于哮证缓解期。

取穴：胸1 ~ 6夹脊穴。

方法：每次取穴1对，每穴注射胎盘组织液0.5 ~ 1 mL，由上而下。

（4）埋线疗法。

取穴：大椎、定喘、肺俞、膏肓、膻中、足三里、丰隆。

方法：将羊肠线用埋线针植入穴位内，无菌操作，每月1次，连续3次。

（5）穴位割治法。

取穴：膻中、大包、鱼际。

方法：每次选1 ~ 2穴，常规消毒后，局麻浸润，切开穴位1 cm，割去皮下脂肪，缝合，外敷纱布包扎即可，每10 ~ 15日1次，一般1 ~ 2次。

六、预防

哮病是一种发作性的痰鸣气喘疾患，病理因素为宿痰伏肺，遇感引发，发作时以邪实为主。祛除宿疾伏痰，当为预防哮病发作之首务。哮病还应注意避免接触过敏物。

扫码领取
- 中 医 理 论
- 养 生 方 法
- 健 康 自 测
- 书 单 推 荐

第五章
脑系病证

第一节　癫狂

癫病以精神抑郁，表情淡漠，沉默痴呆，语无伦次，静而少动为特征；狂病以精神亢奋，狂躁刚暴，喧扰不宁，毁物打骂，动而多怒为特征。癫病与狂病都是精神失常的疾病，两者在临床上可以互相转化，故常并称。

癫之病名最早见于马王堆汉墓出土的《足臂十一脉灸经》"数瘛疾"。癫狂病名出自《内经》。该书对于本病的症状、病因病机及治疗均有较详细的记载。在症状描述方面，如《灵枢·癫狂》篇说："癫疾始生，先不乐，头重痛，视举，目赤，甚作极，已而烦心""狂始发，少卧，不饥，自高贤也，自辨智也，自尊贵也，善骂詈，日夜不休。"在病因病机方面，《素问·至真要大论篇》说："诸躁狂越，皆属于火。"《素问·脉要精微论篇》说："衣被不敛，言语善恶，不避亲疏者，此神明之乱也。"《素问·脉解篇》又说："阳尽在上，而阴气从下，下虚上实，故狂癫疾也。"指出了火邪扰心和阴阳失调可以发病。《灵枢·癫狂》篇又有"得之忧饥""得之大恐""得之有所大喜"等记载。明确指出，情志因素亦可以导致癫狂的发生。《素问·奇病论篇》说："人生而有病癫疾者，此得之在母腹中时。"指出本病具有遗传性。在治疗方面，《素问·病能论篇》说："帝曰：有病怒狂者，其病安生？岐伯曰：生于阳也。帝曰：治之奈何？岐伯曰：夺其实即已，夫食入于阴，长气于阳，故夺其食则已，使之服以生铁落为饮，夫生铁落者，下气疾也。"至《难经》则明确提出癫与狂的鉴别要点，如《二十难》记有"重阳者狂，重阴者癫"，而《五十九难》对癫狂二证则从症状表现上加以区别，其曰："狂癫之病何以别之？然：狂疾之始发，少卧而不饥，自高贤也，自辩智也，自倨贵也，妄笑好歌乐，妄行不休是也。癫疾始发，意不乐，僵仆直视，其脉三部阴阳俱盛是也。"对两者的鉴别可谓要言不烦。

汉代张仲景《金匮要略·五脏风寒积聚病脉证治》说："邪哭（作'人'解）使魂魄不安者，血气少也，血气少者属于心，心气虚者，其人则畏；合目欲眠，梦远行而精神离散，魂魄妄行。阴气衰者为癫，阳气衰者为狂。"对本病的病因做进一步的探讨，提出因心虚而血气少，邪乘于阴则为癫，邪乘于阳则为狂。

唐宋以后，对癫狂的证候描述更加确切，唐代孙思邈《备急千金要方·风癫》曰："示表癫邪之端，而见其病，或有默默而不声，或复多言而漫说，或歌或哭，或吟或笑，或眠坐沟渠，瞰于粪秽，或裸形露体，或昼夜游走，或嗔骂无度，或是蛊蛊精灵，手乱目急。"对癫狂采用针药并用的治疗方式。

金元时代对癫狂的病因学说有了较大的发展。如金代刘完素《素问玄机原病式·五运主病》说："经注曰多喜为癫，多怒为狂，然喜为心志，故心热甚则多喜而为狂，况五志所发，皆为热，故狂者五志间发。"元代朱丹溪《丹溪心法·癫狂篇》云："癫属阴，狂属阳……大率多因痰结于心胸间。"提出了癫狂的发病与"痰"有关的理论，并提出"痰迷心窍"之说，对于指导临床实践具有重要意义，也为后世许多医家所遵循。此时不仅对病因病机的认识更臻完善，而且从实践中也积累了一些治疗本病的经验。如治癫用养心血、镇心神、开痰结，治狂用大吐下之法。此外，《丹溪心法》还记有精神治疗的方法。

及至明清两代，不少医家对本病证治理法的研究多有心得体会。如明代楼英《医学纲目》卷二十五记有："狂之为病少卧，少卧则卫独行，阳不行阴，故阳盛阴虚，令昏其神。得睡则卫得入于阴，而阴得卫镇，不虚，阳无卫助，不盛，故阴阳均平而愈矣。"对《内经》狂病，由阴阳失调而成的理论有所发挥。再如李梴、张景岳等对癫狂二证的区别，分辨甚详。明代李梴《医学入门·癫狂》说："癫者异常也，平日能言，癫则沉默；平日不言，癫则呻吟，甚则僵卧直视，心常不乐""狂者凶狂也，轻则自高自是，好歌好舞，甚则弃衣而走，逾垣上屋，又甚则披头大叫，不避水火，且好杀人。"明代张介宾《景岳全书·癫狂痴呆》说："狂病常醒，多怒而暴；癫病常昏，多倦而静。由此观之，则其阴阳寒热，自有冰炭之异。"明代王肯堂《证治准绳》中云："癫者，俗谓之失心风。多因抑郁不遂……精神恍惚，言语错乱，喜怒不常。"这一时期的医家肯定了癫狂痰迷心窍的病机，治疗多主张治癫宜解郁化痰、宁心安神为主；治狂则先夺其食，或降其火，或下其痰，药用重剂，不可畏首畏尾。明代戴思恭《证治要诀·癫狂》提出："癫狂由七情所郁，遂生痰涎，迷塞心窍。"明代虞搏《医学正传》以牛黄清心丸治癫狂，取其豁痰清心之意。至王清任又提出了血瘀可病癫狂的论点，并认识到本病与脑有着密切的关系。如王清任《医林改错》癫狂梦醒汤谓："癫狂一证……乃气血凝滞脑气，与脏腑气不接，如同做梦一样。"清代何梦瑶《医碥·狂癫痫》剖析狂病病机为火气乘心，劫伤心血，神不守舍，痰涎入踞。清代张璐《张氏医通·神志门》集狂病治法之大成："上焦实者，从高抑之，生铁落饮；阳明实则脉伏，大承气汤去厚朴加当归、铁落饮，以大利为度；在上者，因而越之，来苏膏，或戴人三圣散涌吐，其病立安，后用洗心散、凉膈散调之；形证脉气俱实，当涌吐兼利，胜金丹一服神效……《经》云：喜乐无极则伤魂，魄伤则狂，狂者意不存，当以恐胜之，以凉药补魄之阴，清神汤。"

综上所述，历代医家则对癫狂的病因、病机、临床症状及治疗进行了较多的论述，对后世有较大的影响。

癫病与狂病都是精神失常的疾患，其表现类似于西医学的某些精神病，精神分裂症的精神抑郁型，心境障碍中躁狂抑郁症的抑郁型、抑郁发作大致相当于癫病。精神分裂症的紧张性兴奋型及青春型、心境障碍中躁狂抑郁症的躁狂型、躁狂发作、急性反应性精神病的反应兴奋状态大致相当于狂病。凡此诸病出现症状、舌苔、脉象等临床表现与本篇所述相同者，均可参考本篇进行辨证论治。

一、病因病机

癫狂发生的原因，总与七情内伤密切相关，或以思虑不遂，或以悲喜交加，或以恼怒惊恐，皆能损伤心、脾、肝、胆，导致脏腑功能失调和阴阳失于平秘，进而产生气滞、痰结、火郁、血瘀等，蒙蔽心窍而引起神志失常。狂病属阳，癫病属阴，病因病机有所不同。如清代叶天士《临证指南医案》龚商年按："狂由大惊大恐，病在肝胆胃经，三阳并而上升，故火炽则痰涌，心窍为之闭塞。癫由积忧积郁，病在心脾包络，三阴蔽而不宣，故气郁则痰迷，神志为之混淆。"

癫狂发生的存在原发病因、继发病因和诱发因素。原发病因有禀赋不足，情志内伤和饮食不节；继发病因有气滞、痰结、火郁、血瘀等；诱发因素有情志失节，人事怫意，突遭变乱及剧烈的情志刺激。癫病起病多缓慢，渐进发展，癫病病位在肝、脾、心、脑，病之初起多表现为实证，后转换为虚实夹杂，病程日久，损伤心、脾、脑、肾，转为虚证。狂病急性发病，狂病病位在肝、胆、胃、心、脑，病之初起为阳证、热证、实证，渐向虚实夹杂转化，终至邪去正伤，渐向癫病过渡。

兹从气、痰、火、瘀四个方面对本病的病因病机列述如下。

1. 气机阻滞

《素问·举痛论篇》有"百病皆生于气"之说，平素易怒者，由于郁怒伤肝，肝失疏泄，则气机失调，气郁日久，则进一步形成气滞血瘀，或痰气互结，或气郁化火，阻闭心窍而发为癫狂。正如《证治要诀·癫狂》所说"癫狂由七情所郁，遂生痰涎，迷塞心窍"。

2. 痰浊蕴结

自从金元时代朱丹溪提出癫狂与"痰"有关的论点以后，不少医家均宗其说。如明代张景岳《景岳全书，癫狂痴呆》说："癫病多由痰气，凡气有所逆，痰有所滞，皆能壅闭经络，格塞心窍。"近代张锡纯《医学衷中参西录·医方》明确指出"癫狂之证，乃痰火上泛，瘀塞其心与脑相连窍络，以致心脑不通，神明皆乱"。由于长期的忧思郁怒造成气机不畅，肝郁犯脾，脾失健运，痰涎内生，以致气血痰结。或因脾气虚弱，升降失常，清浊不分，浊阴蕴结成痰，则为气虚痰结。无论气郁痰结或气虚痰结，总由"痰迷心窍"而病癫病。若因五志之火不得宣泄，炼液成痰，或肝火乘胃，津液被熬，结为痰火；或痰结日久，郁而化火，以致痰火上扰，心窍被蒙，神志遂乱，也可发为狂病。

3. 火郁扰神

《内经》早就指出狂病与火有关。如《素问·至真要大论篇》指出："诸躁狂越，皆属于火。"《素问·阳明脉解篇》又说："帝曰：病甚则弃衣而走，登高而歌，或至不食数日，逾垣上屋，所上之处，皆非其素所能也，病反能者何也？岐伯曰：四肢者，诸阳之本也，阳盛则四肢实，实则能登高也。""帝曰：其妄言骂詈不避亲疏而歌者何也？岐伯曰：阳盛则使人妄言骂詈，不避亲疏而不欲食，不欲食故妄走也。"因阳明热盛，上扰心窍，以致心神昏乱而发为狂病。"《景岳全书·癫狂痴呆》亦说："凡狂病多因于火，此或以谋为失志，或以思虑郁结，屈无所伸，怒无所泄，以致肝胆气逆，木火合邪，是诚东方实证也，此其邪盛于心，则为神魂不守，邪乘于胃，则为暴横刚强。"综上所述，胃、肝、胆三经实火上升扰动心神，皆可发为狂病。

4. 瘀血内阻

由于血瘀使脑气与脏腑之气不相连接而发狂。如清代王清任《医林改错》说："癫狂一证，哭笑不休，詈骂歌唱，不避亲疏，许多恶态，乃气血凝滞，脑气与脏腑气不接，如同做梦一样。"并自创癫狂梦醒汤治疗本病。另外，王清任还创立脑髓说，其曰："灵机记性在脑者，因饮食生气血，长肌肉，精汁之清者，化而为髓""小儿无记性者，脑髓未满，高年无记性者，脑髓渐空。"联系本病的发生，如头脑发生血瘀气滞，使脏腑化生的气血不能正常的充养元神之府，或因血瘀阻滞脉络，气血不能上荣脑髓，则可造成灵机混乱，神志失常发为癫狂。

综上所述，气、痰、火、瘀均可造成阴阳的偏盛偏衰，而历代医家多以阴阳失调作为本病的主要病机。如《素问·生气通天论篇》说："阴不胜其阳，则脉流薄疾，并乃狂。"又《素问·宣明五气论篇》说："邪入于阳则狂，邪入于阴则痹，搏阳则为癫疾。"《难经·二十难》说："重阳者狂，重阴者癫。"所谓重阴重阳者，医家论述颇不一致。有说阳邪并于阳者为重阳，阴邪并于阴者为重阴；有说三部阴阳脉皆洪盛而牢为重阳，三部阴阳脉皆沉伏而细为重阴；还有认为气并于阳而阳盛气实者为重阳，血并于阴而阴盛血实者为重阴。概言之，两种属阳的因素重叠相加称为重阳，如平素好动、性情暴躁，又受痰火阳邪，此为重阳而病狂；两种属阴的因素重叠相加，称为重阴，如平素好静，情志抑郁，又受痰郁阴邪，此为重阴而病癫。此后在《诸病源候论》《普济方》以及明清许多医家的著述中，也都说明机体阴阳失调，不能互相维系，以致阴虚于下，阳亢于上，心神被扰，神明逆乱而发癫狂。

此外，张仲景《伤寒论》尚有蓄血发狂的记载，应属血瘀一类；由于思虑太过，劳伤心脾，气血两虚，心失所养亦可致病。《医学正传·癫狂痫证》说："癫为心血不足。"癫狂病的发生还与先天禀赋有关，若禀赋充足，体质强壮，阴平阳秘，虽受七情刺激也只是短暂的情志失畅；反之禀赋素虚，肾气不足，复因惊骇悲恐，意志不遂等七情内伤，则每可引起阴阳失调而发病。禀赋不足而发病者往往具有家族遗传性，其家族可有类似的病史。

一、诊断

（一）发病特点

本病发生与内伤七情密切相关，性格暴躁、抑郁、孤僻、易于发怒、胆怯疑虑等，是发病的常见因素；头颅外伤、中毒病史对确定诊断也有帮助。但其主要诊断依据是灵机、情志、行为三方面的失常。所谓灵机即记性、思考，谋虑、决断等方面的功能表现。

（二）临床表现

本病的临床症状大致可分为4类，兹分述于后。

（1）躁狂症状：如弃衣而走，登高而歌，数日不食而能逾垣上屋，所上之处，皆非其力所能，妄言骂詈，不避亲疏，妄想丛生，毁物伤人，甚至自杀等，其证属实热，为阳气有余的症状。

（2）抑郁症状：如精神恍惚，表情淡漠，沉默痴呆，喃喃自语或语无伦次，秽洁不知，颠倒错乱，或歌或笑，悲喜无常，其证多偏于虚。为阴气有余的症状，或为痰气交阻。

（3）幻觉症状：幻觉是患者对客观上不存在的事物，却感到和真实的一样，可有幻视、幻听、幻嗅、幻触等症。如早在《灵枢·癫狂》就对幻觉症状有明确的记载："目妄见，耳妄闻……善见鬼神。"再如明代李梴《医学入门·癫狂》记有："视听言动俱妄者，谓之邪祟，甚则能言平生未见闻事及五色神鬼。"此处所谓邪祟，即为幻觉症状。

（4）妄想症状：妄想是与客观实际不符合的病态信念，其判断推理缺乏令人信服的根据，但患者坚信其正确而不能被说服。正如《灵枢·癫狂》所说："自高贤也，自辨智也，自尊贵也。"《中藏经·癫狂》也说："有自委曲者，有自高贤者。"此外，还可有疑病、自罪、被害、嫉妒等妄想症状。

这些临床症状不是中毒、热病所致，头颅CT及其他辅助检查没有阳性发现。

总之，癫病多见抑郁症状，呆滞好静，其脉多沉伏细弦；狂病多见躁狂症状，多怒好动，其脉多洪盛滑数，这是两者的区别。至于幻觉症状和妄想症状则既可见于癫病，也可见于狂病。

三、鉴别诊断

1. 痫病

痫病是以突然仆倒，昏不知人，四肢抽搐为特征的发作性疾患，与本病不难区分。但自秦汉至金元时期，往往癫、狂、痫同时并称，常常混而不清，尤其是癫病与痫病始终未能明确分清，及至明代王肯堂才明确提出癫狂与痫病的不同。如《证治准绳·癫狂痫总论》说："癫者或狂或愚，或歌或笑，或悲或泣，如醉如痴，言语有头无尾，秽洁不知，积年累月不愈"；"狂者病之发时猖狂刚暴，如伤寒阳明大实发狂，骂詈不避亲疏，甚则登高而歌，弃衣而走，逾垣上屋，非力所能，或与人语所未尝见之事"；"痫病发则昏不知人，眩仆倒地，不省高下，甚而瘛疭抽掣，目上视，或口眼歪斜，或口作六畜之声。"至此已将癫狂与痫病截然分开，为后世辨证治疗指出了正确方向。

2. 谵语、郑声

谵语是因阳明实热或温邪入于营血，热邪扰乱神明，而出现神志不清、胡言乱语的重症。郑声是指疾病晚期心气内损，精神散乱而出现神识不清，不能自主，语言重复，语声低怯，断续重复而语不成句的垂危征象。狂病与谵语、郑声在症状表现上是不同的，如《东垣十书·此事难知集·狂言谵语郑声辨》记有"狂言声大开自与人语，语所未尝见事，即为狂言也。谵语者，合目自语，言所日用常见常行之事，即为谵语也。郑声者，声战无力，不相接续，造字出于喉中，即郑声也"。

3. 脏躁

脏躁好发于妇人，其症为悲伤欲哭，数欠伸，像如神灵所作，但可自制，一般不会自伤及伤害他人，与癫狂完全丧失自知力的神志失常不同。

四、辨证

（一）辨证要点

1. 癫病审查轻重

精神抑郁，表情淡漠，寡言呆滞是癫病的一般症状，初发病时常兼喜怒无常，喃喃自语，语无伦次，舌苔白腻，此为痰结不深，证情尚轻。若病程迁延日久，则见呆若木鸡，目瞪如愚，灵机混乱，舌苔渐变为白厚而腻，乃痰结日深，病情转重。久则正气日耗，脉由弦滑变为滑缓，终至沉细无力。倘使病情演变为气血两虚，而症见神思恍惚，思维贫乏，意志减退者，则病深难复。

2. 狂病明辨虚实

狂病应区分痰火、阴虚的主次先后，狂病初起是以狂暴无知，情感高涨为主要表现，概由痰火实邪扰乱神明而成。病久则火灼阴液，渐变为阴虚火旺之证，可见情绪焦躁，多言不眠，形瘦面赤舌红等症状。这一时期，分辨其主次先后，对于确定治法处方是很重要的。一般说，亢奋症状突出，舌苔黄腻，脉弦滑数者，是痰火为主，而焦虑、烦躁、失眠、精神疲惫，舌质红少苔或无苔，脉细数者，是阴虚为主。至于痰火、阴虚证候出现的先后，则需对上述证候，舌苔、脉象的变化作动态的观察。

（二）证候

1. 癫病

（1）痰气郁结：精神抑郁，表情淡漠，寡言呆滞，或多疑虑，语无伦次，或喃喃自语，喜怒无常，甚则忿不欲生，不思饮食。舌苔白腻，脉弦滑。

病机分析：因思虑太过，所愿不遂，使肝气被郁，脾失健运而生痰浊。痰浊阻蔽神明，故出现抑郁、呆滞、语无伦次等症；痰扰心神，故见喜怒无常，忿不欲生，又因痰浊中阻，故不思饮食。苔腻、脉滑皆为气郁痰结之征。

（2）气虚痰结：情感淡漠，不动不语，甚则呆若木鸡，目瞪如愚，傻笑自语，生活被动，灵机混乱，甚至目妄见，耳妄闻，自责自罪，面色萎黄，便溏溲清。舌质淡，舌体胖，苔白腻，脉滑或脉弱。

病机分析：癫久正气亏虚，脾运力薄而痰浊益甚。痰结日深，心窍被蒙，故情感淡漠而呆若木鸡，甚至灵机混乱，出现幻觉症状；脾气日衰故见面色萎黄，便溏、溲清诸症。舌淡胖，苔白腻，脉滑或弱皆为气虚痰结之象。

（3）气血两虚：病程漫长，病势较缓，面色苍白，多有疲惫不堪之象，神思恍惚，心悸易惊，善悲欲哭，思维贫乏，意志减退，言语无序，魂梦颠倒。舌质淡，舌体胖大有齿痕，舌苔薄白，脉细弱无力。

病机分析：癫病日久，中气渐衰，气血生化乏源，故面色苍白，肢体困乏，疲惫不堪；因心血内亏，心失所养，可见神思恍惚，心悸易惊，意志减退诸症。舌胖，脉细是气血俱衰之征。

2. 狂病

（1）痰火扰心：起病急，常先有性情急躁，头痛失眠，两目怒视．面红目赤，突然狂暴无知，情感高涨，言语杂乱，逾垣上屋，气力逾常，骂詈叫号，不避亲疏，或毁物伤人，或哭笑无常，登高而歌，弃衣而走，渴喜冷饮，便秘溲赤，不食不眠。舌质红绛，苔多黄腻，脉弦滑数。

病机分析：五志化火，鼓动阳明痰热，上扰清窍，故见性情急躁，头痛失眠；阳气独盛，扰乱心神，神明昏乱，症见狂暴无知，言语杂乱，骂詈不避亲疏；四肢为诸阳之本，阳盛则四肢实，实则登高、逾垣、上屋，而气力超乎寻常。舌绛苔黄腻，脉弦而滑数，皆属痰火壅盛，且有伤阴之势。以火属阳，阳主动，故起病急骤而狂暴不休。

（2）阴虚火旺：狂病日久，病势较缓，精神疲惫，时而躁狂，情绪焦虑、紧张，多言善惊，恐惧而不稳，烦躁不眠，形瘦面红，五心烦热。舌质红，少苔或无苔，脉细数。

病机分析：狂乱躁动日久，必致气阴两伤，如气不足则精神疲惫，仅有时躁狂而不能持久。由于阴伤而虚火旺盛，扰乱心神，故症见情绪焦虑，多言善惊，烦躁不眠，形瘦面红等。舌质红，脉细数，也为阴虚内热之象。

（3）气血凝滞：情绪躁扰不安，恼怒多言，甚则登高而歌，弃衣而走，或目妄见，耳妄闻，或呆滞少语，妄思离奇多端，常兼面色暗滞，胸胁满闷，头痛心悸，或妇人经期腹痛，经血紫暗有块，舌质紫暗有瘀斑，舌苔或薄白或薄黄，脉细弦、或弦数、或沉弦而迟。

病机分析：本证由血气凝滞使脑气与脏腑气不相接续而成，若瘀兼实热，苔黄，脉弦致，多表现为狂病；若瘀兼虚寒，苔白，脉沉弦而迟，多表现为癫病。但是无论属狂属癫，均以血瘀气滞为主因。

五、治疗

（一）治疗原则

1. 解郁化痰，宁心安神

癫病多虚，为重阴之病，主于气与痰，治疗宜解郁化痰，宁心安神，补养气血为主要治则。

2. 泻火逐痰，活血滋阴

狂病多实，为重阳之病，主于痰火、瘀血，治疗宜降其火，或下其痰，或化其瘀血，后期应予滋养心肝阴液，兼清虚火。

概言之，癫病与狂病总因七情内伤，使阴阳失调，或气并于阳，或血并于阴而发病，故治疗总则以调整阴阳，以平为期，如《素问·生气通天论篇》所说："阴平阳秘，精神乃治。"

（二）治法方药

1. 癫病

（1）痰气郁结：疏肝解郁，化痰开窍。

方药：逍遥散合涤痰汤加减。药用柴胡配白芍疏肝柔肝，可加香附、郁金以增理气解郁之力，其中茯苓、白术可以健脾化浊。涤痰汤为二陈汤增入胆南星、枳实、人参、石菖蒲、竹茹而成，胆南星、竹茹辅助二陈汤化痰，石菖蒲合郁金可以开窍，枳实配香附可以理气，人参可暂去之。单用上方恐其效力不达，须配用十香返生丹，每服1丸，口服两次，是借芳香开窍之力，以奏涤痰散结之功；若癫病因痰结气郁而化热者，症见失眠易惊，烦躁不安而神志昏乱，舌苔转为黄腻，舌质渐红，治当清化痰热，清心开窍，可用温胆汤送服至宝丹。

（2）气虚痰结：益气健脾，涤痰宣窍。

方药：四君子汤合涤痰汤加减。药用人参、茯苓、白术、甘草四君益气健脾以扶正培本。再予半夏、胆南星、橘红、枳实、石菖蒲、竹茹涤除痰涎，可加远志、郁金，既可理气化痰，又能辅助石菖蒲宣开心窍。若神思迷惘，表情呆钝，症情较重，是痰迷心窍较深，治宜温开，可用苏合香丸，每服1丸，日服两次，以豁痰宣窍。

（3）气血两虚：益气健脾，养血安神。

方药：养心汤加减。方中人参、黄芪、甘草补脾益气；当归、川芎养心血；茯苓、远志、柏子r、酸枣仁、五味子宁心神；更有肉桂引药入心，以奏养心安神之功。若兼见畏寒蜷缩，卧姿如弓，小便清长，下利清谷者，属肾阳不足，应加入温补肾阳之品，如补骨脂、巴戟天，肉苁蓉等。

2. 狂病

（1）痰火扰心：泻火逐痰，镇心安神。

方药：泻心汤合礞石滚痰丸加减。方中大黄、黄连、黄芩苦寒直折心肝胃三经之火，知母滋阴降火而能维护阴液，佐以生铁落镇心安神。礞石滚痰丸方用青礞石、沉香、大黄、黄芩、朴硝，逐痰降火，待痰火渐退，礞石滚痰丸可改为包煎。胸膈痰浊壅盛，而形体壮实，脉滑大有力者，可采用涌吐痰涎法，三圣散治之，方中瓜蒂、防风、藜芦三味，劫夺痰浊，吐后如形神俱乏，当以饮食调养。阳明热结，躁狂谵语，神志昏乱，面赤腹满，大便燥结，舌苔焦黄起刺或焦黑燥裂，舌质红绛，脉滑实而大者，宜先服大承气汤急下存阴，再投凉膈散加减清以泻实火；病情好转而痰火未尽，心烦失眠，哭笑无常者，可用温胆汤送服朱砂安神丸。

（2）阴虚火旺：滋阴降火，安神定志。

方药：选用二阴煎加减，送服定志丸。方中生地、麦门冬、玄参养阴清热；黄连、木通、竹叶、灯芯草泻热清心安神；可加用白薇、地骨皮清虚热；茯神、炒酸枣r、甘草养心安神。定志丸方用人参、茯神、石菖蒲、甘草，其方健脾养心，安神定志，可用汤药送服，也可布包入煎。若阴虚火旺兼有痰热未清者，仍可用二阴煎适当加入全瓜蒌、胆南星、天竺黄等。

（3）气血凝滞：活血化瘀，理气解郁。

方药：选用癫狂梦醒汤加减，送服大黄䗪虫丸。方中重用桃仁合赤芍活血化瘀，还可加用丹参、红花、水蛭以助活血之力；柴胡、香附理气解郁；青陈皮、大腹皮、桑白皮、苏子行气降气；半夏和胃，甘草调中。如蕴热者可用木通加黄芩以清之；兼寒者加干姜、附子助阳温经。大黄䗪虫丸方用大黄、黄芩、甘草、桃仁、杏仁、芍药、干生地、干漆、虻虫、水蛭、蛴螬、䗪虫。可祛瘀生新，攻逐蓄血，但需要服用较长时期。

（三）其他治法

1. 单方验方

（1）黄芫花：取花蕾及叶，晒干研粉，成人每日服1.5～6克，饭前一次服下，10～20日为一个疗程，主治狂病属痰火扰心者。一般服后有恶心、呕吐、腹泻等反应，故孕妇、体弱、素有胃肠病者忌用。

（2）巴豆霜：1～3克，分2次间隔半小时服完，10次为一个疗程，一般服用2个疗程，第1个疗程隔日1次，第2个疗程隔两日1次。主治狂病，以痰火扰心为主者。

2. 针灸

取穴以任督二脉、心及心包经为主，其配穴总以清心醒脑，豁痰宣窍为原则，其手法多采用三人或五人同时进针法，狂病多用泻法，大幅度捻转，进行强刺激，癫病可用平补平泻的手法。

（1）癫病主方：①中脘、神门、三阴交。②心俞、肝俞、脾俞、丰隆。两组可以交替使用。

（2）狂病主方：①人中、少商、隐白、大陵、丰隆。②风府、大椎、身柱。③鸠尾、上脘、中脘、丰隆。④人中、风府、劳宫、大陵。每次取穴一组，4组穴位可以轮换使用。狂病发作时，可独取两侧环跳穴，用四寸粗针，行强刺激，可起安神定志作用。

3. 灌肠疗法

痰浊蒙窍的癫病：以生铁落、牡蛎、石菖蒲、郁金、胆南星、法半夏、礞石、黄连、竹叶、灯芯草、赤芍、桃仁、红花组方，先煎生铁落、礞石30分钟，去渣加其他药物煎30分钟，取汁灌肠。

4. 饮食疗法

心脾不足者：黄芪莲子粥，取黄芪，文火煎10分钟，去渣，入莲子、粳米，煮粥。心肾不交者：百合地黄粥。生地切丝，煮1～2分钟，去渣，入百合，粳米煮成粥，加蜂蜜适量。

六、转归及预后

癫病属痰气郁结而病程较短者，及时祛除壅塞胸膈之痰浊，复以理气解郁之法，较易治愈；若病久失治，则痰浊日盛而正气日虚，乃成气虚痰结之证；或痰郁化热，痰火渐盛，转变为狂病。气虚痰结证如积极调治，使痰浊渐化，正气渐复，则可以向愈，但较痰气郁结证易于复发。若迁延失治或调养不当，正气愈虚而痰愈盛，痰愈盛则症愈重，终因灵机混乱，日久不复成废人。气血两虚治以扶正固本，补养心脾之法，使气血渐复，尚可向愈. 但即使病情好转，也多情感淡漠，灵机迟滞，工作效率不高，且复发机会较多。

狂病骤起先见痰火扰心之证，急投泻火逐痰之法，病情多可迅速缓解；若经治以后，火势渐衰而痰浊留恋，深思迷惘，其状如癫，是已转变为癫病。如治不得法或不及时，致使真阴耗伤，则心神昏乱日重，其证转化为阴虚火旺，若此时给予正确的治疗，使内热渐清而阴液渐复，则病情可向愈发展。如治疗失当，则火愈旺而阴愈伤，阴愈亏则火愈亢，以致躁狂之症时隐时发，时轻时重。另外，火邪耗气伤阴，导致气阴两衰，则迁延难愈。狂病日久出现气血凝滞，治疗得法，血瘀征象不断改善，则癫狂症状也可逐渐好转。若病久迁延不愈，可形成气血阴阳俱衰，灵机混乱，预后多不良。

七、预防与护理

癫狂之病多由内伤七情而引起，故应注意精神调摄：在护理方面，首先应正确对待患者的各种病态表现，不应讽笑、讽刺，要关心患者。对于尚有一些适应环境能力的轻证患者，应注意调节情志活动，如以喜胜忧，以忧胜怒等。对其不合理的要求应耐心解释，对其合理的要求应尽量满足。对重证患者的打人、骂人、自伤、毁物等症状，要采取防护措施，注意安全，防止意外。对于拒食患者应找出原因，根据其特点进行劝导、督促、喂食或鼻饲，以保证营养。对有自杀、杀人企图或行为的患者，必须严密注意，专人照顾，并将危险品如刀、剪、绳、药品等严加收藏，注意投河、跳楼、触电等意外行为。

八、现代研究

有学者认为癫病与狂病都是精神失常的疾患，其表现类似于西医学的某些精神病，癫狂病中以精神分裂症、抑郁症最为常见。精神分裂症以基本个性改变，思维、情感、行为的分裂，精神活动与环境不相协调为主要临床特征。抑郁症以情绪低落、思维迟缓并伴有兴趣减低、主动性下降等精神运动性迟滞症状为主要表现。

目前国内外尚无大样本的单项躁狂发作的统计，小样本显示其患病率和发病率远低于精神分裂症。

（一）病因学的研究

1950 年代后，对癫狂的病因学研究，多主张癫狂为内伤疾病，其发病主要与遗传因素、心理性格、精神刺激和出生季节相关。

癫狂的发生与人的心理和性格相关，张良栋等人以《内经》中阴阳为纲，按人的心理和体格特征划分为火、金、土、水、木5种素质分型，对100例正常人和100例精神分裂症患者进行了对照研究，发现中医素质分型的分布在正常人中以火型为最多（45%），水型最少（9%），而患者中则以水型为最多（38%），土型较少（13%）。实验显示的患者中水型素质者较多，符合西医学中内向素质的人易于发生精神分裂症的观点。性格内向是精神分裂症发病的心理诱因之一，人际关系差是显著的诱发因素。癫狂的发生与精神刺激相关，癫狂发作前多存在睡眠障碍、抑郁、孤僻、焦虑、生活懒散、敏感多疑和头痛等症状，突出地表现为性格改变。

癫狂发生受遗传影响，先天禀赋对痰有易感性、易生性者，具有癫狂病易发性；具有心、肝之气易虚易实的先天禀赋，自降生起，无论外感或内伤，均能使脏腑功能失调，积湿瘀浊而生痰；痰浊内阻，瘀血内生，痰瘀相搏，凝结垢敛心脑窍隧，滞扰与惑乱神明，发为癫狂。青春型患者多具先天禀赋阳强性体质，发病多属痰热内扰；偏执型患者多属先天禀赋阴性体质及柔性气质，发病多属痰瘀内阻；单纯型、紧张型患者多属先天禀赋阴弱性体质，气多偏虚，发病多属痰浊阻滞。

季节对癫狂的发病有影响，在春夏季，癫狂的发作较其他季节多，出生于寒季的患者发病率高于出生于暖季的，有家族史的发生率高于无家族史的，癫狂的发病与遗传相关，证实了癫狂"得之于母腹中"的论点。

（二）病机学的研究

近年来对癫狂的病机也有了深入的认识。在病位上，强调了脑与癫狂发生的关系，同时对脑、肝、肾、心、脾与癫狂的发生发展进行了全面地论述，概括出癫狂不同时期的病机，对癫狂各期的病机转化有了进一步的认识，对痰、火、瘀、郁、虚在癫狂的发生发展所起到的作用有了更深刻的认识。

近代名医张锡纯《医学衷中参西录·治癫狂方》指出："癫狂之证，亦西人所谓脑气筋病也，而其脑气筋之所以病者，因心与脑相通之道路为痰火所充塞也。"近代医家对癫狂的发生与脑相关多有论述。有学者分期总结癫病病机均与脑相关：初期病位在脑、心、肝、脾，久病病位在脑、心、脾、肾，认为癫狂的主要病位都与脑、心相关，实为邪扰脑心之神，虚为脑心之神失养。他将癫病病机转化归纳为："始发于肝，并发于心，失调于脏，上扰于脑，癫病乃作。"即在癫病的初期病机为肝气郁结，气机不畅；发展期见肝郁日久，气滞血瘀，心脑受扰；郁久化火，肝火爆发；病势进一步发展，肝火引动心火，风火相煽，扰动脑神；火热灼津，炼液成痰，肝气横逆，克伐脾土，脾运失司，痰浊内阻，阻滞气机，瘀血内生，痰瘀互阻；后期脾虚日渐，精血乏源，阴精亏虚，心肾不足。而狂病的病机转化规律是"始于肝郁，并发心火，阻滞脾胃，痰火内炽，久伤肾水，狂势易见"。狂病早期有肝经郁热，扰动心脑；发展期肝经郁火，内生炽热，扰动心脑，火邪人阳明经；后期狂病日久，火邪伤阴，阴虚火旺，虚火上扰。

多数学者认为在癫狂的初期和发展期以邪实为主，存在气滞、血瘀、痰浊、火邪；久病则转化为气虚、阴虚、阳虚。癫狂的证型随病程长短发生变化，癫狂者新病多实，久病多虚：病程较短的患者多见于痰湿内阻型、痰火内扰型、气滞血瘀型；病程较长的患者多见气滞血瘀，肝郁脾虚，心脾两虚型、阴虚火旺型、阳虚亏损型，而痰湿内阻型在疾病各期均多见到。

对痰、火、瘀、郁、虚在癫狂的发生发展所起到的作用中，癫狂的发生因之于气，痰必内生；因之于痰，气必受阻；痰气交结，火热自生；而癫狂的急性发作均具有火的特征，但火之来源及脏腑归属各不相同，有心经痰火、肝经之火、阳明燥火、阴虚燥火。痰火扰心是狂病发生的根本，多由痰内蕴日久，痰浊壅甚而骤阻气道，致气不往来，阻郁之气迅速化火，灼扰于心，心神淆乱而成。

癫狂的病机可以总结为起病初期多以邪实为主，扰动心脑；发展期，急性起病多有心肝的郁热实邪，扰动脑神；慢性期、康复期多痰气、瘀血，兼见心脾、肝肾、脾肾虚损。病位多责之脑、心、脾、肝。

（三）有关辨证论治规律的探讨

近年来对癫狂的症状进行了细致的观察，结合病因病机、精神症状、躯体症状、舌象及脉象，对癫狂各期的证型、虚实有了深刻的认识。中医病症诊断疗效标准将癫病分为痰气郁结、气虚痰结、心脾两虚、阴虚火旺4型；将狂病分为痰火扰神、火盛伤阴、气血瘀滞3型。中西医结合学会精神疾病专业委员会于1987年将癫病分为痰火内扰、痰湿内阻、气滞血瘀、阴虚火旺、阳虚亏损和其他型6个证型，分别治以清热涤痰（礞石滚痰汤）、化痰开窍（温胆汤）、活血化瘀（癫狂梦醒汤）、滋阴降火（玉女煎、清营汤）、温补脾肾（八味肾气丸、龟鹿二仙汤）为主方加减。王氏将癫病分为痰火内结、上扰脑神；肝火内炽、灼及脑神；肝郁痰结、上及脑神；肝郁脾虚、上不及脑；肝肾两虚、上不益脑；脾肾两虚、上不育脑；心脾两虚、上不荣脑；气虚血瘀、脑神失调等8个证型；狂病分为肝郁痰火、上扰脑神；心肝炽盛、上及脑神；阳明热盛、上攻脑神；阴虚阳亢、心肾不交4个证型。对癫病分别治疗以豁痰泻火、清脑安神；镇肝泻火、清脑宁神；解郁化痰、育脑安神；疏肝健脾、养脑安神；补益肝肾、荣脑安神；培土固肾、养脑安神；益心健脾、育养脑神；益气活血、化瘀醒神；对狂病治疗以清热豁痰、醒脑安神；清心镇肝、醒神安神；荡涤阳明、清脑安神；滋阴潜阳、交通心肾法治疗。

近年来从整体观念出发，对癫狂的症状治疗、分期治疗进行了归纳和总结。杜氏等对表现为阳性精神症状者，以祛邪治疗为主，主要治法有：①清热化痰法：温胆汤加减。②活血化瘀法：血府逐瘀汤加减。③疏肝解郁法：逍遥散加减；对表现为阴性精神症状者，以扶正祛邪治疗为主：①健脾化痰法：参苓白术散和二陈汤加减。②养阴清热法：青蒿鳖甲汤加减。③益气活血法：补阳还五汤加减。针对癫狂的特定症状，有学者观察到健脾补肾法可以改善精神分裂症认知损害。也有学者总结癫狂的治法方药主要有：①疏肝解郁法：见表情淡漠，食少神疲，情志抑郁，苔白脉弦者，方用逍遥散加减。②化痰法：又分为理气化痰、清热化痰、化痰开窍，方用顺气导痰汤、温胆汤、苏合香丸以开窍。③清热泻火法：适应于内火亢旺，躁扰不眠，舌红苔少，脉数，方用泻心汤加减。④泻下法：临床症状具有阳明热盛，燥屎内结，舌苔黄粗而干，脉实有力者，里实壅盛最为合适。可用承气汤加减。⑤活血化瘀法：适用于久治不愈或反复发作者，气滞痰结，久而必致瘀血阻络，引起虚实夹杂证，方用癫狂梦醒汤加减。⑥补益法：脾肾两虚者，予补脾益肾法，真武汤加减。心脾两虚者予补益心脾，归脾汤加减。阴虚内热者，予养阴清热法，青蒿鳖甲汤加减；气血亏虚者，予补益气血法，八珍汤加减。⑦重镇法：对狂病，宜重镇安神，方用生铁落饮加减。⑧涌吐法：用于癫狂患者吐痰涎，苔腻，脉弦而滑之象，方用瓜蒂散加减。⑨夺食法：用于癫狂初起，口臭、食多、便结、坐卧不安等足阳明胃热证。对于虚实夹杂的证型采用补泄结合的方法。

（四）单方、验方的临床应用

国内近年来对癫狂的临床报道较多，均报道有较好的疗效，丰富了治疗癫狂的内容，

化痰类方药有半夏厚朴汤治疗精神分裂辨证为痰湿偏盛，气机郁滞；有柴胡加龙骨牡蛎汤治疗躁狂抑郁症，证系情志郁久化热生痰，上扰神明，治以疏肝泻热，化痰开窍，重镇安神，方用柴胡加龙骨牡蛎汤加减，共服药50余剂后精神正常；有用顺气导痰治疗精神分裂症属癫病初为气郁痰结、痰迷心窍，可有效改善焦虑抑郁、精神运动迟滞、控制敌对猜疑、消除幻觉、妄想、改善思维；有温胆汤为主治疗辨证为肝郁气滞、痰热扰心的精神分裂症；还有用礞石涤痰汤治疗精神分裂症有联想障碍，情感淡漠，情感不协调，意志活动减退、幻觉妄想等症取得一定疗效；尚有用清开灵注射液治疗精神分裂症，清心抗狂汤、涌痰汤、有甘遂散治疗癫狂取得一定疗效。

活血化瘀类中药方剂有大黄三棱胶囊合并抗精神药物治疗精神分裂症残留型有一定疗效，治疗8星期后对情感平淡迟钝退缩、社交缺乏、兴趣减少及注意障碍都有一定改善。桃仁承气汤、血府逐瘀汤治疗癫狂都取得一定的疗效。

通腑药的运用如大承气汤可有效缓解证属肝火炽盛，热盛肠燥的狂病发作；亦有用防风通圣散、龙胆泻肝汤、附子泻心汤治疗癫狂取得一定疗效。

在癫狂的治疗中安神剂亦有较好的疗效，报道朱砂安神汤可有效缓解精神分裂症幻听症状，逍遥散可改善精神分裂症妄想症状。运用补益剂参芪五味子汤、二仙益智胶囊对精神分裂阴性症状有较好的疗效；甘麦大枣汤合百合地黄汤可治疗心肝阴虚，虚火上扰的癫病，症见自言自语，自笑，失眠，心烦，坐立不安，舌淡红有裂纹，苔薄白，脉弦软无力。四逆汤可改善病癫狂患者的精神呆滞，表情淡漠，目瞪不瞬，语言极少，喜阒睡，孤独被动，情感反应迟钝，饮食少思，面色苍白，四肢不温，舌体胖大有齿痕，舌质淡嫩，苔白，脉沉迟微细症状。防己地黄汤通过补肺健脾温肾亦可治疗以癫病为主要特征，兼见狂病表现的患者。

九、小结

癫狂的病因以内伤七情为主。其病位主要在心、脾、肝、胆、脑，而气、火、痰、瘀引起脏腑功能失调，阴阳失于平衡，则是本病的主要病机。癫病属阴，多见抑郁症状，狂病属阳，多见躁狂症状。临床上癫病一般分为痰气郁结、气虚痰结、气血两虚 3 证，治疗多以顺气化痰，宁心安神为主，久病致虚者兼以补气养血。狂病一般分为痰火扰心、阴虚火旺、血气凝滞 3 证，治疗方面，痰火壅盛，神明逆乱者，急予泻火涤痰之法；后期阴伤者则当以滋阴养血，兼清虚火。至于血瘀气滞者，当以活血化瘀为主。癫狂患者除药物治疗外，预防和护理也很重要，不可忽视。

第二节　偏头痛

偏头（migraine）是一种反复发作的血管性头痛，呈一侧或两侧疼痛，其特征是发作性的，多为偏侧、中重度、搏动样头痛，一般持续 4～72 小时，常伴恶心和呕吐。少数典型者发作前有视觉、感觉和运动等先兆，可有家族史。儿童期及青春期起病，中青年期达到高峰，本病近年来发病率呈上升趋势，一般人群发病率达 5%，男女患病率之比为 1∶4。

根据偏头痛的临床表现，可归属于中医学"脑风""首风""头风""头痛""厥头痛"等病证范畴。

一、临床表现及分型

大多数偏头痛多在儿童期和青年期（10～30 岁）发病，晚发型偏头痛可于 45 岁以后发病，女性多于男性。发作前有先兆症状者约为 10%，多有家族史，常见的伴发症状有恶心、呕吐、畏光、畏声、倦怠等。头痛的发作频率从每周至每年 1 次至数次不等，偶可见持续发作的病例。

偏头痛发作的常见诱因有内分泌因素（如月经来潮、排卵、口服避孕药、激素替代治疗）、饮食因素（如酒精、富含亚硝酸盐的肉类、味精、巧克力、干酪、饮食不规律）、心理因素 [如紧张、应激释放（周末或假期）、焦虑、烦恼、抑郁]、自然/环境因素（如强光、闪烁等视觉刺激及气味、天气变化、高海拔）、睡眠相关因素（如睡眠不足、睡眠过多）、药物作用（如硝酸甘油、西洛他唑、利血平、肼苯达嗪、雷尼替丁等），以及其他因素头部如创伤、强体力活动、疲劳等。

根据国际头痛协会的分类，偏头痛的主要临床类型及临床表现如下。

（一）有先兆的偏头痛

以往称典型偏头痛，典型病例可分以下四期，前驱期、先兆期、头痛期和恢复期，但并非所有患者或所有发作均具有上述四期。同一患者可有不同类型的偏头痛发作。

1. 前驱期

精神症状如抑郁、欣快、不安和倦睡等。神经症状如畏光、畏声、嗅觉过敏等，以及厌食、腹泻、口渴等，出现在发作前数小时至数日。有前驱症状者约占该型病例的 60%。

2. 先兆期

最常见为视觉先兆，如闪光、暗点、视野缺损、视物变形和物体颜色改变等；其次为躯体性感觉性先兆，如一侧肢体或面部麻木、感觉异常等；运动先兆较少。先兆症状可持续数分钟至 1 小时，复杂性偏头痛病例的先兆可持续时间较长。

3. 头痛期

多为一侧眶后或颞部搏动性头痛，可扩展至一侧头部或全头部。大多数患者头痛发作时间为 2 小时～1 天，儿童持续 2～8 小时；常伴有恶心、呕吐、畏光、畏声、易激惹、颞动脉突出等症状。头痛可因活动或摇动头颈部而加重，睡眠后减轻。

4. 恢复期

头痛消退后常有疲劳、倦怠、烦躁、注意力不集中、不愉快感等症状，1～2 日即可好转。

（二）无先兆的偏头痛

无先兆的偏头痛又称普通型偏头痛，是偏头痛最常见的类型，约占偏头痛患者的80%。前驱症状不明显，缺乏典型的先兆，常为双侧颞部及眶周疼痛，多呈搏动性，发病时为一侧，也可波及对侧或双侧交替发作。其和典型偏头痛鉴别的一种有用的床边检查是压迫同侧颈动脉或颞浅动脉可使头痛程度减轻。

（三）特殊类型的偏头痛

1. 偏瘫型偏头痛

临床少见，多在儿童期发病，成年期停止。偏瘫可为偏头痛的先兆症状，可伴有偏侧麻木、失语，亦可单独发生，偏头痛消退后偏瘫可持续10分钟至数周不等。可分两型：家族型多呈常染色体显性遗传；散发型可表现为典型、普通型和偏瘫型偏头痛的交替发作。

2. 基底型偏头痛

又称基底动脉型偏头痛。儿童和青春期女性发病较多；先兆症状多为视觉症状，如闪光、暗点、视物模糊、黑矇、视野缺损等，多持续20～30分钟，然后出现枕颈部疼痛，常伴随恶心和呕吐；脑干症状，如眩晕、复视、眼球震颤、耳鸣、构音障碍、双侧肢体麻木无力、共济失调等，亦可出现意识模糊和跌倒发作。

3. 眼肌麻痹型偏头痛

较少见。多有无先兆性偏头痛病史，反复发作后出现头痛侧脑神经麻痹，动眼神经最常受累，部分病例同时累及滑车神经和外展神经，出现眼球运动障碍，可持续数小时至数周不等，极少数可能持久不愈。应注意排除颅内动脉瘤和痛性眼肌麻痹。

4. 晚发型偏头痛

45岁以后发病，发作性头痛可伴反复发作的偏瘫、麻木、失语或构音障碍等，每次的神经缺失症状基本相同，持续1分钟至72小时。应排除TIA和可逆性缺血性神经功能缺失（RIND）等。

5. 偏头痛等位发作

多见于儿童，出现反复发作的眩晕、恶心、呕吐、腹痛、腹泻、肢体或关节疼痛以及情绪不稳、梦样状态等，但很少甚至没有头痛。发作持续数小时或长至48小时。有时被误诊为胰腺炎、胃肠炎或阑尾炎。

二、辅助检查和实验室检查

行常规血、尿、便及生化、感染五项、肿瘤五项、凝血功能等检查，同时可选择性地行头颅CT、MRI、TCD、脑电图等检查以协助病因诊断。

偏头痛是原发性头痛的一种，其诊断不仅要排除继发性头痛，还要判断是否合并其他原发性头痛，如紧张性头痛等。由于在发现继发性头痛病因中神经影像学检查较其他任何检查都可靠，因此原发性偏头痛诊断有困难时，可进行神经影像学检查排除继发性头痛。出现以下情况需行神经影像学检查：异常的神经系统检查发现；头痛频率或程度的急性加重；头痛性质的变化；50岁后新发的头痛或突发发生的剧烈头痛；多种治疗无效的头痛；有头晕、麻木等其他症状。

1. 脑电图（EEG）

有与头痛性癫痫鉴别的价值，后者可出现痫样发电。

2. 经颅多普勒（TCD）

主要表现为血流速度的改变，可助鉴别血管痉挛所致头痛。

3. CT/MRI

颅内出血CT可出现高密度灶，磁共振弥散成像对脑梗死有极佳诊断价值，磁共振增强以助于诊断颅内感染，静脉成像有助于诊断静脉窦血栓形成。

三、诊断标准

ICHD-Ⅱ的诊断标准具有较强的可操作性，只要熟悉相应的诊断标准、掌握一定的诊断流程，偏头痛的诊断一般并不困难。临床上，对偏头痛的诊断可参照下列诊断流程（图5-1）。

（一）病史采集

首先，应询问头痛的疼痛特征，包括头痛的部位、性质、严重程度、持续时间、诱发因素、伴随症状，对工作、学习及日常活动的影响。头痛者是否伴有恶心、呕吐、畏光、畏声及其他自主神经症状是鉴别原发性头痛的关键，发热、抽搐、偏瘫、意识障碍等症状常提示继发性头痛的可能。头晕、睡眠、精神状况等亦需关注。要注意探寻头痛的诱因、前驱症状、加重或缓解因素。帮助患者回忆头痛是否与月经、劳累、紧张、饮食、气候等因素有关；头痛前有无疲乏、情绪波动、身体不适、视物模糊、感觉运动异常等症状；头痛是否因用力、咳嗽、打喷嚏、头部转动、行走、爬楼等日常体力活动而加重，头痛时患者是否会不愿进行这些日常活动。此外，要留意患者的家族史、既往病史、外伤（尤其颅脑外伤）史、药物治疗史，要了解患者的工作、家庭生活、心理压力等情况。

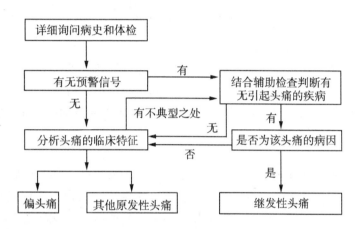

图5-1 偏头痛诊断流程

（二）体格检查

除体温、血压等生命体征外，着重检查头面部、颈部和神经系统。注意查看有无皮疹，有无颅周、颈部、副鼻窦压痛以及颞动脉、颞颌关节异常。对每个患者，特别是初诊患者，均应进行眼底检查明确有无视盘水肿，并检查脑膜刺激征。通过意识、言语、脑神经、运动、感觉和反射检查，明确是否存在神经系统受损的体征。注意评价患者有无抑郁、焦虑等情况。虽然偏头痛患者的体格检查往往没有异常发现，但医生认真的体检会给患者以宽慰，这对头痛患者尤为重要。

（三）预警信号

有些患者的病程短或临床表现不典型，应在询问病史和体格检查时，特别注意一些"预警信号"，即由某些特殊病因所引起的特别症状和体征：①伴有视盘水肿、神经系统局灶症状和体征（除典型的视觉、感觉先兆外）或认知障碍；②突然发生的、迅速达到高峰的剧烈头痛（霹雳样头痛）；③伴有发热；④成年人尤其是50岁后的新发头痛；⑤有高凝风险患者出现的头痛；⑥有肿瘤或艾滋病史者出现的新发头痛；⑦与体位改变相关的头痛。一旦出现，应引起警惕，及时进行相应的辅助检查。

（四）偏头痛的诊断标准

根据偏头痛发作的临床表现、家族史和神经系统检查正常，通常诊断不难。临床表现不典型者，可采用麦角胺或曲普坦类药物治疗试验，并通过颅脑CT、MRI、MRA等检查排除颅内动脉瘤、脑血管畸形、颅内占位性病变和痛性眼肌麻痹等。

偏头痛的诊断可依据国际头痛协会（1988年）的诊断标准如下。

1. 无先兆的（普通型）偏头痛诊断标准

（1）符合下述（2）～（4）项，发作至少5次以上。

（2）未经治疗或治疗无效者每次发作持续4～72小时。

（3）具有以下特征的至少2项：①单侧性；②搏动性；③活动被强烈抑制，甚至不敢活动；④活动后头痛加重。

（4）发作期间有下列之一：①恶心和呕吐；②畏光和畏声。

（5）无其他已知的类似疾病：①病史和躯体的其他方面正常；②无其他已知类似疾病。

2. 有先兆的（典型）偏头痛

（1）符合下述 2 项，发作至少 2 次。

（2）具有以下特征，至少 3 项：①有局限性脑皮质和 / 或脑干功能障碍的一个或一个以上的先兆症状；②至少有一个先兆症状，逐渐发展，持续 4 分钟以上，或有相继发生的两个或两个以上的症状；③先兆症状持续时间 <60 分钟；④先兆症状与头痛发作间无间歇期。

（3）具有以下特征一项以上：①病史和体格检查不提示有器质性疾病证据；②病史和体格检查提示有某种器质性疾病可能性，但经相关的实验检查已排除；③虽然有某种器质疾病，但偏头痛的初次发作与该疾病无密切关系。

四、鉴别诊断

1. 枕神经痛

枕神经痛是枕大神经痛、枕小神经痛与耳大神经痛的总称，疼痛多为一侧性或两侧性。枕大神经的疼痛部位在后颈部与枕部，向头顶放射，在枕大神经出口处有压痛。枕小神经及耳大神经的疼痛部位也在后颈部，向耳前后放散。初期，头痛多呈阵发性，以后则变为慢性波动性头痛。疼痛多为跳痛、刺痛、胀痛、烧灼痛，亦可为刀割或放射样痛。

2. 紧张性头痛

也称为肌紧张性头痛或精神性头痛，是功能性头痛中较为常见的一种。该病与偏头痛的鉴别要点：①头痛部位，多为双侧性，在颈枕部或双颞部常见，亦可在额顶部及全头部，亦可局限于帽圈范围。②头痛性质，多为压迫、紧缩、钝痛，区别于偏头痛的搏动性痛或跳痛。③疼痛程度，轻中度疼痛，一般较偏头痛为轻，而偏头痛为中重度。④诱因，常与疲劳、紧张等心理因素有关。⑤疼痛持续时间，数小时或 1 ~ 2 天。⑥伴随症状，较少，偏头痛常伴恶心、呕吐、面色苍白等自主神经症状。

3. 丛集性头痛（cluster headache）

丛集性头痛是一种少见的伴有一侧眼眶周围严重疼痛的发作性头痛，具有反复密集发作的特点。病因及发病机制不明，可能与下丘脑功能障碍有关。任何年龄均可发病，20 ~ 50 岁多见，男性患者居多，4 ~ 5 倍于女性。在某一段时间（通常 3 ~ 16 周）内出现一次接一次的成串发作，故名丛集性发作，常在每年春季和 / 或秋季发作 1 ~ 2 次；每次持续 30 ~ 180 分钟，每日可发作一至数次；头痛为眼眶周围剧烈的钻痛，患者来回踱步，以拳捶打头部或以头撞墙，疼痛难忍；并常有结膜充血、流泪、流涕、面部出汗异常、眼睑水肿和 Horner 征等伴发症状。采用吸氧、舒马普坦和麦角胺咖啡因（cafergot）等治疗有效。头痛发作时用肾上腺皮质激素最为有效，可用泼尼松 20 ~ 40 mg/d，或与麦角胺并用。

4. 痛性眼肌麻痹（painful ophthalmoplegia）

痛性眼肌麻痹又称 Tolosa-Hunt 综合征，是一种伴有头痛和眼肌麻痹的特发性眼眶和海绵窦炎性疾病。病因可能为海绵窦段颈内动脉及其附近硬脑膜的非特异性炎症或肉芽肿。可发生于任何年龄，以壮年多见。头痛发作常表现为眼球后及眶周的顽固性胀痛、刺痛和撕裂样疼痛，常伴有恶心和呕吐，头痛数天后出现疼痛侧动眼、滑车神经或外展神经麻痹，病变多为单侧，表现为上睑下垂、眼球运动障碍和瞳孔光反射消失。持续数日至数周缓解，数月至数年后又复发。皮质类固醇治疗有效。

5. 慢性每日头痛

一种慢性持续性功能性头痛，特点是每日持续长时间（大于 4 小时）的头痛，每月头痛累计大于 15 天，临床除外相关器质性疾患。

6. 偏头痛持续状态

偏头痛持续状态是指一次使人心力交瘁的偏头痛发作持续 72 小时以上。

五、西医治疗

（一）治疗目标

终止头痛发作，缓解伴发症状和预防复发。

（二）治疗通则

（1）明确诊断。

（2）对患者进行疾病认识教育。

（3）制订适当的治疗目标和调整患者的期望值，让患者积极参与治疗。

（4）拟订治疗计划，进行个体化治疗，根据具体患者头痛的发作频率、严重程度、伴随症状，头痛对患者的影响程度，患者对具体药物的反应与耐受情况以及患者的并发症（心脏病、妊娠、未控制 的高血压）等选择治疗方案。

（5）鼓励患者寻找和避免诱发因素。

（三）一般治疗

休息、避光、避声，避免偏头痛诱发因素很重要。逐步进行放松训练、生物反馈、音乐疗法及应对应激的认知行为治疗对患者均有益。

（四）药物治疗

包括急性发作期治疗及预防性治疗两大类。

1. 急性发作期治疗

目标为迅速缓解头痛和防止复发；恢复患者正常生活能力；减少备用和应急药物的使用（应急药物是指患者在家就可以方便服用，用以缓解其他治疗无效的头痛）；增强自我保健，降低医药资源消耗；采用成本—效果比好的整体治疗方案；减少或避免不良反应。

急性期治疗药物的选择应根据头痛严重程度、伴随症状、既往用药情况和患者的个体情况而定。

药物选择有 2 种方法：第一，阶梯法，即每次头痛发作时均首选 NSAIDS 类药物，若治疗失败再改用偏头痛特异性治疗药物；第二，分层法，基于头痛程度、功能损害程度及之前对药物的反应，若为严重发作则使用特异性治疗药物，否则使用 NSAIDS 类药物。药物使用应在头痛早期足量使用，延迟使用可使疗效下降、头痛复发及不良反应的比例增高。有严重的恶心和呕吐时，应选择胃肠外给药。甲氧氯普胺、多潘立酮等止吐和促进胃动力药物不仅能治疗伴随症状，还有利于其他药物的吸收和头痛的治疗。不同曲坦类药物在疗效及耐受性方面略有差异。对特定患者而言，可能一种曲坦类药物无效，另一曲坦类药物有效；一次发作无效，而另一次发作有效。由于曲坦类药物疗效和安全性优于麦角类，故麦角类药物仅作为二线选择。麦角类有作用持续时间长、头痛复发率低的特点，故适于发作时间长或经常复发的患者。为预防 MOH，单纯 NSAIDS 制剂不能超过 15 天 / 月，麦角碱类、曲坦类、NSAIDS 复合制剂则不超过 10 天 / 月。

（1）非特异性药物。

①非甾体抗炎药（NSAIDS，解热镇痛药）：包括对乙酰氨基酚、阿司匹林、布洛芬、萘普生等及其复方制剂。对于轻微偏头痛可选用这类药物，使用越早疗效越好，但不宜多用，以免造成药物滥用性头痛。阿司匹林的不良反应主要有胃肠道不良反应及出血危险。禁忌证为对本药或同类药过敏者、活动性溃疡、血友病或血小板减少症、哮喘、出血体质者，孕妇及哺乳期妇女。布洛芬、萘普生的不良反应同阿司匹林。2 岁以下儿童禁用。双氯芬酸的不良反应主要有胃肠道不适、肝损伤及粒细胞减少等。对乙酰氨基酚警惕肝肾功能衰竭。

②苯二氮䓬类、巴比妥类镇静剂：可促使镇静、入睡，促进头痛消失。因镇静剂有成瘾性，故仅适用于其他药物治疗无效的严重患者。

③阿片类药物：有成瘾性，故不予常规推荐。仅适用于其他药物治疗无效的严重头痛者，在权衡利弊后使用。肠外阿片类药物，如布托啡诺，可作为偏头痛发作的应急药物，即刻止痛效果好。

④其他药物：如甲氧氯普胺、多潘立酮等止吐和促进胃动力药物不仅能治疗伴随症状，还有利于其

他药物的吸收和头痛的治疗，单用也可缓解头痛。不良反应主要为锥体外系症状。

（2）特异性药物。

①曲坦（triptan）类药物：曲坦类药物为5-羟色胺受体激动剂，能特异性控制偏头痛。目前国内有舒马曲坦、佐米曲坦和利扎曲坦，那拉曲坦、阿莫曲坦、依来曲坦和夫罗曲坦国内尚未上市。药物在头痛期的任何时间应用均有效，中、重度偏头痛常选用，越早应用效果越好。出于安全考虑，不主张在先兆期使用。与麦角类药物相比，曲坦类治疗24小时内头痛复发率高（15%～40%），但如果首次应用有效，复发后再次应用仍有效，如首次无效，则改变剂型或剂量可能有效。患者对一种曲坦类无效，仍可能对另一种有效。用法为舒马普坦 25～50 mg，口服，或 6 mg 皮下注射能有效缓解头痛，每日最大剂量不超过 300 mg。左米曲坦为第二代曲谱坦药物，能进入正常血脑脊液屏障，可通过直接激动中枢神经系统脑干中5-羟色胺受体，抑制三叉神经脊束核神经元的发放。用法为 2.5 mg，口服，2 小时头痛未缓解者再服 2.5 mg，每日最大剂量不超过 10 mg。不良反应主要有疲劳、恶心、头痛、头晕、眩晕、嗜睡、骨痛、胸痛、无力、口干、呕吐、感觉异常、胃肠道反应、精神异常、神经系统疾病等，严重不良事件包括心肌梗死、心律失常、脑卒中。禁忌证为未控制的高血压、冠心病、缺血性脑卒中史、妊娠、哺乳、严重的肝功能或肾功能不全、18 岁以下和 65 岁以上者。

②麦角胺类药物：如酒石酸麦角胺、二氢麦角胺等，常用复方制剂麦角胺咖啡因（含酒石酸麦角胺 1 mg、咖啡因 100 mg），于先兆或头痛发生时服 1～2 片，半小时后如无效可再服 1 片，每天用量不超过 4 片，每周总量不超过 12 片。头痛者也可皮下注射酒石酸二氢麦角胺 0.25～0.5 mg。本药不能长期或过量应用，孕妇及有严重心血管、肝、肾病者忌用。

2. 预防性治疗

（1）目标：降低头痛的发作频率和严重程度，缩短发作期；增强患者对发作期治疗的敏感性，改善功能，减少致残。

（2）考虑药物预防治疗的指征：①进行发作期治疗后，偏头痛仍严重影响生活质量者；②偏头痛发作频繁者；③过度使用、禁忌使用发作期治疗药物者，发作期治疗药物无效者；④发作期治疗不良反应大者；⑤治疗和预防的费用问题；⑥患者的选择；⑦罕见类型偏头痛，如偏瘫型偏头痛、基底型偏头痛、偏头痛性脑梗死。

（3）原则。

①选药：首选确实有效的药物；坚持低剂量、渐增治疗原则；每一药物试用 2～3 个月，充分判断其临床疗效；避免干扰用药（过度使用急性期治疗药物）；首选长效制剂。

②疗效评价：利用头痛日记监测患者头痛变化，头痛完全缓解 3～6 个月后方可减药或停药。

③并发症的用药：有些并发症（脑卒中、心肌梗死、雷诺现象、癫痫、情绪失调、焦虑等）可能是治疗的机会，同时也可能限制治疗药物的选择，选药时要充分考虑。伴并发症的用药原则如下：尽量选用对偏头痛和并发症均有效的药物；不选用并发症的禁忌药物；确保并发症的治疗药物不诱发/加剧偏头痛；注意药物的相互作用；应尽量选用对胎儿不良反应小的药物治疗妊娠或即将妊娠的患者。

（4）常用药物。

① β-受体阻滞剂：常用普萘洛尔 10～40 mg，每日 2～4 次口服。

②钙通道拮抗剂：氟桂利嗪（flunarizine）5 mg，每晚 1 次，口服；或尼莫地平 20～40 mg，2～3 口服。

③抗组织胺药物：如赛庚啶 0.5～4 mg，2～4 次/天，口服。

④麦角衍生物：麦角胺 1 mg，2 次/天，口服；或甲基麦角新碱等。

⑤其他药物：如曲普坦类药、抗抑郁药（左洛复、百优解等）、抗惊厥药（卡马西平、丙戊酸钠和托吡酯）、非类固醇抗炎药（萘普生、双氯芬酸钠）。

（五）外科治疗

有研究提示卵圆孔未闭（PFO）与伴有先兆的偏头痛之间存在关联，这种关联最可能的解释是基因排列的缘故。尚未证实对 PFO 患者行封堵手术能预防偏头痛发作。

六、中医治疗

（一）中药辨证论治

1. 风寒头痛

（1）主症：头痛时作，痛连项背，恶风畏寒，遇风尤剧，口不渴。苔薄白，脉浮。

（2）治法：疏散风寒。

（3）处方：川芎茶调散加减。

2. 风热头痛

（1）主症：头痛而胀，甚则头痛如裂，发热或恶风，面红耳赤，口渴欲饮，便秘溲黄。舌质红，苔黄，脉浮数。

（2）治法：疏风清热。

（3）处方：芎芷石膏汤加减。

3. 风湿头痛

（1）主症：头痛如裹，肢体困重，纳呆胸闷，小便不利，大便或溏。苔白腻，脉濡。

（2）治法：祛风胜湿。

（3）代表方：羌活胜湿汤加减。

4. 肝阳头痛

（1）主症：头痛而眩，心烦易怒，夜眠不宁，或兼胁痛，面红口苦。苔薄黄，脉弦有力。

（2）治法：平肝潜阳。

（3）处方：天麻钩藤饮加减。

5. 气虚头痛

（1）主症：头痛隐隐，时发时止，遇劳加重。

（2）治法：益气升清。

（3）方药：顺气和中汤。

6. 肾虚头痛

（1）主症：头痛且空，每兼眩晕，腰痛酸软，神疲乏力，遗精带下，耳鸣少寐。舌红少苔，脉细无力。

（2）治法：养阴补肾，填精生髓。

（3）处方：大补元煎加减。

7. 血虚头痛

（1）主症：头痛而晕，心悸不宁，神疲乏力，面色萎黄。舌质淡苔薄白，脉细弱。

（2）治法：滋阴养血，和络止痛。

（3）处方：加味四物汤加减。

8. 痰浊头痛

（1）主症：头痛昏蒙，胸脘满闷，呕恶痰涎。苔白腻，脉滑或弦滑。

（2）治法：健脾燥湿，化痰降逆。

（3）处方：半夏白术天麻汤加减。

9. 瘀血头痛

（1）主症：头痛经久不愈，痛处固定不移，痛如锥刺，或有头部外伤史。舌质紫暗，苔薄白，脉细或细涩。

（2）治法：活血化瘀，通窍止痛。

（3）处方：通窍活血汤加减。

（二）中成药

1. 川芎茶调颗粒

适用于风寒头痛者，每次 10g，3 次／天。

扫码领取
· 中医理论
· 养生方法
· 健康自测
· 书单推荐

2. 杞菊地黄丸

适用于肾虚头痛者，每次 10 丸，3 次 / 天。

3. 养血清脑颗粒

适用于瘀血头痛者，每次 10g，3 次 / 天。

（三）针灸疗法

1. 辨证取穴

（1）主穴：百会、风池、太阳。

（2）配穴：肝阳上亢者，加太冲、阳陵泉；痰浊上扰者，加头维、中脘、丰隆；肾精亏损者，加脑空、肾俞、悬钟、太溪；气血亏虚者，加心俞、脾俞、足三里、三阴交；瘀阻脑络者，加阿是穴、合谷、三阴交、血海、委中。

2. 其他疗法

（1）耳穴贴压：枕、额、脑、神门、肝。

（2）皮肤针：取太阳、印堂、阿是穴。叩刺出血，加拔火罐。适用于肝阳上亢及瘀阻脑络型。

第三节　神志病

一、神志病与"瘀"

神志病是各种病因导致的脑神功能失常，引起机体情感、认知、行为和意志等活动障碍的一类疾病。中医学认为：神志病的病机包括气机紊乱、脏腑损伤、耗伤精血等，其中核心病机为气机紊乱，贯穿于神志病的全过程，在多数情况下处于主导地位。神志病以气机郁滞不畅为先，气郁则湿不化，湿郁则生痰，而致痰气郁结；气郁日久．由气及血而致血瘀，瘀久则机体渐虚。因此，神志病早期多属气滞、气逆等实证，中晚期属虚证或虚实夹杂证。气机阻遏，导致瘀血痰湿等病理产物合而致病，亦是神志病病机特点之一。神志病一般病程长久，且缠绵反复，久病多瘀，久病入络，故多有瘀血证伴见。瘀血是指体内血液停积而形成的病理产物，在中医文献中，瘀血又称"恶血""蓄血""败血""污血"等。

（一）瘀的形成

所谓瘀血是指因血行失度，使机体某一局部的血液凝聚而形成的一种病理产物，这种病理产物一经形成，就会成为某些疾病的致病因素而存于体内。瘀血既是疾病过程中形成的病理产物，又是具有致病作用的"死血"。血液循行于经脉中，流布全身，环周不休。《素问·举痛论》曰："经脉流行不止、环周不休。"血液的正常运行与心、肺、肝、脾等脏的功能、气的推动、固摄作用，脉道的通利，以及寒热等内外环境因素密切相关。凡能影响血液正常运行而停滞或致血离经而淤积的内外因素，均可形成瘀血。

1. 因虚致瘀

气具有推动、调控、温煦、固摄、气化等作用。虞抟《医学正传·气血》曰："血非气不运。"血属阴而主静，必赖气之温煦、推动作用而运行。正如王清任所说："元气既虚，必不能达于血管，血管无气，必停留而瘀。"气分阴阳，气虚则运血无力，阳虚则脉道失于温通而滞涩，阴虚则脉道失于柔润而僵化。津血同源，津液亏则无以充盈脉管则血脉不利。因此，气与津液亏损，能引起血运不畅停而为瘀。

2. 气滞致瘀

气行则血行，气滞则血瘀。若情志抑郁，气机不畅，或痰瘀等积滞体内，阻遏脉络，皆可造成血运不畅，血液淤积而成瘀血。《血证论·吐血》曰："气为血之帅，血随之而运行；血为气之守，气得之而静谧。气结则血凝，气虚则血脱，气迫则血走。"

3. 因寒致瘀

血得温则行，得寒则凝。若外感寒邪或阴寒内盛，脉道挛缩，则血液凝涩而运行不畅，淤积某部位，形成瘀血。如《灵枢·痈疽》曰："寒邪客经络之中，则血泣，血泣则不通。"又《医林改错·积块》曰：

"血受寒则凝结成块。"

4. 因热致瘀

外感火热邪气，或机体阳盛化火，或五志过极化火，入舍血脉，煎灼血中津液，使血液黏稠运行不畅而致瘀；或热伤脉络，迫血妄行，壅滞脏腑组织而成瘀。如《医林改错·积块》曰："血受热则煎熬成块。"

5. 外伤致瘀

各种外伤，如跌扑损伤、金刃所伤、手术创伤等，使脉道破损出血而成离经之血，故唐容川在《血证论》指出："既是离经之血，虽清血鲜血亦是瘀血。"或其他原因致内出血，未能排出体外或及时消散，留于体内则成瘀血。

（二）瘀与神志病

中医学认为：血是机体神志活动的主要物质基础。如《灵枢·营卫生会》曰："血者神气也"《灵枢·平人绝谷》曰："血脉和则精神乃居。"说明机体正常的精神活动必须得血液的滋养。血液作为神志的核心物质基础，情志、外感、内伤等诸多因素皆可使机体血液运行失常，导致瘀血产生，而变生郁证、癫狂、痫病、痴呆、不寐等神志疾病。

1. 郁证

郁证多由情志失调引起，如《古今医统大全·郁证门》记载："郁为七情不舒，遂成郁结，既郁日久，变病多端"《类证治裁·郁证》记载："七情内起之郁，始而伤气，继必及血，终乃成劳。"指明郁证由气及血，最终致虚的病情演变规律，并指出瘀血内积是郁病的重要病理环节。气机失调是郁证的主要病机。中医学整体观念重视形神合一，该病从形体上一般没有器质性病变；但根据中医病因病机分析，精神异常终将导致形体变化，脏腑阴阳气血失调，身体存在无形之瘀。对于郁证的治疗，应在调理气机的同时尤应注意化瘀，以通气血之道路。郁证之郁字，本有积、滞、蕴之义，临床上郁证多病程长且缠绵难愈。"久病入血"，日久必瘀，瘀久必积，对于郁病之瘀血证，清代王清任《医林改错·血府逐瘀汤所治之症目》有"瞀闷，即小事不能开展，即是血瘀""平素和平，有病急躁，是血瘀""俗言肝气病，无故爱生气，血府血瘀"的记载，明确指出郁证与血府血瘀有关，开创了活血化瘀法治疗郁证。

2. 不寐

不寐属心神病变，因脏腑机能紊乱，气血失和，阴阳失调，阳不入阴而发病，因此，治疗应以调整脏腑气血阴阳平衡为基础，在辨证论治的基础上施以镇静安神，并重视精神调摄。长期顽固性不寐者临床多方治疗效果不佳，据久病多虚多瘀的特点，对于虚瘀相兼之失眠，伴有心烦、舌质暗、有瘀点者，依据古训"顽疾多瘀血"的观点，可从瘀论治。如王清任《医林改错·血府逐瘀汤所治之症目》有"不眠"一条，曰："夜睡梦多是血瘀……夜不安者，将卧则起，坐未稳，又欲睡，一夜无宁刻。重者满床乱滚，此血府血瘀。"此方即桃红四物汤合四逆散加桔梗、牛膝而成。四物汤养血活血，加桃仁、红花增活血之效，以祛久瘀；四逆散疏肝解郁，桔梗舟楫之药载药入血府胸中，牛膝引血下行，升降相因，全方活血行气，可治久病瘀血之证。

3. 癫狂

癫狂是一种精神失常疾病，系因痰气郁结或痰火上扰，使脏气不平，闭塞神窍，神机逆乱而引起神志异常。癫狂日久，气滞痰凝，影响血运，形成痰瘀胶结，痰为瘀之基，瘀亦能变生痰浊。痰是瘀的早期阶段，瘀是痰的进一步发展，痰夹瘀血，形成宿疾，潜伏于脏腑经络之中，每因气机触动而发，遂成灵机逆乱，神志失常。《医林改错·癫狂梦醒汤》曰："癫狂一症，哭笑不休，詈骂歌唱，不避亲属，许多恶态，乃气血凝滞，脑气与脏腑气不接，如同做梦一样。"说明癫狂病位在脑，因气血凝滞，脑与脏腑之气不接，脑神不能调控五脏之神，出现精神失常，并创癫狂梦醒汤，开辟活血化瘀法治疗癫狂的蹊径。

4. 痫病

痫病是一种短暂性反复发作性神志异常的疾病，亦名"癫痫"，俗称"羊痫风"。痫之为病，以痰为主，每由风、火触动，痰瘀内阻，蒙蔽清窍，神机受累，元神失控而引发。由于跌扑撞击，或出生时难产，均能导致脑窍受损，瘀血阻络，脑神失养，引发痫病发作。正如《读书随笔·正治类》指出："癫痫之病，其伤在血……杂然凝滞于血脉，血脉通心，故发昏闷，而又有抽掣叫呼者，皆心肝气为血困之象。"王清任在《医林改错》中对痫病证属气滞血瘀型作出了精辟论述，曰："试看痫证，俗名羊羔风，即是元气一时不能上转入脑髓。抽时正是活人死脑袋。活人者，腹中有气，四肢抽搐；死脑袋者，脑髓无气，脑髓无气，耳聋、两眼天吊如死。"在治疗上"每晚先服黄芪赤风汤黄芪、赤芍、防风一付，临卧服丸药龙马自来丹，马钱子、地龙、香油一付"，能使"周身之气通而不滞，血活而不瘀"。通气活血，缓解脑中一时无气的病理状态，使疾病向愈。

5. 痴呆

痴呆是由髓减脑消，神机失用所致的一种神志异常的疾病，以呆傻愚笨，智能低下，善忘等为主要临床表现《素问·五藏生成篇》曰："诸髓者皆属于脑。"脑为髓海，本病病位在脑，乃本虚标实之证，临床以虚实夹杂多见。瘀血导致痴呆临床较为多见，既可单独致病，亦能"痰瘀互结，蕴积化毒损伤脑络、脑髓，致神明失用、灵机记性丧失的疾病。虚瘀痰互结阻络贯穿疾病始终"。痰瘀入脑，使之与脑中精髓杂糅，致清窍被蒙，神识呆钝，正如《医术》所云："脑为髓海……脑髓纯者灵，杂者钝。"唐容川《血证论·瘀血》有言："瘀血攻心，头痛，头晕，神气昏迷，不省人事。"王清任《医林改错》曰："凡有瘀血也令人善忘。"这些论述均揭示了瘀血与痴呆的内在联系。张锡纯《医学衷中参西录》曰："血之注于脑者过少，无以养其脑髓神经，其脑髓神经亦恒至失其所司。"气虚或气滞形成瘀血，随气机升降至心脑，致气血通道闭阻，脑与脏腑之气血不相顺接，脑神失养，灵机混乱而成痴呆。故在临床治疗痴呆，应重视活血化瘀的运用，以畅通经络通道，使气血可上充髓海，以养精明之府。

神志病作为机体疾病的一部分，已渐渐发展成独立的疾病体系，并越来越受到中医界的关注与重视。虽然其临床辨证仍未超越传统中医的八纲辨证、脏腑辨证等辨证体系，但从神志病证自身特点出发，在临床诊治神志病过程中运用辨证论治思维，遵循"治病求本，标本兼治"原则，归纳总结提出了"四纲辨证"的神志病辨证论治体系，即神志病大体是按照气→痰→瘀→虚的趋势发展变化。神志病的发生发展虽然复杂多变，但病机莫过于阴阳失调，致脏腑气血功能失常，进而影响心神和脑，变生各种神志病证，临床上运用"气、痰、瘀、虚"的"四纲辨证"，观其脉证，调其所逆，反之于平，以期"阴平阳秘，精神乃治"。神志病发展过程一般经历"气、痰、瘀、虚"4个阶段，瘀一般出现于疾病发展过程的中后期，较少单独致病，或虚瘀相兼，或痰瘀、瘀热互结，痰、火、瘀等病理产物的存在是神志痼疾缠绵难愈的宿根，且往往是发作期的致病因素。因虚、气滞，或因寒热、外伤致瘀，不论何因所致，瘀血既成，即可直接或间接影响脏腑功能。心主血脉而藏神，脑为元神之府，如张锡纯所言："神明之体藏于脑，神明之用发于心，心脑息息相通，其神明白湛然长醒。"若为瘀血阻滞，则可出现癫、狂、痫、郁证、痴呆、健忘、不寐等神志病证，故临床上对于缠绵反复的神志病患者要注重活血化瘀、推陈致新法的运用。本文仅就神志病与瘀的关系，完善"四纲辨证"理论，其作为完整的辨证论治体系，在神志病的诊断、辨证及组方用药等方面具有重要的指导作用。

二、从痰论治神志病

神志是指人的精神、意识和思维活动。临床上神志病的发生与脑功能正常与否密切相关。脑为元神之府，又名髓海，统帅和调控各脏腑组织的生理功能，因此，神志病病位在脑。痰为浊邪，易蒙蔽清窍，扰乱心神，使脑神智活动失常，从而出现头晕目眩等症状；痰浊上犯，蒙蔽心窍，扰乱神明，出现神昏谵妄，或引起癫、狂、痫等神志类疾病。

（一）痰为阴邪，遏伤阳气

痰邪本为水液代谢失常的病理产物，中医学认为阴盛则阳病，痰邪可遏伤机体阳气，以致清阳不升，故水液的代谢主要依赖于肺的宣降、心气的推动、脾阳的温运、肾阳的温化和肝阳的疏通。痰邪形成的内因多为脾运不健或中阳素虚，外因为感受风寒、寒湿浸渍、饮食劳倦等，内外合邪导致脾运失司，上不能输精以养肺，下不能助肾以化水，故肺失通调，肾之气化不利，三焦水道通调失职，导致饮邪停聚而流溢机体四处或波及五脏。古人有"痰为阴邪，非温不化"之说，说明痰乃阴冷之邪，遇阳得温则消《金匮要略》记载："病痰饮者，当以温药和之。"故痰为阴邪，易阻遏阳气，得温则行，得寒则聚。

（二）痰性黏滞，阻碍气机

痰为病理性产物，属阴邪，质地黏稠，留伏遏阳，滞涩不散，其临床表现有两方面：①因痰质地黏稠、黏滞难移，故病程较长，病情缠绵难愈，故治疗时痰邪缠绵难去，不易见速效；②其症状易凝结滞涩为肿块、结节，或结于皮下，或结于皮里膜外，或结于腹腔脏器。中医学的"癥瘕""瘰疬""瘿瘤""痞块""痰核""乳癖"等均为其病症的临床表现，其性黏滞，留之不去，易阻碍气机，是神志病发生、发展的关键所在。上蒙清窍，引起多种神志异常的症状。上犯头面，闭塞孔窍，阻格五脏，五官之间精气相通，引起头部困重、剧烈眩晕、耳鸣耳聋等。

（三）痰性流动，变化无端

痰性流动，变化无端，故沈金鳌在《杂病源流犀烛》中说："痰之为物，流动不测，故其为害，上至颠顶，下至涌泉，随气升降，周身内外皆到，五脏六腑俱有。"痰多为诸病之源，变化多端，错综复杂，致病部位多、范围广，内至脏腑，外至筋骨皮肉，无处不到。其病理变化多种多样，临床表现异常复杂，如《重订严氏济生方咳喘痰饮门》记载："其为病也，症状非一，为喘，为咳，为呕，为泄，为眩晕……未有不由痰饮之所致也。"故有"怪病多痰""百病多由痰作祟"之说。

（四）痰多挟瘀、痰瘀相关

痰是瘀的早期阶段，瘀是痰的进一步发展，痰阻则血难行，血凝则痰难化，故痰多挟瘀、痰瘀相关。如《丹溪心法》指出："肺胀而咳，或左或右，不得眠，此挟瘀血碍气而病。"《证治汇补》曰："胃脘之血，为痰浊所滞，日积月累，渐成噎膈反胃。"《张氏医通》亦云："痰挟死血，随气攻注，流走刺痛。"痰形成之后，流注经络，使经络阻滞，气血运行不畅；瘀血形成后，不仅失去濡养作用，而且阻滞局部，影响气血运行，出现血运不畅、经络阻滞、气机失调等各种病理变化。痰瘀相关历代医家早有论述，如《灵枢·百病始生》曰："凝血蕴裹而不散，津液涩渗，着而不去，而积皆成矣，"《血证论》曰："血积既久，亦能化为痰水。"这些都指明了痰瘀之间的内在联系及其相互转化的关系。

（五）痰生百病，百病兼痰

痰生百病，说明痰邪易合它邪为患，临床上常见的有风痰、火痰、湿痰、寒痰、气痰等不同相兼病证等类型，还有邪痰合而致病，《医林绳墨·痰》指出："因于风者，则中风头风，眩晕动摇；因于火者，则呕吐酸苦，嘈杂怔忡；因于寒者……此皆痰之所致也。"痰随气升，阻碍经脉气血运行和气机升降出人，可导致多种疾病的发生，故痰是多种疾病发生、发展的致病因素。疾病在发病的不同阶段，除其本身影响脏腑而生痰邪之外，还能触动宿痰，兼杂致病，临床辨证常有"风寒挟痰""风湿挟痰""气虚挟痰""血虚挟痰"等。痰随气升降，若壅滞于上，则闭塞清窍。痰气郁而化火，内扰心神，则引起心悸、失眠；若饮食不节，脾胃失调，运化失职，聚湿而生痰，导致中焦气机不利，升降失司，则易引起痞满；若肺气不畅，痰浊内蕴，肺失宣降，水液输布失于正常则易引起咳嗽、哮喘等疾病，故临床应使用化痰药物而获卓效。

笔者临床治疗神志病常运用辨证论治的思维，遵循"致病求本，标本兼治"的原则，提出了"四纲辨证"体系，从中医基础理论的角度出发，发现神志病大体上都是按照从气→痰→瘀→虚的趋势发展变化。其发展过程不外乎"气、痰、瘀、虚"4个阶段，而痰邪则往往出现于疾病发展过程的中期，而痰邪有以下致病特点：痰为阴邪，遏伤阳气；痰性流动，变化无端；痰多挟瘀，痰瘀相关；痰生百病，百病兼痰。中医学对于痰的认识自《黄帝内经》开始已有长时间的经验积累，是中医学治疗多种神志病的优势、特色之所在。中医学认为：痰邪致病广泛，有"百病多由痰作祟"的记载，又有"怪病多痰"之说，历代医家认为：痰邪作祟的各种表现庞杂莫测，以痰冠首的病症纷繁错杂，而神志病包括郁证、脏躁、癫痫、狂证、健忘、痴呆、不寐等疾病，临床往往包括痰气交阻、痰火扰心、风痰上扰、痰瘀互结的不同分型。因此，从痰论治神志病，即在疾病发展的中期阶段，根据标本虚实不同分别采取理气解郁化痰、清热化痰、祛风化痰、活血祛瘀化痰等不同的治疗方法。经过长期探索，笔者提出了以"四纲辨证"为总纲的辨证论治体系，运用于神志病在临床治疗可以起到执简驭繁、纲举目张的作用。

第六章
脾胃病证

第一节　呃逆

呃逆是指胃气上逆动膈，以气逆上冲，喉间呃呃连声，声短而频，令人不能自止为主要临床表现的病证。呃逆古称"哕"，又称"哕逆"。西医学中的单纯性膈肌痉挛即属呃逆。而胃肠神经官能症、胃炎、胃扩张、胃癌、肝硬化晚期、脑血管病、尿毒症，以及胃、食管手术后等其他疾病所引起的膈肌痉挛，均可参考本节辨证论治。

一、病因病机

呃逆的病因有饮食不当，情志不遂，脾胃虚弱等。

（1）饮食不当：进食太快太饱，过食生冷，过服寒凉药物，致寒气蕴蓄于胃，胃失和降，胃气上逆，并可循手太阴之脉上动于膈，使膈间气机不利，气逆上冲于喉，发生呃逆。如《丹溪心法·咳逆》曰："咳逆为病，古谓之哕，近谓之呃，乃胃寒所生，寒气自逆而呃上。"若过食辛热煎炒，醇酒厚味，或过用温补之剂，致燥热内生，腑气不行，胃失和降，胃气上逆动膈，也可发为呃逆。如《景岳全书·呃逆》曰："皆其胃中有火，所以上冲为呃。"

（2）情志不遂：恼怒伤肝，气机不利，横逆犯胃，胃失和降，胃气上逆动膈；或肝郁克脾，或忧思伤脾，脾失健运，滋生痰浊，或素有痰饮内停，复因恼怒气逆，胃气上逆挟痰动膈，皆可发为呃逆。正如《古今医统大全·咳逆》所说："凡有忍气郁结积怒之人，并不得行其志者，多有咳逆之证。"

（3）正气亏虚或素体不足：年高体弱，或大病久病，正气未复，或吐下太过，虚损误攻等，均可损伤中气，使脾胃虚弱；胃失和降；或胃阴不足，不得润降，致胃气上逆动膈，而发生呃逆。若病深及肾，肾失摄纳，冲气上乘，挟胃气上逆动膈，也可导致呃逆。如《证治汇补·呃逆》提出："伤寒及滞下后，老人、虚人、妇人产后，多有呃症者，皆病深之候也。"

呃逆的病位在膈，病变关键脏腑为胃，并与肺、肝、肾有关。胃居膈下，肺居膈上，膈居肺胃之间，肺胃均有经脉与膈相连；肺气、胃气同主降，若肺胃之气逆，皆可使膈间气机不畅，逆气上出于喉间，而生呃逆；肺开窍于鼻，刺鼻取嚏可以止呃，故肺与呃逆发生有关。产生呃逆的主要病机为胃气上逆动膈。

二、临床表现

呃逆的主要表现是喉间呃呃连声，声音短促，频频发出，患者不能自制。临床所见以偶发者居多，为时短暂，多在不知不觉中自愈；有的则屡屡发生，持续时间较长。呃声有高有低，间隔有疏有密，声出有缓有急。发病因素与饮食不当、情志不遂、受凉等有关。本病常伴胸膈痞闷，胃脘嘈杂灼热，嗳气等症。

三、诊断

（1）临床表现以喉间呃呃连声，声短而频，令人不能自止为主症。

（2）常伴胸膈痞闷，胃脘嘈杂灼热，嗳气，情绪不安等症。

（3）多有饮食不当、情志不遂、受凉等诱发因素，起病较急。

（4）呃逆控制后，作胃肠钡剂 X 线透视及内窥镜等检查，有助于诊断。

四、鉴别诊断

（1）干呕与呃逆同有胃气上逆的病机，同有声无物的临床表现，二者应予鉴别。

（2）呃逆的特点是气从膈间上逆，气冲喉间，其声短促而频；干呕的特点为胃气上逆，冲咽而出，其声长而浊，多伴恶心，属于呕吐病，不难鉴别。

（3）嗳气与呃逆也同属胃气上逆，有声无物之证，然呃逆的特点为声短而频，令人不能自制；嗳气的特点则是声长而沉缓，多可自控。

五、辨证论治

（一）辨证要点

1. 辨病情轻重

呃逆有轻重之分，轻者多不需治疗，重者才需治疗，故需辨识。若属一时性气逆而作，无反复发作史，无明显兼证者，属轻者；若呃逆反复发作，持续时间较长，兼证明显，或出现在其他急慢性疾病过程中，则属较重者，需要治疗。若年老正虚，重病后期及急危患者，呃逆时断时续，呃声低微，气不得续，饮食难进，脉细沉弱，则属元气衰败、胃气将绝之危重症。

2. 辨寒热虚实

呃声沉缓有力，胃脘不舒，得热则减，遇寒则甚，面青肢冷，舌苔白滑，多为寒证；呃声响亮。声高短促，胃脘灼热，口臭烦渴，面色红赤，便秘溲赤，舌苔黄厚，多为热证；呃声时断时续，呃声低长，气出无力，脉虚弱者，多为虚证；呃逆初起，呃声响亮，声频有力，连续发作，脉实者，多属实证。

3. 治疗原则

呃逆一证，总由胃气上逆动膈而成，故治疗原则为理气和胃、降逆止呃，并在分清寒热虚实的基础上，分别施以祛寒、清热、补虚、泻实之法。对于重危病证中出现的呃逆，急当救护胃气。

（二）分证论（治）

1. 实证

（1）胃中寒冷。

主症：呃声沉缓有力，胸膈及胃脘不舒，得热则减，遇寒则甚，进食减少，口淡不渴，舌苔白，脉迟缓。

治法：温中散寒，降逆止呃。

方药：丁香散。

方中丁香、柿蒂降逆止呃，高良姜、甘草温中散寒。若寒气较重，胸脘胀痛者，加吴茱萸、肉桂、乌药散寒降逆；若寒凝食滞，脘闷嗳腐者，加莱菔子、槟榔、半夏行气导滞；若寒凝气滞，脘腹痞满者，加枳壳、厚朴、陈皮；若气逆较甚，呃逆频作者，加刀豆子、旋覆花、代赭石以理气降逆；若外寒致呃者，可加紫苏、生姜。

（2）胃火上逆。

主症：呃声洪亮有力，冲逆而出，口臭烦渴，多喜饮冷，脘腹满闷，大便秘结，小便短赤，苔黄燥，脉滑数。

治法：清热和胃，降逆止呃。

方药：竹叶石膏汤。

方中竹叶、生石膏清泻胃火，人参（易沙参）、麦冬养胃生津，半夏和胃降逆，粳米，甘草调养胃气。可加竹茹、柿蒂以助降逆止呃之力。若腑气不通，痞满便秘者，可用小承气汤通腑泄热，亦可再加丁香、柿蒂，使腑气通，胃气降，呃逆自止。若胸膈烦热，大便秘结，可用凉膈散。

（3）气机郁滞。

主症：呃逆连声，常因情志不畅而诱发或加重，胸胁满闷，脘腹胀满，纳减嗳气，肠鸣矢气，苔薄白，脉弦。

治法：顺气解郁，降逆止呃。

方药：五磨饮子。

方中木香、乌药解郁顺气，枳壳、沉香、槟榔宽中行气。可加丁香、代赭石降逆止呃，川楝子、郁金疏肝解郁。若心烦口苦，气郁化热者，加栀子、黄连泄肝和胃；若气逆痰阻，昏眩恶心者，可用旋覆代赭汤降逆化痰；若痰涎壅盛，胸胁满闷，便秘，苔浊腻者，可用礞石滚痰丸泻火逐痰；若瘀血内结，胸胁刺痛，久呃不止者，可用血府逐瘀汤活血化瘀。

2. 虚证

（1）脾胃阳虚。

主症：呃声低长无力，气不得续，泛吐清水，脘腹不舒，喜温喜按，面色㿠白，手足不温，食少乏力，大便溏薄，舌质淡，苔薄白，脉细弱。

治法：温补脾胃，和中降逆。

方药：理中汤。

方中人参、白术、甘草甘温益气，干姜温中散寒。可加吴茱萸、丁香温胃平呃，内寒重者，可加附子、肉桂。若嗳腐吞酸，夹有食滞者，可加神曲、麦芽；若脘腹胀满，脾虚气滞者，可加香附、木香；若呃声难续，气短乏力，中气大亏者，可用补中益气汤；若病久及肾，肾失摄纳，腰膝酸软，呃声难续者，可分肾阴虚、肾阳虚而用金匮肾气丸、七味都气丸。

（2）胃阴不足。

主症：呃声短促而不得续，口干咽燥，烦躁不安，不思饮食，或食后饱胀，大便干结，舌质红，苔少而干，脉细数。

治法：益胃养阴，和胃止呃。

方药：益胃汤。

方中沙参、麦冬、玉竹、生地甘寒生津，滋养胃阴。可加炙枇杷叶、柿蒂、刀豆子以助降逆止呃之力。若神疲乏力，气阴两虚者，可加人参、白术、山药；若咽喉不利，胃火上炎者，可用麦门冬汤；若日久及肾，腰膝酸软，五心烦热，肝肾阴虚，相火挟冲气上逆者，可用大补阴丸加减。

六、其他疗法

1. 简验方

（1）刀豆子 10 g（杵碎），枇杷叶 6 g，水煎服，适用于一般呃逆。

（2）荜澄茄、高良姜等分，研末，每服 3 g（水煎剂量加倍），适用于胃寒呃逆。

（3）柿蒂 9 g，水煎服。

（4）鲜姜、蜂蜜各 30 g。用法：鲜姜取汁去渣，与蜂蜜共同调匀，一次服下。

（5）南瓜蒂 4 只，水煎服，连服 3～4 次。

（6）枇杷叶 30～90 g，刷去毛，以水二碗，浓煎一碗服。

（7）姜半夏 10 g，荔枝核 24 g，荷叶蒂 21 g，水煎服。

2. 针灸

主穴：内关、膈俞。

配穴：足三里、中脘、太冲。

治法：先刺主穴，用中强刺激手法。体虚呃逆不止者，用艾柱直接灸膈俞、足三里。

七、预防与调摄

预防本病，平时要注意寒温适宜，避免外邪犯胃。注意饮食调节，不要过食生冷及辛热煎炸之物。患热病时不要过服寒凉。患寒证时不要妄投温燥。要情志舒畅、以免肝气逆乘肺胃。若呃逆是并发于一些急慢性疾病过程中，要积极治疗原发病证，这是十分重要的预防措施。

呃逆的轻症，多能逐渐自愈，无须特别治疗和护理。若呃逆频频发作，则饮食要进易消化食物，粥面中可加姜汁少许，以温宣胃阳，降气止呃。一些虚弱患者，如因服食补气药过多而频频呃逆者，可用橘皮、竹茹煎水温服。

第二节　反胃

一、概述

反胃是饮食入胃，宿谷不化，经过良久，由胃反出的病证。

西医学的胃、十二指肠溃疡，胃黏膜脱垂症，胃部肿瘤，胃神经官能症等，凡并发胃幽门痉挛、水肿、狭窄，引起胃排空障碍，而出现反胃症状者，可参考本篇内容辨证论治。

主症：食后脘腹胀满，朝食暮吐，暮食朝吐，宿谷不化，吐后转舒，神疲乏力，面色少华，手足不温，大便溏少，舌淡苔白滑，脉细缓无力。

治法：温中健脾，降气和胃。

方药：丁香透膈散（人参、白术、丁香、半夏、木香、香附、炙甘草、砂仁、神曲、白豆蔻、麦芽）。若吐甚者，加代赭石、旋覆花；若脾胃虚寒，四肢不温者加附子、干姜，若面色㿠白，四肢清冷，腰膝酸软，肾阳不足者，用右归丸。

二、其他疗法

简验方：

（1）雪梨1个，丁香50粒，梨去核，放入丁香，外用纸面包好，煨熟吃。

（2）守宫1～2只（去腹中杂物），鸡蛋1个。用法：将鸡蛋一头打开，装入壁虎蒸熟，每日服1个，连服数日。

（3）木香调气散（《证治汇补》）。白豆蔻、丁香、木香、檀香、砂仁、甘草。

三、预防与调摄

此证之预防，就注意劳逸结合，增强体质；要怡情放怀，避免精神刺激；勿过量饮酒和恣食辛辣食物，免伤胃气；应外避六淫，免除外因之干扰。

在治疗中，宜内观静养，薄滋味，忌香燥，戒郁怒，禁房事。

扫码领取
●中医理论
●养生方法
●健康自测
●书单推荐

第七章
肾系病

第一节　遗精

一、定义

遗精则指不因性行为而发生的精液排泄，有甚者排泄较为频繁的病症。梦中遗精，成为梦遗；日常遗精，或十分清醒时精液无辜排泄，称为滑精，是遗精的两种轻重不同的证候。此外中医又有失精、精时自下、漏精、溢精、精漏、梦泄精、梦失精、梦泄、精滑等名称。

二、病因病机

本病病因较多，病机复杂，但其基本病机可概括为两点。一是火热或湿热之邪循经下扰精室，开合失度，以致精液因邪扰而外泄，病变与心肝脾关系最为密切；二是因脾肾本身亏虚，失于封藏固摄之职，以致精关失守，精不能闭藏，因虚而精液滑脱不固，病变主要涉及脾肾。

1. 肾虚不藏

恣情纵欲：青年早婚，房事过度或少年频犯手淫，造成肾精损耗。肾阴虚者，大都阴虚火旺，相火偏盛，扰动精室，封藏失职；肾气虚者，大都以肾气不能固摄，精关失约而出现自遗。

2. 君相火旺

操劳过度：劳神过度，心阴虚耗，心火无法下至于肾，肾水不通于心，心肾不交，水亏则火旺，继而遗精。

3. 气不摄精

思虑过度，损伤心脾，或饮食不节，脾虚气陷，失于固摄，精关不固，精液遗泄。

4. 湿热痰火下注

饮食无节制，嗜酒无节制，损伤脾胃，湿热化火，流注与下，扰动精室，亦然发生遗精。

综上所述，造成遗精的病因，主要以心、肝、脾、肾。或房事无节制，先天不足，劳心费神，饮食不当等因引起。

三、诊断与鉴别诊断

（一）诊断

每星期两次以上或一日数次，在睡梦中发生遗泄或在清醒时精白滑出，并有头昏、耳鸣、精神萎靡、腰酸腿软等症状，即可诊断为遗精。

（二）鉴别诊断

1. 生理性溢精

通常都是未婚成年男性或者婚后长期未有性生活者，一般情况是每月1至2次遗精，如无其他症状，这一情况为生理性益精。不需要进行特定治疗，只需要更多了解性知识，消除恐慌情绪。病例遗精则每周两次或者以上，个别严重者存在每晚遗精数次的情况。

2. 早泄

早泄主要是指男性在性交时其阴茎刚刚进入到阴道后随即泄精或者没有进入阴道就泄精，无法正常完成性交。诊断早泄一个要点就是要看性交是否存在早射精情况。遗精则是没有人为干预情况下出现精液遗泄，性交时能够正常射精。诊断要点就是非人为，还有就是睡眠当中更多见，两者同时并存情况较多。

3. 小便尿精

这一症状主要是精液随着尿排出，尿液颜色正常，这一病症的诊断要点在于精液是需要与尿液同时排出或者尿后流精液。这一病症诱因在于过度饮酒，沉迷色情，脾肾气虚等情况。

4. 尿道球腺分泌物

男性在性兴奋情况下尿道外口可能会排出少量黏稠无色液体，这一液体不是精液，这种情况不能视为遗精，要有所区分。

5. 前列腺溢液

部分中青年，因为自身纵欲无度，存在酗酒等不良习惯，导致前列腺充血等问题，一旦受力则导致腹压增大，会阴肌肉松弛，白色分泌物就会流出，这种情况被称之为前列腺渗液。

四、辨证论治

（一）辨证要点

1. 审察病位

一般认为用心过度或杂念妄想，君相火旺，引起遗精的多为心病；精关不固，无梦遗泄的多为肾病；故前人有"有梦为心病，无梦为肾病"之说。但还须结合发病的新久以及脉证的表现等，才能正确地辨别病位。

2. 分清虚实

初起以实证为多，日久则以虚证为多。实证以君相火旺及湿热痰火下注，扰动精室者为主；虚证则属肾虚不固，脾虚气不摄精，封藏失职。若虚而有热象者，多为阴虚火旺。

3. 辨别阴阳

遗精属于肾虚不藏者，又当辨别偏于阴虚，还是偏于阳虚。阴虚者更多症状表现在头晕目眩、腰酸腿疼、存在耳鸣情况；阳虚者面白少华，脉沉细。

4. 洞察转归

遗精的发生发展与体质、病程，治疗恰当与否有密切关系。病变初期及青壮年患者多为火盛或湿热所致，此时若及时清泻则可邪退病愈；遗精日久必耗伤肾阴，甚则阴损及阳，阴阳俱虚，此时可导致阳痿、早泄、男子不育等。故对遗精日久不愈、有明显虚象或年老体衰者，治疗又当以补血为主。若治疗后遗精次数减少，体质渐强，全身症状减轻，则为病势好转，病将痊愈之象。

（二）治疗原则

遗精的基本病机包括两个方面，一是火邪或湿热之邪，扰及精室；二是正气亏虚，精关不固。治疗遗精切忌只用固肾涩精一法，而应该分清虚实，实证以清泄为主；虚证方可补肾固精。同时还应区分阴虚阳虚的不同情况，而分别采用滋养肾阴及温补肾阳的治法。至于虚而有热者，又当予以养阴清火，审证施治。

（三）分证论治

1. 心肾不交

症状：睡梦当中出现遗精次数多，转天昏昏沉沉、存在心悸等情况，小便发黄有低烧感，脉细数。

病机：君火亢盛、心阴暗耗，心火不能下交于肾、肾水不能上济于心，水亏火旺，扰动精室，致精液走泄；心火偏亢，火热耗伤心营，营虚不能养心则心惊；外不能充养肌体，则体倦无力，精神不振；上不能奉养于脑，则头昏且晕；小便短黄而有热感，乃属心火下移小肠，热入膀胱之征；舌质红，脉细数，均为心营被耗，阴血不足之象。

治法：清心滋肾，交通心肾。

方药：三才封髓丹加黄连、灯芯草之类。方中天门冬补肺，地黄滋肾，金水相生也；黄柏泻相火，黄连、灯芯草清心泻火，俾水升火降，心肾交泰，则遗泄自止。若所欲不遂，心神不定，邪火妄动，导致精室不安，精液出现泄出，需安神精心。安神定志丸可治疗之。

2. 肾阴亏虚

症状：遗精，每日头晕且昏沉无力，存在耳鸣现象，身体虚弱，脉弦细带数。

病机：恣情纵欲，耗伤肾阴，肾阴虚则相火妄动，干扰精室，致使封藏失职，精液泄出；肾虚于下，真阴暗耗，则精气营血俱不足，不能上承，故见头昏、目眩；不能充养肌肉，则形体瘦弱，神疲乏力；腰为肾之府，肾虚则腰酸；肾开窍于耳，肾亏则耳鸣；舌红少津，脉弦细带数，均为阴虚内热之象。

治法：壮水制火，佐以固涩。

方药：知柏地黄丸合水陆二仙丹化裁。方中知母、黄柏泻火，丹皮清热，地黄、山药、山茱萸、芡实、金樱子填精止遗。遗精情况经常性出现，且难以有效治愈，应采用金锁固精丸以固肾摄精。

3. 肾气不固

症状：滑精情况经常性出现，面色苍白无力，精神不振，身体虚寒，舌苔发白，脉沉细且较弱。

病机：病久不愈，阴精内涸，阴伤及阳，以致下元虚惫，气失所摄，相关因而不固，故滑精频作；其真阴亏耗，元阳虚衰，五脏之精华不能上荣于面，则面白少华，精神萎靡，畏寒肢冷；舌淡、苔白，脉沉细而弱，均为元阳已虚，气血不足之征。

治法：补肾固精。

方药：偏于阴虚者，用六味地黄丸，以滋养肾阴；偏于阳虚者，用《济生》秘精丸和斑龙丸主之。前方偏于温涩，后者温补之力尤胜。

4. 脾虚不摄

症状：遗精频频发作，劳累过度既增多增重，甚至产生滑精情况，精液清稀，食欲不振且便溏，气短乏力，舌淡，脉虚。

病机：脾气存在亏虚情况，精失固摄，遗精现象频频出现；过劳则伤害中气，气虚则导致不摄，精关不够牢固，滑精情况时有多见；频繁出现遗精，使得精液清稀；脾气亏虚，缺乏气血，心脉不稳，心悸气短；脾虚气陷，全身无力，寡言少语；舌淡苔薄，上述现象均为脾气亏虚的表现。

治法：益气健脾，摄精止遗。

方药：妙香散合水陆二仙丹或补中益气汤加减。方中人参、黄芪益气健脾生精；山药、茯苓健脾补中，兼以安神，远志、辰砂清心调神；木香调气；桔梗升清；芡实、金樱子摄精止遗。若以中气下陷为主可用补中益气汤加减。

5. 肝火偏盛

症状：多为梦中出现遗精现象，患者易烦躁，胸中气得不到疏解，常常面红目赤，口干舌燥，小便短赤。舌红，苔黄，脉弦数。

病机：肝胆经绕阴器，肾脉上贯肝，两脏经络相连，如情志不遂，肝失条达，气郁化火，扰动精室，则引起遗精；肝火亢盛，则阳物易举，易烦躁，胸中气得不到疏解，肝火旺盛，常常面红目赤，口干舌燥，小便短赤，舌红苔黄，脉来弦数，均为肝火偏盛之征。

治法：清肝泻火。

方药：龙胆泻肝汤为主。方中龙胆草直折肝火，栀子、黄芩清肝，柴胡疏肝，当归、生地滋养肝血，泽泻、车前子、木通导湿热下行，肝火平则精宫自宁。久病肝肾阴虚者，可去木通、泽泻、车前子、柴胡等，酌加何首乌、女贞子、白芍等滋养肝肾之品。

6. 湿热下注

症状：遗精频作或尿时有精液外流，口苦或渴，小便热赤。苔黄腻，脉濡数。

病机：湿热下注，扰动精室，则遗精频作，甚则尿时流精；湿热上蒸，则口苦而渴；湿热下注膀胱，则小便热赤；苔黄腻，脉濡数，均为内有湿热之象。

治法：清热化湿。

方药：猪肚丸。猪肚益胃，白术健脾，苦参、牡蛎清热固涩，尚可酌加车前子、泽泻、猪苓、黄柏、萆薢等，以增强清热化湿之力。

7. 痰火内蕴

症状：遗精频作，胸闷脘胀，口苦痰多，小便热赤不爽，少腹及阴部作胀。苔黄腻，脉滑数。

病机：痰火扰动精室，故见遗精频作；痰火郁结中焦，故见胸闷脘胀，口苦痰多；痰火互结下焦，故见小便热赤不爽，少腹及阴部作胀；苔黄腻，脉滑数，均为痰火内蕴之征。

治法：化痰清火。

方药：猪苓丸加味。方中半夏化痰，猪苓利湿。还可加黄柏、黄连、蛤粉等泻火豁痰之品。如患者尿时不爽，少腹及阴部作胀，为病久夹有瘀热之征，可加败酱草、赤芍以化瘀清热。

第二节 阳痿

一、定义

阳痿主要是指青壮年年龄段男性，因自身存在湿热虚亏等原因，导致宗筋过于松弛，导致性交时阴茎难以勃起，无法正常进行性交。

二、病因病机

病机关键：宗筋弛纵。

1. 命门火衰

多因房事过度过力，年少时过度手淫，婚育过早，导致精气虚损，致使阳事不举。

2. 心脾受损 忧郁等证容易伤身影响心脾，而胃为水谷气血之海，以致气血两虚，宗筋失养，而成阳痿。

3. 恐惧伤肾

恐则伤肾，恐则气下，渐至阳痿不振，举而不刚，而导致阳痿。

4. 肝郁不舒

肝主筋，阴器为宗筋之汇，若情志不遂，忧思郁怒，肝失疏泄条达，则宗筋所聚无能。

5. 湿热下注

湿热下注，宗筋弛纵，可导致阳痿，经所谓壮火食气是也。

总之，就临床所见，本病以命门火衰较为多见，而湿热下注较为少见，所以《景岳全书·阳痿》说："火衰者十居七八，火盛者，仅有之耳。"主要病位在宗筋与肾，与心、肝、脾关系密切。

三、诊断与鉴别诊断

（一）诊断

1. 发病特点

性生活过度，或者因为年少时频繁手淫，进而导致腰膝酸痛，精神疲劳，小便不畅，存在滴沥情况。

2. 临床表现

成年男性，青壮年阶段，性交时阴茎难以勃起，缺乏正常性生活能力，这种情况就可以诊断为这一病症。

3. 理化检查

血、尿常规，前列腺液，夜间阴茎勃起试验，阴茎动脉测压等检查。同时排除性器官发育不全或药物引起的阳痿。

（二）鉴别诊断

1. 早泄

二者都可能出现阴茎疲软，早泄更多是在性交开始之前，虽然可以勃起，但是过早排精，因为排精后就无法有效勃起，进而影响正常性交，阳痿则是性交时不能勃起，二者在临床表现上有明显差别，但在病因病机上有相同之处。若早泄日久，可进一步导致阳痿的发生。

2. 生理性机能减退

二者均可出现阳事不举，但男子八八肾气衰，若老年人而见阳事不举，此为生理性机能减退，与病理性阳痿应予以区别。

四、辨证论治

（一）辨证要点

1. 辨别有火无火

阳痿而兼见面色白，畏寒肢冷，阴囊阴茎冷缩或局部冷湿，精液清稀冰冷，舌淡，苔薄白，脉沉细者，为无火；阳痿通常伴随着易怒烦躁问题，患者口干舌燥，舌苔黄腻，有实火。这其中以脉象和舌苔的辩证为主要方式手段。

2. 分清脏腑虚实

由于恣情纵欲、思虑忧郁、惊恐所伤者，多为脾肾亏虚，命门火衰，属脏腑虚证；由于肝郁化火，湿热下注，而致宗筋弛纵者，属脏腑实证。

（二）治疗原则

对于阳痿的治疗手段来看，中医强调要从病机入手，要注重于虚者注重于补，而实者则注重于清，无火需要强调温。命门火衰者，温补忌纯用刚热燥涩之剂，宜选用血肉有情温润之品；心脾受损者，补益心脾；恐惧伤肾者，益肾宁神；肝郁不舒者，疏肝解郁；湿热下注者，苦寒坚阴，清热利湿，即《素问·脏气法时论》所谓"肾欲坚，急食苦以坚之"的原则。

（三）分证论治

1. 命门火衰

症状：阳事不举或举而不坚，精薄清冷，腰酸膝软，精神萎靡，面色白，头晕耳鸣，畏寒肢冷，夜尿清长，舌淡胖，苔薄白，脉沉细。

病机：恣情纵欲，耗损太过，精气亏虚，命门火衰，故见阳事不举，精薄清冷；肾精亏耗，髓海空虚，故见头晕耳鸣；腰为肾之府，精气亏乏，故见腰酸膝软，精神萎靡；畏寒肢冷，舌淡胖，苔薄白，脉沉细，均为命门火衰之象。

治法：温补下元。

方药：右归丸合或赞育丹。阳痿日久不愈，加韭菜籽、阳起石、仙灵脾、补骨脂；寒湿，加苍术、蔻仁；气血薄弱明显，加人参、龟甲胶、黄精。

2. 心脾受损

症状：阳事不举，精神不振，夜寐不安，健忘，胃纳不佳，面色少华，舌淡，苔薄白，脉细弱。

病机：思虑忧郁，损伤心脾，病及阳明冲脉，而阳明总宗筋之会，气血亏虚，则可导致阳事不举，面色少华，精神不振；脾虚运化不健，故胃纳不佳，心虚神不守舍，故夜寐不安；舌淡，脉细弱，为气血亏虚之象。

治法：补益心脾。

方药：归脾汤。肾阳虚，加仙灵脾、补骨脂、菟丝子；血虚，加何首乌、鹿角霜；脾虚湿滞，加木香、枳壳；胃纳不佳，加神曲、麦芽；心悸失眠，加麦冬、珍珠母。

3. 恐惧伤肾

症状：阳痿不举或举而不坚，胆怯多疑，心悸易惊，夜寐不安，易醒，苔薄白，脉弦细。

病机：恐则伤肾，恐则气下，可导致阳痿不举或举而不坚；情志所伤，胆伤则不能决断，故见胆怯多疑；心伤则神不守舍，故见心悸易惊，夜寐不安。

治法：益肾宁神。

方药：大补元煎或启阳娱心丹。肾虚明显，加仙灵脾、补骨脂、枸杞子；惊悸不安，梦中惊叫，加青龙齿、灵磁石。

4. 肝郁不舒

症状：阳痿不举，情绪抑郁或烦躁易怒，胸脘不适，胁肋胀闷，食少便溏，苔薄，脉弦。

病机：暴怒伤肝，气机逆乱，宗筋不用则阳痿不举。肝主疏泄，肝为刚脏，其性躁烈，肝气郁结，则情绪抑郁或烦躁易怒；气机紊乱则胸脘不适，胁肋胀闷；气机逆乱于血脉，则脉象弦。

治法：疏肝解郁。

方药：逍遥散。肝郁化火，加丹皮、山栀子；气滞日久，而见血瘀证，加川芎、丹参、赤芍。

5. 湿热下注

症状：阴茎萎软，阴囊湿痒臊臭，睾丸坠胀作痛，小便赤涩灼痛，肢体困倦，泛恶口苦，舌苔黄腻，脉濡数。

病机：湿热下注，宗筋弛纵，故见阴茎萎软；湿阻下焦，故见阴囊湿痒，肢体困倦；热蕴于内，故见小便赤涩灼痛，阴囊臊臭，苔黄腻，脉濡数，均为湿热内阻之征。

治法：清热利湿。

方药：龙胆泻肝汤。大便燥结，加大黄；阴部瘙痒，潮湿重，加地肤子、苦参、蛇床子。

五、其他

1. 单验方

牛鞭1根，韭菜子25 g，淫羊藿15 g，将牛鞭置于瓦上文火焙干、磨细；淫羊藿加少许羊油，在文火上用铁锅炒黄（不要炒焦），再和韭子磨成细面；将上药共和混匀。每晚用黄酒冲服1匙或将1匙粉用蜂蜜和成丸，用黄酒冲服。

2. 中成药

（1）参附注射液20～40 mL，加5%葡萄糖注射液或0.9%氯化钠注射液100 mL，每日1次静点。适用于阳虚重症。

（2）参麦注射液60 mL，加5%葡萄糖注射液或0.9%氯化钠注射液100 mL，每日1次静点。适用于阳痿气阴两虚证。

（3）六味地黄丸：每次1丸，每日2次口服。适用于阳痿之肝肾阴虚证。

（4）逍遥丸：每次1丸，每日2次口服。适用于阳痿之肝气郁结证。

（5）龙胆泻肝丸：每次1丸，每日2次口服。适用于阳痿之肝经湿热证。

3. 针灸

（1）针刺。

选穴：关元、中极、太溪、次谬、曲骨、阴廉。

刺法：针刺得气后留针，并温针灸3～5壮。

（2）灸法：取会阴、大敦、神阙，艾条温和灸与雀啄灸交替使用。

（3）耳针：取耳穴肾、皮质下、外生殖器，以0.6 cm×0.6 cm胶布中央粘上王不留行籽贴于上述3穴，然后用指稍加压。两耳交替进行，每周2次，10次为1个疗程。

第三节　癃闭

一、定义

癃闭主要是指因为肾和膀胱气化失司进而使得小便量变少，小便点滴而出，小便可能出现闭塞不通的情况，这一病症被统称癃闭。进行细分可见，小便不利，点滴量少，同时病情发展较缓慢称之为癃；小便闭塞且病势急则称之为闭。

二、病因病机

病机关键：膀胱气化不利。

1. 湿热蕴结

中焦湿热不解，进入膀胱等，导致湿热阻滞，进而造成小便不通，形成癃闭之症。

2. 肺热气壅

肺为水之上源，热壅于肺，肺气不能肃降，津液输布失常，水道通调不利，不能下输膀胱；又因热气过盛，下移膀胱以致上、下焦均为热气闭阻，而成癃闭。

3. 脾气不升

过于疲劳容易伤脾，饮食不节制还有就是久病体质虚弱，使得脾虚，进而使得清气难以有效上升，浊阴无法下降，小便也就据此导致不利。

4. 肾元亏虚

年老虚弱，还有就是久病不愈身体虚弱，肾阳不足，进而导致膀胱气化，湿热排不出。或还因小焦积热导致日久不愈，肾阴不足，进而也就形成癃闭。

5. 肝郁气滞

肝气郁结容易伤肝，如果疏散不及时，则容易导致三焦水液等受到影响，水道因此通调受阻，自而产生癃闭。

6. 尿路阻塞

瘀血败精或肿块结石，阻塞尿路，小便难以排出，因而形成癃闭。

总体来看，这一病症的主要病灶所在膀胱，但是其与脾肾等都有关系，上焦之气不化，则源于肺；中焦之气不化，则源自脾；小焦之气不化则源自肾。肝郁气滞这种症状，使得三焦气化不利，进而也就容易引发癃闭。其他原因造成的尿路阻塞，也可能会引起癃闭。

三、诊断与鉴别诊断

（一）诊断

1. 发病特点

此症多源自于忧思易恼怒等情况，忍尿，还有就是饮食方面存在过油辛辣，不注意保暖，纵欲无度等也容易导致发病。该病多见于老年男性，也见于产后妇女等。

2. 临床表现

排尿出现一定困难，排尿次数即可能增多，也可能会建设，每日尿量出现明显变少情况，排尿没有明显疼痛感，点滴尿液或者闭塞是主要症状。

3. 理化检查

肛门指诊、B超、腹部X线摄片、膀胱镜、肾功能检查。

（二）鉴别诊断

1. 淋证

对于病症的区分方式来看，虽然两者都属于膀胱气化不利，进而产生了排尿问题的症候。但癃闭不存在刺痛感，小便日排出量少于正常情况，无尿排出情况也时有出现。癃闭感受外邪，其常并发淋证；淋证则小便刺痛，同时频次少而涩痛，每日排出尿量基本正常，淋证日久不愈，可发展成癃闭。《医学心悟·小便不通》："癃闭与淋证不同，淋则便数而茎痛，癃闭则小便短涩而难通。"

2. 关格

这两者之间相似之处在于均可见小便尿量减少火灾闭塞不通的情况。关格主要由淋证等症久治不愈而起病，小便不通畅同时呕吐情况并存，关格常会有皮肤瘙痒情况，口中含有尿味，患者可能出现抽搐昏迷情况。癃闭则不存在呕吐情况，癃闭的病情发展可能导致转为关格。

3. 水肿

两者主要表现为小便不利，同时伴有量少情况。水肿更多是人体当中水液潴留，导致身体四肢等部位出现浮肿情况，严重者存在胸等位置积液，其并没有水蓄膀胱情况；癃闭通常不存在浮肿情况，部分患者还存在小便点滴而出等水畜膀胱症状。

四、辨证论治

（一）辨证要点

1. 细审主证

（1）小便短赤灼热、苔黄、舌红、脉数者属热；若口渴欲饮、咽干、气促者，为热壅于肺；若口渴不欲饮，小腹胀满者，为热积膀胱。

（2）小便欲出而不出，精神疲劳身体乏力多为虚证；老年排尿出现无力，腰膝出现酸痛，该情况为肾虚命门火衰；小便不利同时还有小腹胀坠感，多为中气不足。

（3）如果尿线变得比较细或者出现了排尿中断情况，伴有腰腹疼痛，舌质紫暗者，就属于浊瘀阻滞。

2. 详辨虚实

癃闭往往存在虚实的差别，湿热蕴结、肝郁气滞等所致病患者，多数都属于实证；而因为肾气不足、肾阳不足、气化不及等情况多是虚证。如起病比较急促，而病程相对比较短，患者体质比较好，尿道窘迫，小便赤热，舌苔黄腻更多属于实证。起病缓慢，病程持续时间比较长，尿流颇显无力，脉沉细弱更多属于虚证。

（二）治疗原则

癃闭的治疗需遵循基本的治疗原则，这其中以"六腑以通为用"原则，要重点于通，通利小便。实际治疗运用过程中，通之方法也会因为证候的虚实存在一定的差异和差别。实证治疗需要注重于清湿热，同时要散瘀结，利气机；虚证则注重于补脾肾，要助气化，进而能够使小便通畅。同时也需要结合具体病症具体分析，结合原因去选择治疗方式，根据病变所在位置不同，如肾脾等差别，辨证论治，不能滥用通利小便之品。还有就是可以根据"上窍开则下窍自通"的理论，用开提肺气法，开上以通下，即所谓"提壶揭盖"之法治疗。

（三）分证论治

1. 膀胱湿热

症状：小便不畅量少频多且灼热，小腹鼓胀，口苦，干咳不愿饮水，或大便不畅，舌苔深红，脉络沉。

病机：体内湿热沉积至膀胱处，则小便不畅呈赤热，甚至堵塞不通；湿热互结，膀胱气化不畅，则小腹鼓胀；湿热过剩，苦口干涸；舌质红，苔黄腻，脉沉数或大便不畅，均因下焦湿热所致。

治法：清热利湿，通畅小便。

方法：八正散。舌苔重而黄腻，加苍术、黄柏；心烦，口内舌苔呈糜烂，合导赤散；大便通畅，去大黄；口干舌燥，潮热盗汗，手心足心发热，舌尖泛红，可服滋肾通关丸，车前子、牛膝。

2. 肺热壅盛

症状：小便不通不畅，口干舌燥，干咳欲饮，呼吸急促或干咳，舌苔泛红呈薄黄。

病机：肺热壅盛，失于肃降，不得通常，下行膀胱，则小便不通不畅；肺热上壅，体内气逆，故此呼气急促干咳；口干舌燥、不愿饮水，舌苔泛红，则是里热内郁症状。

治法：清肺热，利水道。

方药：清肺饮。心神烦闷，舌苔泛红口舌生疮，则用黄连、竹叶治；大便不通不畅，服杏r、大黄治；头痛、鼻塞、服薄荷、桔梗治。

3. 肝郁气滞

症状：小便不通不畅，小腹鼓胀，气烦易怒，舌苔泛红薄黄。

病机：七情内伤，气机郁滞，肝内气血属于顺畅，水液排泄不畅，由此小便不同不畅；小腹鼓胀，则为肝气发病。脉弦，烦躁易怒，则是肝气过旺；舌苔泛红薄黄，则是肝郁化火之症。

治法：疏利气机，通利小便。

方药：沉香散。肝郁气滞症状较重，服六磨汤；气郁化火，舌苔泛红薄黄，服丹皮、山栀。

4. 尿道阻塞

症状：小编不畅短促或如细线，小腹鼓胀疼痛，舌苔暗紫有瘀痕，脉细。

病机：瘀血败精阻塞构成内郁结块，尿道膀胱受阻不通，则小便不畅短促与细线，舌苔暗紫有瘀痕，脉细，则都是淤阻气滞的症状。

治法：化瘀散结，清利水道。

方药：代抵当丸。呈严重瘀血状，服丹参、红花治；久病而面色不顺，服黄芪、丹参；小便不畅不顺，服金钱草、海金沙、冬葵子治。

5. 脾气不升

症状：欲小便则不畅或量小而不通，气促，话语无力，小腹鼓胀，精神匮乏，食欲不佳；舌质较淡呈薄白，脉细弱。

病机：清气不升则浊阴不降，则小便不通不畅；中气不足，则话语无力；中气下陷，则小腹鼓胀；脾气不足，则精神匮乏，食欲不佳；舌质较淡呈薄白，脉细弱，则为气虚之症状。

治法：升清降浊，化气利水。

方药：补中益气汤合春泽汤。舌质泛红，服补阴益气煎；肾虚，服济生肾气丸。

6. 肾阳衰惫

症状：小便不通不畅排尿无力不畅，面色苍白，精神萎靡，怕寒畏冷，腰膝冷而无力，舌苔呈白且淡，脉沉且弱。

病机：命门火衰，气化不及州都，则小便不通不畅，排尿无力且不畅；脸色苍白，精神萎靡，则是元气衰败之像，怕寒畏冷，腰膝冷而无力，则是肾阳不足的症状。

治法：温阳益气，补肾利尿。

方药：济生肾气丸。有脾虚之症状，可服补中益气汤或春泽汤；精神委顿，腰膝冷而无力服香茸丸。

五、其他

1. 单验方

生大黄 12 g，荆芥穗 12 g，晒干后（不宜火焙，否则药力减弱）共研末，分 2 次服，每间隔 4 小时用温水调服 1 次，每日 2 次。适用于癃闭之肺热壅盛证。

2. 中成药

（1）参麦注射液 60 mL，加 5% 葡萄糖注射液或 0.9% 氯化钠注射液 100 mL，每日 1 次静点。适用于癃闭气阴两虚证。

（2）注射用红花黄色素氯化钠注射液 100 mL，每日 1 次静点。适用于癃闭之血瘀阻络证。

3. 针灸

选穴：足三里、中极、三阴交、阴陵泉。

刺法：反复捻转提插，强刺激。体虚者，灸关元、气海。

第四节　水肿

一、定义

水肿主要是因为患者外邪、饮食失调，进而使得其自身出现脏腑功能调节问题，气化不利，津液疏导不畅，水液潴留，泛溢于肌肤，引起多部位浮肿或者全身浮肿情况。

二、病因病机

人体水液的运行，有赖于脏腑气化，诸如肺气的通调、脾气的转输、肾气的蒸腾等等。由于外邪的侵袭，或脏腑功能失调，或脏气亏虚，使三焦决渎失职，膀胱气化不利，即可发生水肿。

（一）病因

1. 风邪外袭肺

为水之上源，主一身之表，外合皮毛，最易遭受外邪侵袭，一旦为风邪所伤，内则肺气失宣，不能通调水道，下输膀胱，以致风遏水阻，风水相搏，流溢于肌肤，发为水肿。

2. 风湿相搏

风湿伤人，可以导致痹证，若痹证不已，反复感受外邪，与脏气相搏，脏气受损，不能化气行水，亦可发生水肿。可见风湿相搏之为肿，即可发为痹，痹证不差，复感外邪发为水肿；也可因风湿搏结不散，胀急为肿。

3. 疮毒内犯

诸痛痒疮皆属心火，疮毒内攻，致津液气化失常，也是形成水肿的常见病因。

4. 气滞血瘀

气的升降出入失常，不能温煦和推动血的运行，致血液不能正常运行，瘀血内停，瘀滞于身体某一部位，导致局部肿胀，形成水肿。

5. 饥馑劳倦

由于兵戎战祸，或因严重天灾，生活饥馑，饮食不足，或因脾虚失运，摄取精微物质的功能障碍，加之劳倦伤脾，也是水肿发病的常见原因。

（二）病机

关于水肿的病机，历代医家多从肺、脾、肾三脏加以阐述分析，其中以《景岳全书·肿胀》论述扼要。此外，水肿的病机与心、肝两脏也密切相关。如《奇效良方》说："水之始起也，未尝不自心肾而作。"肝主疏泄和藏血，肝气郁结可导致血瘀水停，发展为水肿。

三、诊断与鉴别诊断

（一）诊断

1. 发病特点

水肿一般先从眼睑开始，继则延及头面、四肢以及全身。亦有先从下肢开始，然后及于全身者。

2. 临床表现

凡具有头面、四肢、腹背，甚至全身水肿临床表现者，即可诊断为水肿。若水肿病情严重者，可见胸闷腹胀、气喘不能平卧等症状。

（二）鉴别诊断

鼓胀：鼓胀是因腹部膨胀如鼓而命名。以腹胀大、皮色苍黄、脉络暴露为特征。其肿肢体无恙，胀唯在腹；水肿则不同，其肿主要表现为面、足，甚者肿及全身。

四、辨证论治

（一）辨证要点

1. 辨外感内伤

水肿有外感和内伤之分，外感常有恶寒，发热，头痛，身痛，脉浮等表证；内伤多由内脏亏虚，正气不足或反复外感，损伤正气所致。故外感多实，内伤多虚。不过外感日久不愈，其病亦可由实转虚；内伤正气不足，抗病能力下降，也容易招致外感。

2. 辨病性

辨水肿应分清寒热，察明虚实。阳水属热属实，阴水属寒属虚，临床上除单纯的热证和寒证外，往往是寒热兼夹，较难辨识。一般而言，青少年初病或新感外邪，发为水肿，多属实证；年老或久病之后，正气虚衰，水液潴留，发为水肿者，多以正虚为本，邪实为标。

3. 辨病位

水肿有在心、肝、脾、肺、肾之分。心水多并见心悸、怔忡；肝水多并见胸胁胀满；脾水多并见脘腹满闷食少；肺水多并见咳逆；肾水多并见腰膝酸软，或见肢冷，或见烦热。同时结合其他各脏脉证特点，综合分析，以辨明其病位。

4. 辨兼夹证

水肿常与痰饮、心悸、哮喘、鼓胀、癃闭等病证先后或同时出现，且部分患者往往还可见到多种兼证。临床时则应分清孰主孰从，以便在论治时正确处理好其标本缓急。

5. 辨病势

就是辨别疾病的发展趋势。如病始何脏，累及何脏；是脾病及肾还是肾病及脾；是气病及水还是水停导致气滞；是正复邪退还是正衰邪盛等。这些对治疗和预后都有重要意义。

（二）治疗原则

水肿的治疗，《内经》提出的"开鬼门""洁净府""去菀陈莝"三条基本原则，对后世影响深远，一直沿用至今。其具体治法，历代医家都有补充发展，现将常用的治法分述如下：

1. 利尿法

是治疗水肿病最基本、最常用的方法。常与发汗、益气、温化等法合并运用。

2. 发汗法

适用于面部水肿初起而又有肺气不宣表现的患者或水肿而兼有表证的患者。这种方法的应用要注重于适度这一原则，同时要考虑多种方式综合使用。

3. 健脾益气法

本法并非专用于脾脏水肿，实则五脏水肿均可使用。临床上常与利尿法同用。

4. 温化法

适用于阳虚水肿，常与利尿法同用。

5. 育阴利水法

适用于口燥咽干，舌红少苔，小便黄少，脉细数，或阴虚阳亢，头目眩晕的阴虚水肿患者。

6. 燥湿理气法

适用于脾虚不运，腹胀苔腻的患者，也常与利尿法同用。气行则水行，气降则水降，畅通三焦，有助于利尿。

7. 清热解毒法

适用于发热，口渴，咽喉肿痛或身上生疮的水肿患者，常与利尿法同用。

8. 活血化瘀法

适用于有瘀血的水肿患者。

9. 泻下逐水法

适用于全身严重水肿，体实病急，诸法无效，二便不通，可用本法，治标缓急。

10. 扶正固本法

适用于水肿消退，机体正气未复的患者。本法的应用，要注意处理好扶正与祛邪的关系。一般说来，水肿的消退，不等于余邪已尽，病根已除，因此不宜立即放弃祛邪这一治疗环节，而转入纯补之法。如过早补阳则助长热邪，过早补气补阴则助长湿邪，均可引起水肿复发。在水肿消退后的余邪未尽阶段，宜用祛邪而不伤正、扶正而不碍邪的和法治疗，待余邪已尽，再根据气、血、阴、阳的偏损情况，合理进行调补善后。

（三）分证论治

1. 肺水

（1）风邪遏肺

症状：先见眼睑及颜面浮肿，然后延及全身。兼见恶风、发热、咳嗽或咽部红肿疼痛，小便不利。舌苔薄白，脉浮。

病机：风邪犯肺，阻遏卫气，故恶寒发热、咽痛微咳；风邪外袭，肺失宣发，风水相搏，水郁气结，不能通调水道，下输膀胱，故小便不利；先见头面浮肿，逐渐导致全身水肿。

治法：疏风解表，宣肺行水。

方药：越婢加术汤加减。方用麻黄、生姜宣肺解表以行水；白术健脾制水；石膏清肺胃之郁热；大枣、甘草补益肺脾，使中焦健旺，营卫调和，结散阳通，微微汗出，风水随汗而解，小便自利，肿自消失。若口不渴，为肺胃之郁热不甚，去石膏，加茯苓皮、冬瓜皮以利小便；恶寒无汗脉浮紧，为风寒外束皮毛，去石膏加羌活、防风、苏叶发汗祛风；咳嗽喘促不得卧，为风水阻闭肺气，加杏仁、陈皮、苏子、葶苈子以利气行水；咽喉肿痛，为风邪郁结咽喉所致，去生姜，加牛蒡子、射干、黄芩、板蓝根清肺经郁热。

（2）痰热壅肺。

症状：头面四肢或全身水肿，咳嗽，痰色黄稠，胸闷气促，身热口渴，小便黄。舌苔黄，脉滑数。

病机：本证多为外邪入里化热而成。痰热壅肺，津液气化失常，不能下输膀胱，浸溢肌肤，发为水肿；痰热郁肺，窒塞胸中，故咳嗽胸闷气促；肺热内盛，故痰色黄稠；身热、口渴、小便黄、舌苔黄腻、脉滑数，为痰热之征象。

治法：清金化痰，利尿消肿。

方药：清金化痰汤合千金苇茎汤。方中黄芩、知母、苇茎、桑白皮清热宣肺；陈皮、桔梗、瓜蒌仁理气化痰；麦门冬、贝母、甘草润肺止咳；茯苓、薏苡仁、冬瓜仁健脾渗湿消肿；桃仁逐瘀行滞，可增强桔梗、瓜蒌仁等之宣肺效果。故两方合用有清热宣肺、豁痰止咳、渗湿消肿之效。肺热壅盛，咳而喘满，咳痰黏稠不爽，去陈皮，加石膏、杏仁、鱼腥草等泻肺清热。

（3）肺气虚寒。

症状：头面或四肢浮肿，气短乏力，面色苍白，形寒畏冷，咳声无力，痰质清稀。舌淡苔白，脉虚细。

病机：肺为水之上源，肺气虚寒，不能通调水道，水液潴留，故头面四肢浮肿；肺气虚寒，上不能敷布津液于百脉，下不能温运于四肢，故气短乏力，形寒畏冷；肺气失于宣化，留而为饮，故咳吐清稀之痰；舌淡苔白，脉细弱，为虚寒之象。

治法：温阳散寒，宣肺行水。

方药：苓甘五味加姜辛半夏杏仁汤。方中干姜、细辛、半夏温化肺中寒痰；杏仁、茯苓宣肺利水；五味子收敛肺气；甘草调中益气。

2. 脾水

（1）脾胃气虚。

症状：头面或四肢水肿，时肿时消，食欲欠佳，倦怠乏力，少气懒言，面白不华或大便稀溏。舌淡苔少，脉缓弱。

病机：脾胃气虚，运化失常，水湿浸溢肌肤，故见头面四肢水肿；脾胃为后天之本，脾虚食少，化源不足，故倦怠乏力，少气懒言，面色不华，舌质淡白，脉微弱，脾虚失运，水湿下注，故大便稀溏。

治法：补益脾胃，渗湿消肿。

方药：参苓白术散。方以人参、山药、莲子、扁豆健脾益气；茯苓、白术、薏苡仁健脾渗湿消肿；砂仁运脾化湿；甘草调中和胃；桔梗宣肺升提。

若水肿而大便稀溏，食少短气，时有肛坠，感冒时作，舌淡苔少，脉虚弱，为中气下陷之征，当补中益气，升阳举陷，用补中益气汤。

（2）脾阳不足。

症状：眼睑或全身浮肿，脘腹胀闷，腰以下肿甚，食少便溏，小便短少，面色萎黄，神倦肢冷。舌淡，苔白滑，脉沉缓。

病机：本证多由脾胃气虚发展而成。眼胞属脾，脾虚水湿运化迟缓，故眼胞先肿；脾阳虚弱，水湿停滞，故脘腹胀闷、小便短少不利；脾虚不能消磨水谷，输布精微，营养全身，故面色萎黄、神倦肢冷、食少便溏；舌淡苔白、脉沉缓，为阳气虚弱、阴邪内盛所致。

治法：温脾行水。

方药：实脾饮。方用附子片、干姜、白术、厚朴、草果、茯苓温运脾阳；槟榔、木瓜、木香理气行水；生姜、甘草、大枣补中温胃。脾胃阳气健旺，气化水行，则肿胀自消。腹胀大，小便短少，为水湿内盛，原方去大枣、甘草，加桂枝、猪苓、泽泻通阳化气以行水；气短便溏，为中气大虚，加党参、黄芪以益气；咳喘不思食，为脾阳困急，水气上泛，去大枣、甘草，加砂仁、陈皮、紫苏叶运脾利气。

3. 心水

（1）心气虚弱。

症状：下肢或全身水肿，心悸怔忡，心掣气短，胸中憋闷。舌质淡，苔薄白，脉细弱或结代。

病机：心居膈上，心气贯于宗脉，若心气不足，运行无力，水邪伏留而为水肿。心气虚则心脉运行不畅，故见心悸怔忡，心掣气短，胸中憋闷；舌质淡，苔薄白，脉细弱或结代等均为心气虚衰的表现。

治法：补益心气。

方药：归脾汤。本方既可治疗心脾两虚，亦可用于心气虚弱之水肿。方中人参、黄芪、白术、炙甘草补益心气；当归、龙眼肉、茯神、酸枣仁、远志等养心血、安心神；少佐木香行气，使补而不滞。水肿较甚，加猪苓、泽泻、车前子利尿消肿；心悸失眠，加合欢花、柏子仁养心安神。

（2）心阳不振。

症状：心阳不振除有心气虚弱的证候外，还可见形寒肢冷、咳喘上逆、全身肿满等证。心阳虚衰严重时，则可见大汗淋漓，四肢逆冷，脉微欲绝。

病机：心阳鼓动血脉，运行全身，故亦有化气行水之功。心阳不足，心脉运行受阻，水不化气，上逆则咳喘，外溢而为水肿。心阳衰微不能温煦四肢百骸，故形寒肢冷；心阳外脱，则大汗淋漓；阴阳之气不相顺接，则脉微欲绝。

治法：温通心阳，化气行水。

方药：真武汤。方中附子辛温大热，强心、温阳、散寒；茯苓、白术健脾利水，导水下行；生姜温散水气；芍药敛阴和阳。水肿甚者，加猪苓、泽泻、葶苈子；心气虚，胸闷气短甚者，加人参、黄芪；汗多者，加龙骨、牡蛎、浮小麦。心阳外脱，汤剂不能及时起效，应改用参附注射液静脉注射。

（3）心血瘀阻。

症状：下肢或全身水肿，气短而咳逆，脘腹胀闷疼痛，胁下有痞块。舌质瘀暗，口唇发绀，脉结代。

病机：心血瘀阻，多由心气虚或心阳不振演变而来或相互兼见，同时心血瘀阻，亦可加重心气、心阳之虚衰，两者可互为因果。故心血运行瘀阻，气化行水之功失权，上逆而喘咳，水肿加重，脘腹胀闷疼痛等症出现。胁下痞块、舌紫唇青，则属一般瘀血所具有的临床征象。

治法：活血化瘀。

方药：桃红四物汤合四苓散。方中桃红四物汤养心血、化瘀血；四苓散健脾利水消肿。兼心气虚者，加附子、桂枝等。

此外，发于心脏的水肿，若阴阳气血均有亏损，主症表现为水肿、心动悸、脉结代，可用炙甘草汤治之。

4. 肾水

（1）膀胱停水。

症状：全身或头面水肿，烦渴饮水，水入即吐，脐下悸动，小便不利，或外有表证，头痛发热。苔白脉数。

病机：肾合膀胱，故本证属于肾水的一种证型。膀胱气化失常，水蓄于内，津液不能上承，故口渴饮水，因内有停水，故水入即吐；膀胱为太阳之府，太阳表证与膀胱停水最易同时而作，形成外有表证、内有膀胱停水之证。

治法：化气行水。

方药：五苓散。方中桂枝化气行水；白术健脾燥湿；泽泻、茯苓、猪苓甘淡渗湿，畅利水道。

（2）下焦湿热。

症状：头面与双足浮肿，甚至全身浮肿，纳呆，五心烦热，身热不扬，小便赤涩，尿色黄浊。舌苔白黄，脉数。

病机：肾合膀胱，同属下焦，下焦感受湿热，湿遏热郁，肾与膀胱失开阖、气化之职，水液泛溢，则出现头面、双足甚至全身浮肿。纳呆、五心烦热、身热不扬、尿黄、舌黄、脉数为湿热阻滞之象。

治法：清热除湿，利水消肿。

方药：通苓散。方以车前子、木通、茵陈、瞿麦清热除湿；以四苓散利尿消肿。腰痛甚，小便混浊，为浊湿阻滞尿道，去白术，加黄柏、苍术、土茯苓、草薢解毒除湿；小便带血，为热伤阴络，加茅根、生地、小蓟清热止血；面热、头眩、失眠、腰酸、脉弦数，为湿热日久伤及肾阴，肝阳偏旺，加菊花、钩藤、石决明镇肝潜阳。

（3）肾阳不足。

症状：周身浮肿，腰痛膝软，畏寒肢冷，小便不利或夜尿特多，舌质淡白，两尺脉弱。若阳复肿消，则可呈现面目微肿，头昏耳鸣，少寐健忘，遗精盗汗等阴虚之候。

病机：人体水液的气化、输布，主要由肾阳的蒸腾、推动来完成，若肾阳虚衰，则水液的气化失常，出现周身浮肿、腰痛膝软、小便不利或夜尿特多等症；畏寒肢冷、舌质淡白、脉虚弱均为阳虚之候。

治法：温肾行水。

方药：济生肾气丸。本方为金匮肾气丸加牛膝、车前子而成，有温补肾阳、化气行水之力。本证水肿，除济生肾气丸之外，金匮肾气丸和真武汤亦属常用方药，当因证选用。

（4）浊邪上逆。

症状：肿满不减或肿消之后，出现神情淡漠，嗜睡不食，甚则神志昏迷，恶心欲吐或呕吐清涎，头晕头痛，胸闷肢冷，神疲面白，少尿或无尿。舌淡苔腻，脉细弱。

病机：浊阴内盛，上扰神明，轻则嗜睡不食，甚则神昏谵语；浊阴不降，清阳不升，胃气上逆，则恶心呕吐，头晕头痛，苔腻；阴寒内盛，阳气不能外达，则四肢逆冷。本证候多为水肿经久不愈或肿虽消，浊毒未清，肾气衰败，演变而成的危急重症。

治法：化浊降逆。

方药：温脾汤加减。方中附子片、党参温阳益气化湿；陈皮、茯苓、厚朴、生大黄化湿导浊下行。若阴阳俱虚，出现恶心呕吐、神志不清、面色不华、呼吸微弱、汗出肢冷、二便自遗、舌淡苔腻、脉微欲绝，应回阳救脱、益气敛阴，方用生脉散合济生肾气丸。

若内热较甚，身热呕吐，神昏谵语，鼻衄或牙龈出血，舌质红，苔黄燥，脉数有力，治宜清热凉血、降逆和胃止呕，方用黄连温胆汤合犀角地黄汤加大黄。

5. 肝水

气滞水停。

症状：胁肋满痛，脘腹痞满，肢体或全身水肿，纳食减少，嗳气不舒，面色、爪甲淡白无华，小便短少。舌淡，脉弦。

病机：肝失疏达，则气滞水停，胁肋胀满；肝木侮土，运化呆滞，故食少嗳气；脾病则气血的化源不足，故面色爪甲白；舌质淡、脉弦为肝郁气滞之征。

治法：疏肝理气，除湿散满。

方药：柴胡疏肝散合胃苓汤。前方疏肝解郁，理气止痛；胃苓汤燥湿散满，利水消肿。若胁腹胀满较甚，可佐入木香、香附、青皮、谷芽、麦芽等健脾理气之品；气病及血而见胁肋刺痛、舌有瘀点、脉细涩者，可加桃仁、红花、虫、丹参、郁金等活血散瘀；倦怠乏力，少气懒言，气虚较甚者，加党参、黄芪、黄精以益气；畏寒、肢冷、便溏阳虚者，加附子片、干姜、补骨脂等以温阳；口苦，小便黄，为气郁化热，加茵陈、虎杖、黄连等清热利湿。

五、其他

（1）木香散：木香、大戟、牵牛子各等份，研为细末，每次用糖开水冲服 3 ~ 6 g。此方多用于体实病实之证，一般以一泄为宜。

（2）大枣 150 g，锅内入水，以上没四指为度；用大蓟并根苗 30 g，煮熟为度，去大蓟吃枣，分 4 ~ 6 次服，每日 2 ~ 3 次。

以上两方，均用于消肿，使用时要注意攻补兼施，中病即止。

（3）卢氏消肿方：牵牛子 130 g，红糖 125 g，老姜 500 g，大枣 62 g。共研细末，泛丸，分 3 日服完，每日 3 次，食前服。本方能促使水邪从肠道排出，对于肾病水肿，消肿效果较好。

（4）益母草，晒干，125 g，加水 800 mL，煎至 300 mL，去渣分 4 次服，隔 3 小时服 1 次。小儿酌情减量。本方用于肾病水肿，小便不通，尿血等。

（5）福寿草（又名冰凉花）碾成粉剂，每次服 25 毫克，每日 1 ~ 3 次。用于心水肿漫有效。但使用时要严格掌握剂量，过量可出现恶心呕吐，多汗，腹痛，头昏眩晕，视物不清，心慌等中毒症状。

（6）商陆 15 g，绿豆 30 ~ 50 g，煮熟去商陆，常服。本方适用于有热象的水肿患者，但应注意毒副反应的发生，一般不宜长用。

（7）加味鲤鱼汤，鲤鱼 1 条（约 500 g），生姜 31 g，葱 62 g，炖汤不放盐，喝汤吃鱼。本方适用于气血虚弱患者，对邪浊上逆之肾水慎用。

（8）鳝鱼 500 g，鲜薤白 120 g，炖汤不放盐，喝汤吃鱼。本方适用于气血虚弱患者，对邪浊上逆之肾水慎用。

（9）黄芪 30 ~ 60 g，煎服每日 1 剂。有利尿消肿，消除蛋白尿作用。

（10）益肾汤：当归、川芎、赤芍、红花各 10 ~ 15 g，丹参 15 g，桃仁 9 g，益母草、金银花、白茅根、板蓝根、紫花地丁（或蒲公英）各 30 g，水煎服。适用于肾炎水肿，有出血倾向等符合有瘀血表现者。本方在消除蛋白和恢复肾功能方面有一定疗效。

（11）清热解毒方：金银花、连翘、射干、赤芍、玄参、地肤子、白茅根、白鲜皮、玄参、蚤休、蒲公英。适用于水湿内蕴，郁久化热；或外感风热毒邪；或服温燥药与激素后，出现湿热表现，如咽喉干痛，唇舌干红，苔黄腻，面部或皮出现红色皮疹者等有一定疗效。

第五节　关格

一、定义

这一病症通常以小便不通畅、患者呕吐难止为主要表现特征。中医来看小便不通名曰关，呕吐不止曰格，两者并见则曰关格。关格通常的起病都比较缓慢，患者之前都有淋证、消渴等慢性病发展史，逐渐出现了疲倦乏力等情况，尿量减少，呕吐不止，口气较重。关格的晚期症状当中有抽搐、尿闭等。

另有所述以大便不通兼有呕吐而亦称为关格者，不属本篇讨论范围。

二、病因病机

关格是小便不通、呕吐和各种虚衰症状并见的病证，此由多种疾病发展到脾肾衰惫，浊邪壅塞所致。临证表现为本虚标实，寒热错杂，三焦不行，进而累及其他脏腑，终致五脏俱伤，气血阴阳俱虚。

1. 脾肾阳虚

水肿病程迁延，水湿浸渍或饮食不调，脾失健运，湿浊内困，以致脾阳受损，生化无源；或因劳倦过度，久病伤正，年老体虚，以致肾元亏虚，命门火衰，肾关因阳微而不能开。脾肾俱虚，脏腑失养，故见神疲乏力，面色无华，纳呆泛恶，腰膝酸软，尿少或小便不通。脾肾阳气衰微，气不化水，阳不化浊，则湿浊益甚。末期精气耗竭，阳损及阴，而呈阴阳离决之势。

2. 湿浊壅滞

脾肾虚损，饮食不能化为精微，而为湿浊之邪。湿浊壅塞，三焦不利，气机升降失调，故上而吐逆，下而尿闭。若属中阳亏虚，阳不化湿，湿浊困阻脾胃，则肢重乏力，纳呆呕恶，腹胀便溏，舌苔厚腻。若湿浊久聚，从阳热化，湿热蕴结中焦，胃失和降，脾失健运，则脘腹痞满，纳呆呕恶，口中黏腻或见便秘。浊毒潴留上熏，则口中秽臭或有尿味。湿浊毒邪外溢肌肤，症见皮肤瘙痒或有霜样析出。湿浊上渍于肺，肺失宣降，肾不纳气，则咳逆倚息，短气不得卧。

3.阴精亏耗

禀赋不足，素体阴虚或劳倦久病，精气耗竭，阳损及阴，以致肾水衰少，水不涵木；水不济火，心肾不交；

心脾两虚，水谷精微不化气血，则面色萎黄，唇甲色淡，心悸失眠；肝血肾精耗伤，失于滋养，则头晕耳鸣，腰膝酸软；阴虚火旺，虚火扰动，则五心烦热，咽干口燥。肾病日久累及他脏，乃至关格末期阴精亏耗，浊毒泛溢，五脏同病。肾病及肝，肝肾阴虚，虚风内动，则手足搐搦，甚则抽搐；肾病及心，邪陷心包，心窍阻闭，则胸闷心悸或心胸疼痛，甚则神志昏迷。

4. 痰瘀蒙窍

脏腑衰惫，久病入络，因虚致瘀或气机不畅，血涩不行，阻塞经脉，加之湿邪浊毒内蕴，三焦壅塞，气机逆乱，以致痰浊瘀血上蒙，清窍闭阻，神机失用，则神昏谵语，烦躁狂乱或意识蒙眬。

5. 浊毒入血

痰瘀痹阻，脉络失养，络破血溢；或湿浊蕴结，酿生毒热，热入营血，血热妄行，以致吐衄便血。此乃脾败肝竭，关格病进入危笃阶段。

6. 毒损肾络

失治误治，未能及时纠偏，酿生浊毒；或久服含毒药物，以致药毒蓄积，侵及下焦，耗损气血，危害肾络，进而波及五脏。

三、诊断与鉴别诊断

（一）诊断

1. 发病特点

患者多有水肿、淋证、癃闭、消渴等基础病史，渐进出现关格见症。部分患者亦可由于急性热病、创伤、中毒等因素而突然致病。

关格一般为慢性进程，但遇外感、咳喘、泄泻、疮疡、手术等诱因引发，可致病情迅速进展或恶化。

2. 临床表现

关格临床表现为小便不通、呕吐和各种虚衰症状并见，兼症极为复杂。一般而言，关格前期阶段以脾肾症状为主，后期阶段则渐进累及多脏，出现危候。

早期阶段：在原发疾病迁延不愈的基础上，出现面色晦暗，神疲乏力。白天尿量减少，夜间尿量增多。食欲不振，恶心欲呕，晨起较为明显，多痰涎或有呕吐。部分患者可有眩晕、头痛、少寐。舌质淡而胖，边有齿印，舌苔薄白或薄腻，脉沉细或细弱。

中末期阶段：早期阶段诸般症状加重乃至恶化，恶心呕吐频作，饮食难进，口中气味臭秽，甚至有尿味。尿量减少，甚至少尿或无尿。或见腹泻，一日数次至十数次不等，或有便秘。皮肤干燥或有霜样析出，瘙痒不堪，或肌肤甲错，甚则皱瘪凹陷。或有心悸怔忡，心胸疼痛，夜间加重，甚至不可平卧。或胸闷气短，动则气促，咳逆倚息，面青唇紫，痰声辘辘。或有肢体抖动抽搐，甚至瘛疭。或有牙宣、鼻衄、咯血、呕血、便血、皮肤瘀斑、月经不调。或烦躁不宁，狂乱谵语，意识蒙眬。或突发气急，四肢厥逆，冷汗淋漓，神志昏糊，脉微欲绝等等。本证阶段患者脉象以沉细、细数、结或代为主。

（二）鉴别诊断

1. 走哺

走哺以呕吐伴有大小便不通利为主症，相似于关格。但走哺一般先有大便不通，继之出现呕吐，呕吐物多为胃中饮食痰涎或带有胆汁和粪便，常伴有腹痛，最后出现小便不通。故属实热证，其病位在肠，与关格有本质的区别。两者相比，关格属危重疾病，预后较差。

2. 转胞

转胞以小便不通利为临床主要表现或有呕吐等症。但转胞为尿液潴留于膀胱，气迫于胞则伴有小腹急痛，其呕吐是因水气上逆所致，一般预后良好。

四、辨证论治

（一）辨证要点

1. 判断临床分期

虚证作为关格的主要早期病症，脾肾阳虚、气阴两虚、脾肾气虚等临床表现比较明显，由于原发病变不同及个体差异，部分患者可见阴虚证。此时兼有浊邪，但并不严重。把握前期阶段对疾病预后至关重要，须有效进行病情控制，促进终末期病程的延缓。否则容易阳损及阴，使正气衰败，促进浊邪弥漫。在疾病后期，关格症虚实兼夹，病变脏腑已经从患者脾肾到达其他器官，例如，肝、肺、心等，潴留浊邪，壅滞三焦，病情逐渐恶化，最终导致厥脱危象出现，耗尽阴精，导致孤阳离别。

2. 详审原发病证

结合中医临床规律，原发疾病对脏腑虚损程度具有很大的影响。原发病与继发病之间的关系为标本，因为病因的差异性，对脏腑阴阳气血导致差异性的程度损伤，使化寒，使阳伤，化热导致阴伤，在疾病晚期发展中，因为机体内在基础不稳定，导致不同证候趋向的出现。例如，对于因为反复发作水肿而引起的关格，大多数原因为脾肾阳虚，很少有单纯病因为阴虚；因迁延淋证而导致的关格疾病，因为病发于下，使湿热焦，热可用湿化，热可伤及阴，因此常常观察到阴虚病症。对于癃闭导致的关格疾病，转归存在很大的差异性。癃闭的病因相对比较复杂，有的因为六淫疫毒，有的因为情志劳倦，还有其他的湿热、瘀血、气结等，都波及三焦。通常来看，因为进起病促进虚性癃闭而诱发关格疾病的患者，阳虚、气虚为首要病症，其他原因导致的关格疾病，热寒夹杂、阴阳两虚。胃热、肺燥、肾虚为消渴的重要病理基础，随着病程的不断延伸，将会导致耗气血、伤阴津，出现关格症的阶段，大多数表现为气阴两伤，阴阳两虚。

3. 区别在气在血

早期关格发病阶段，主要病症为气分，在后期发病阶段转化为血分。要想准确区别关格在气在血，需要通过脉症，其中需要注意两个要点：一是风寒夹杂、风热、寒湿、湿热等各种诱发因素，病在上焦肺卫和中焦脾胃者，多在气分。可伴有发热，恶寒，或咽喉干痛，咳嗽痰黄，或尿痛淋漓，或泄泻腹胀等等。若病及心肝，为血分。二是在外邪有无的条件下，只要观察到各种出血症状，则病为气分，让气血更加虚弱，并耗竭脾肾。

4. 明辨三焦病位

对于病情严重的关格，因为存在复杂的证候，因此，辩证论治三焦病位，是治疗关格的重要问题。关格疾病发展到后期，因为浊邪对整体上中下三焦脏腑进行侵犯，且存在侧重性，导致预后的不同。中焦受浊邪侵犯，为关格症的必须症，同时也伴随着胃、脾受浊邪侵犯的病症。倘若并在心肺上焦，气急为主要临床表现，杜绝平卧，呼吸略显低微，且胸痛心悸，甚至出现谵语神昏的状态。如果下焦肝肾受浊邪侵犯，临床上常常以形体寒冷、肢体冰凉为主，焦灼不安，四肢厥逆，主要特征为抽搐瘈疭。

在后期阶段的关格症发展中，通过对三焦病位的观察，可以提前了解疾病转归。对于阳损偏向者，命门火衰为主要特征，不能滋润脾土，所以先观察到脾败，而后再观察到肝竭；阴损偏向者，大多数为肾阴枯竭，内窜肝风，所以先观察到肝竭，后观察到脾败。而对于肺绝、心绝，多见于肝竭或者脾败之后。若上、下焦受浊邪侵犯，关格就会步入危重过程，随时会有阴阳离的危象。

（二）治疗原则

1. 治主当缓，治客当急

本病脾肾衰惫为其本，浊毒内聚为其标。前者为主，后者为客。脏腑虚损为渐进过程，不宜竣补，而需长期调理，用药刚柔相兼，缓缓图之。湿浊毒邪内蕴，宜及时祛除继发诱因，尽力降浊排毒，以防发生浊毒上蒙清窍，阻塞经脉，入营动血或邪陷心包之变。

2. 虚实兼顾，把握中焦

补泻两难是关格的主要疾病特征。结合病程发展的基本规律，对于关格的早期治疗，补虚为重，化浊以辅；在病情后期，浊邪弥漫，正气衰败，治疗宜兼顾虚实，用药方面讲究灵活性。在临床上，关格波及三焦脏腑，然浊毒壅滞中焦在整个病程中贯穿始终，因此掌握中焦，这是治疗的主要原则。上下交损，当治其中。其时患者尽管正气虚衰，若强用补益亦难以受纳，且更易滋生邪实，导致病情加重。因此要重点保护脾胃，使浊化逆降，有效促进呕恶缓解，激发食欲，才能为下一步治疗提供条件。

（三）分证论治

1. 脾阳亏虚

症状：纳呆恶心，干呕或呕吐清水，少气乏力，面色无华，唇甲苍白，晨起颜面虚浮，午后下肢水肿，尿量减少，形寒腹胀，大便溏薄，便次增多。舌质胖淡，苔薄白，脉濡细或沉细。

病机：脾阳不振，气血生化无源，气不足则少气乏力；血不足则面色无华，唇甲苍白；中运失健，湿浊内生，则尿少水肿，腹胀便溏；浊邪上逆，则恶心呕吐；脉濡细，苔薄舌质淡为脾阳虚的征象。

治法：温中健脾，化湿降浊。

方药：温脾汤合吴茱萸汤。方中附子、干姜温运中阳，人参、甘草、大枣益气健脾，大黄降浊，吴茱萸温胃散寒，下气降逆，生姜和胃止呕。本方为补泻同用之法，适用于脾胃虚寒，浊邪侵犯中焦，以致上吐下闭者。大黄攻下降浊是权宜之计，以便润为度，防止久用反伤正气。此外，人参的选用应注意原发病的内在基础，如关格由水肿发展而来，以红参为宜；若关格的本病为淋证、癃闭、血尿、肾痨，为阴损及阳，兼有湿热者，选用白参较为适当。阳虚水泛而为水肿者，治宜健脾益气，温阳利水，化裁黄芪补中汤或防己黄芪汤，以人参、黄芪益气补中，白术、苍术、防己健脾燥湿，猪苓、茯苓、泽泻、陈皮利水消肿，甘草和中。其中，生黄芪益气利水而无壅滞中满之弊，治疗水肿较为适宜。脾虚湿困而泛恶者，可用理中丸加姜半夏、茯苓利湿和胃。若湿抑中阳较著，可加用桂枝，师《金匮要略》防己茯苓汤法。

2. 肾阳虚衰

症状：腰酸膝软，面色晦滞，神疲肢冷，下肢或全身水肿，少尿或无尿，纳呆泛恶或呕吐清冷。舌质淡如玉石，苔薄白，脉沉细。

病机：下元亏损，命门火衰，脏腑失于温煦濡养，则腰酸膝软，面色晦滞，神疲肢冷，舌淡，脉沉而细；肾阳衰微，气不化水，阳不化浊，则湿浊潴留，壅塞水道，泛滥肌肤而为水肿；肾关因阳微而不能开，则少尿或无尿。

治法：温补肾阳，健脾化浊。

方药：济生肾气丸化裁。方中肉桂、附子温补肾阳，地黄、山药、山茱萸滋养脾肾，茯苓、丹皮、泽泻、车前子、牛膝化湿和络，引药下行。肾阳亏损而水肿较重者，选用真武汤。兼有中焦虚寒者，配伍干姜、肉豆蔻、吴茱萸温运中阳。呕吐明显者，加用生姜、半夏。肾阳虚衰者，往往肾阴亦亏，在应用温肾药时，应了解关格的原发疾病以及肾阴、肾阳虚损的情况。若原发疾病有湿热伤阴基础乃至阴损及阳，温肾药物宜选用淫羊藿、仙茅、巴戟天等温柔之品或选用右归饮，寓温肾于滋肾之中。若肾脏畸形，命火衰微，水湿潴留于肾，以致肾脏肿大，腹部癥积者，治宜温补肾阳，同时配伍三棱、莪术、生牡蛎、象贝母等活血祛瘀软坚之品。

3. 湿热内蕴

症状：恶心厌食，呕吐黏涎，口苦黏腻，口中气味臭秽，脘腹痞满，便结不通。舌苔厚腻，脉沉细或濡细。

病机：脾胃受损，纳化失常，湿浊内生，壅滞中焦。湿浊困脾，则脘腹痞满，纳呆厌食，舌苔厚腻，脉沉细或濡细；浊邪犯胃，胃失和降，故恶心呕吐；湿浊化热，则口苦黏腻，口中气味臭秽，便结不通。

治法：清化湿热，降逆止呕。

方药：黄连温胆汤化裁。方用陈皮、半夏、竹茹、枳实、茯苓、黄连清化湿热，配用生姜降逆止呕。浊邪犯胃，和胃降逆化浊法的常用方剂尚有小半夏汤、旋覆代赭汤等，后者降逆止呕的作用较强。亦可加大黄通导腑气，使浊邪从大便而出。

4. 肝肾阴虚

症状：眩晕目涩，腰酸膝软，呕吐口干，五心烦热，纳差少寐，尿少色黄，大便干结。舌淡红少苔，脉弦细或沉细。

123

病机：阴精亏耗，肾水衰少，水不涵木，肝肾失于滋养，则眩晕目涩，腰酸膝软，纳差少寐，舌淡红少苔，脉弦细或沉细；阴虚火旺，虚火扰动，则五心烦热，咽干口燥，尿少色黄，大便干结。

治法：滋养肝肾，益阴涵阳。

方药：杞菊地黄丸化裁。方用地黄、山茱萸滋养肝肾，山药补脾固精，茯苓、泽泻渗湿，丹皮凉肝泄热，枸杞子、菊花滋补肝肾，平肝明目。肝肾阴虚，肝阳偏亢，易引动肝风，可配伍钩藤、夏枯草、牛膝、石决明平肝潜阳，降泻虚火，以防虚风内动。本病兼夹湿热浊毒，用药不宜滋腻，以免滞邪碍胃。

5. 肝风内动

症状：头痛眩晕，手足搐搦或肢体抽搐，纳差泛恶，尿量减少，皮肤瘙痒，烦躁不安，甚则神昏痉厥癫痫，尿闭，舌抖或卷缩，舌干光红或黄燥无津，脉细弦数。

病机：关格末期，肾病及肝，肝肾阴虚，肝阳上亢，则头痛眩晕，舌干光红或黄燥无津，脉细弦数；浊毒阻闭心窍，则舌抖卷缩；浊毒泛溢，虚风内动，则肢体搐搦，皮肤瘙痒；阴分耗竭，阴不敛阳，阳越于外，故见烦躁不安，甚则神昏痉厥。

治法：平肝潜阳，息风降逆。

方药：镇肝息风汤化裁。方用龙骨、牡蛎、代赭石镇肝降逆；龟板、芍药、玄参、天门冬柔肝潜阳息风；牛膝引气血下行以助潜降；合茵陈、麦芽清肝舒郁。若出现舌干光红，抽搐不止者，宜用大定风珠，方用地黄、麦门冬、阿胶、生白芍、麻仁甘润存阴；龟板、鳖甲、牡蛎育阴潜阳；五味子配甘草，酸甘化阴，滋阴息风。

6. 痰瘀蒙窍

症状：小便短少，甚则无尿，胸闷心悸，面白唇暗，恶心呕吐，痰涎壅盛或喉中痰鸣，甚则神志昏蒙，气息深缓。舌淡苔腻，脉沉缓。

病机：脏腑衰惫，浊毒壅塞，气机逆乱，瘀血阻滞经脉，以致痰浊瘀血上蒙，清窍闭阻，神机失用，则诸症蜂起。

治法：豁痰化瘀，开窍醒神。

方药：涤痰汤化裁。本方适用于痰瘀蒙窍而偏于痰湿者，药方中含有陈皮、半夏、茯苓三味，具有化痰、躁湿、健脾功效；药方中含有的石菖蒲、竹茹、胆南星，具有开窍化痰功效。若属痰瘀蒙窍而偏于痰热者，用羚羊角熬成中药汤剂服用。该方中含有天竺黄、珍珠母、羚羊角、竹茹，具有化痰热功效；远志、石菖蒲有助于开窍化痰；丹皮、夏枯草有助于凉血清肝。以上二方化瘀力稍嫌不足，宜酌情配伍丹参、赤芍、蒲黄、桃仁、三七等化瘀之品。痰瘀浊毒内盛，上蒙清窍而致神昏者，治宜利气开窍醒神。可用醒脑静或清开灵静脉滴注或鼻饲苏合香丸。关格进入神昏危笃阶段，小便不通，治以开窍急救时，尤应注意禁用含毒药物，以免药毒蓄积，危害肾脏。

7. 浊毒入血

症状：烦躁或神昏谵语，尿少或尿闭，呕吐臭秽，或见牙宣、鼻衄、咯血、呕血、便血、皮肤瘀斑，或有发热，大便秘结。舌干少津，脉细弦数。

病机：关格进入危笃阶段，肾病及心，邪陷心包，或脾败肝竭，浊毒入营动血，络破血溢，以致吐衄便血，烦躁神昏。

治法：解毒化浊，宁络止血。

方药：犀角地黄汤、清官汤化裁。适用于痰浊化热，热入血分而致鼻衄、咯血等出血证。组方宜以水牛角、生地黄、赤芍等解毒清热、凉血止血为主药或酌情配合应用至宝丹或紫雪丹。治疗血证，要掌握"治火、治气、治血"基本原则，酌情选用收敛止血、凉血止血、活血止血药物。严密观察病情变化。

8. 阳微阴竭

症状：周身湿冷，面色惨白，胸闷心悸，气急倚息不能平卧或呼吸浅短难续，神昏尿闭。舌淡如玉，苔黑或灰，脉细数，或结或代，或脉微细欲绝或沉伏。

病机：肾者元气之根，水火之宅，五脏之阴非此不能滋，五脏之阳气非此不能发。肾阳衰微，阳损及阴，阴耗血竭，阴不敛阳，虚阳浮越，终至阳微阴竭，气脱阳亡，阴阳离决。

治法：温扶元阳，补益真阴。

方药：地黄饮子化裁。方用附子、肉桂、巴戟肉、肉苁蓉、地黄、山茱萸温养真元，摄纳浮阳；麦门冬、石斛、五味子滋阴济阳；石菖蒲、远志、茯苓开窍化浊。若出现呼吸缓慢而深，肢冷形寒，汗出不止，命门耗竭者，急宜温命门之阳，参附注射液静脉滴注。若正不胜邪，心阳欲脱，急用参麦注射液静脉滴注敛阳固脱。

凡浊邪侵犯上焦心肺或下焦肝肾，为关格进入末期危重阶段，口服药物无法受纳者，应采用中西医结合的方法进行抢救。

五、其他

1. 单方验方

（1）冬虫夏草：临床一般用量 3 ~ 5 g，水煎单独服用或另煎兑入汤剂中，亦可研粉装胶囊服用。20日为一个疗程，连服 3 ~ 4 个疗程。

（2）地肤子汤：地肤子 30 g，大枣 4 枚，加水煎服，每日 1 剂，分 2 次服完。具有清热利湿止痒功效，适用于关格皮肤瘙痒者。

2. 针灸治疗

主要选穴为中脘、气海、足三里、三阴交、阴陵泉、肾俞、三焦俞、关元、中极、内关。每次选主穴 2 ~ 3 个，配穴 2 ~ 3 个。可根据病情需要选择或增加穴位。虚证用补法，实证用泻法，留针 20 ~ 30分钟，中间行针 1 次，每日针刺 1 次，10 次为一个疗程。

3. 灌肠疗法

降浊灌肠方：生大黄、生牡蛎、六月雪各 30 g，浓煎 200 ~ 300 mL，高位保留灌肠。2 ~ 3 小时后药液可随粪便排出。每日 1 次，连续灌肠 10 日为一个疗程。休息 5 日后，可再继续一个疗程。适用于关格早中期。

4. 药浴疗法

药浴方：由麻黄、桂枝、细辛、附子、红花、地肤子、羌活、独活等组成。将药物打成粗末，纱布包裹煎浓液，加入温水中，患者浸泡其中，使之微微汗出，每次浸泡 40 分钟，每日 1 次，10 ~ 15 日为一个疗程。

第八章

风湿病证

第一节 大偻

强直性脊柱炎属于中医"痹病"范畴，古人称之为"龟背风""竹节风""肾痹"等。现代著名老中医焦树德教授提出用中医的病名"大偻"来指代强直性脊柱炎，已得到中医界的普遍认同。

强直性脊柱炎（Ankylosing Spondylitis，AS）是一种以中轴关节和肌腱韧带骨附着点的慢性炎症为主的全身性疾病，以炎性腰痛、肌腱端炎和不对称外周大关节炎为特点。主要累及骶髂关节和脊柱，最终发展为纤维性和骨性强直。

近几年通过与国际抗风湿病联盟合作调查，确定我国强直性脊柱炎的患病率为0.3%左右。在我国13亿多人口中约有400万人患有强直性脊柱炎，其中60%左右髋关节受累，致使髋关节功能障碍，久之使髋关节骨性强直，造成终身残废。既往报道男女患病比例为10∶1，近年有报道女性发病比例增加，这可能与女性患者起病更加隐匿、症状较轻、脊柱竹节样变较少，过去多被忽略而现在能够被早期发现有关。该病起病隐袭，有一定遗传倾向，其发病与HLA-B27呈强相关，本病还与泌尿生殖系统及肠道感染等有关。

一、病因病机

本病可起于先天禀赋不足或后天调摄失调，房室不节，惊恐，郁怒，或病后失于调养，遂致肾督阳气不足，复因风寒湿三邪（尤其是寒湿偏盛）深侵肾督，内外合邪，深入骨骱、脊柱。病久肝肾精血亏虚，使筋挛骨弱而邪留不去，渐致痰浊瘀血胶结而成。

（一）先天不足

先天禀赋不足，阴阳失调，肾气亏虚，外邪乘虚而入。若兼房室不节，命相火妄，水亏于下，火炎于上，阴火消烁，真阴愈亏；病久阴血暗耗，阴损及阳，时有外感风寒、湿热诸邪，深侵肝肾，筋骨失荣。

（二）肾督亏虚

《素问·逆调论》中说："肾者水也，而生于骨，肾不生则髓不能满，故寒甚至骨也。……病名曰骨痹，是人当挛节也。"《素问·脉要精微论》指出"腰者肾之府，转摇不能，肾将惫矣。"说明肾虚会使人腰部活动困难。肾主骨生髓，肾气不足，寒湿内盛，兼寒湿之邪乘虚内侵，内外合邪，使气血运行不畅，不通则痛。因脊柱乃一身之骨主，骨的生长发育又全赖骨髓的滋养，而骨髓乃肾中精气所化生，故肾中精气充足，骨髓充盈，则骨骼发育正常，坚固有力；肾中精气不足，骨髓空虚，则骨松质脆，酸软无力。督脉循行于背部正中，对全身阳经起到调节作用，为阳脉之总督，肾虚寒湿深侵，肾气不足，督脉失养，脊骨受损而致本病。

（三）感受外邪

风寒、湿热诸邪由腠理而入，经输不利，营卫失和，气血阻滞脉络，经脉痹阻，不通则为病。如《素问·痹论》说："风寒湿三气杂至，合而为痹也。"《素问·痹论》云："所谓痹者，各以其时，重感于风寒湿之气也。"指出了风寒、湿热等外邪为本病病因。《济生方·痹篇》曰："皆因体虚，腠理空虚，受风寒湿气而成痹也。"说明痹病也可由体虚而感受外邪所致。

或因风寒湿邪（尤其是寒湿偏重者）深侵肾督，脊背腰胯之阳失于布化，阴失营荣，加之寒凝脉涩，必致筋脉挛急，脊柱僵曲可生大偻之疾；或因久居湿热之域及素嗜辛辣伤脾蕴湿，化热交结，伤骨则骨痹僵曲、强直而不遂，损筋则"软短""弛长"而不用，损肉则肉消倦怠，形体尪羸，亦可生大偻之疾；或因肾督虚，邪气实，寒邪久郁，或长服温肾助阳之药后阳气骤旺，邪气从阳化热，热盛伤阴，阳之布化受抑，阴之营荣乏源，筋脉挛废，骨痹痛僵，还可生大偻之疾；若兼邪痹胸胁、四肢、关节、筋骨，则胸胁不展，肢体肿痛僵重，屈伸不利等。

（四）瘀血阻络

AS病程漫长，反复发作，迁延难愈，日久必入血入络，形成瘀血。清·王清任《医林改错》云："凡肩痛、臂痛、腰疼、腿疼或周身疼痛，总名曰痹证，明知受风寒，用温热发散药不愈；明知有湿热，用利湿降火药无功……实难见效。因不思风寒湿热入皮肤，何处作痛；入于气管，痛必定流走；人于血管，痛不移处；已凝之血，更不能活。如水遇风寒，凝结成冰，冰成风寒已散，明此义，治痹证何难。"指出痹证日久有合并瘀血的现象，故血瘀证伴随于强直性脊柱炎的各期、各型。

本病的病因病机是禀赋不足，肝肾精血不足，肾督亏虚，风寒湿之邪乘虚深侵肾督，筋脉失调，骨质受损。其性质为本虚标实，肾督亏虚为本，风寒湿邪为标，寒湿之邪深侵肾督，脊骨受损，日久瘀血阻络，使病情加重，又可累及全身多个脏腑。

二、诊断要点

（一）临床表现

1. 起病形式与首发症状

强直性脊柱炎一般起病比较隐匿，早期可无任何临床症状，有些患者在早期可表现出轻度乏力、长期或间断低热等。部分患者初期出现非对称性下肢大关节肿痛。外伤、受凉或受潮以及消化道、泌尿道或呼吸道感染是其常见的诱发原因。本病有明显的家族聚集倾向。首发症状常见的有腰背痛、间歇性或两侧交替性臀深痛、髋膝关节疼痛等症状。

2. 关节病变表现

（1）骶髂关节炎：约90%强直性脊柱炎患者最先表现为骶髂关节炎，以后可上行发展至腰椎、胸椎和颈椎，表现为反复发作的腰痛，腰骶部僵硬感，间歇性或两侧交替出现腰痛和两侧臀部疼痛，可放射至大腿，直接按压或伸展骶髂关节可引起疼痛。有些患者无骶髂关节炎症状，仅X线检查发现有异常改变。

（2）腰椎病变：腰椎脊柱受累时，多表现为下背痛和腰部疼痛或活动受限。腰部前屈、后伸、侧弯、和转动受限。体检可发现腰椎棘突压痛，腰椎旁肌肉痉挛；后期可有腰肌萎缩。

（3）胸椎病变：胸椎受累时，表现为背痛、前胸和侧胸痛，最后可呈驼背畸形。如肋椎关节、胸骨柄体关节、胸锁关节及肋软骨间关节受累时，则呈束带状胸痛，胸廓扩张受限，吸气、打喷嚏或咳嗽时胸痛加重。

（4）颈椎病变：少数患者首先表现为颈椎炎，先有颈椎部疼痛，沿颈部向头臂部放射。颈部肌肉开始时痉挛，以后萎缩，病变进展可发展为颈胸椎后凸畸形。头部活动受限，常固定于前屈位，不能上仰、侧弯或转动。严重时仅能看到自己足尖前方的小块地面，不能抬头平视。

（5）外周关节症状：受累的外周关节以髋、膝、踝等下肢的关节较为常见，上肢大关节如肩、肘、腕等也可累及，指、趾等四肢小关节受累则比较少见。髋关节受累临床表现为髋部隐痛或剧痛，有的患者表现为臀部疼痛或腹股沟疼痛，继续发展则会出现髋关节活动受限、关节屈曲挛缩、局部肌肉萎缩，直至发生关节强直，髋关节受累者预后较差。

3. 关节外表现

（1）全身症状：发热可见于AS早期或疾病活动期，多表现为不规则的低热，体温在37～38℃之间。AS患者可出现慢性单纯性贫血，程度较轻，一般无须特殊治疗。

（2）眼损害：AS眼损害以急性前葡萄膜炎和急性虹膜炎多见，也可发生急性结膜炎。临床表现为不同程度的眼球疼痛、充血、畏光、流泪或伴有视力下降等。

（3）心血管受累表现：AS 心血管受累特点是侵犯主动脉和主动脉瓣，引起上行性主动脉炎、主动脉瓣膜下纤维化、主动脉瓣关闭不全等。累及心脏传导系统，可引起房室传导阻滞。

（4）呼吸系统受累表现：强直性脊柱炎呼吸系统受累一般多发生于病程 20 年以上者，主要表现有胸廓活动度明显变小，双肺上部尤其是肺尖纤维化、囊性变、甚至空洞形成。

（5）泌尿系统受累表现：AS 肾脏受累大致包括 IgA 肾病、肾脏淀粉样变和非甾体类药物引起的肾间质改变。临床上可表现为血尿、蛋白尿、管型尿，严重者还可出现高血压和肾功能不全。

4. 体征

体格检查有助于 AS 的早期诊断，主要有①骶髂关节炎的检查：包括骶髂关节定位试验、"4"字试验、骶髂关节压迫试验、髂嵴推压试验、骨盆侧压试验、悬腿推膝试验等方法。②肌腱附着点炎的检查：AS 患者可出现坐骨结节、大转子、脊柱骨突、肋胸关节、柄胸关节，及髂嵴、足跟、胫骨粗隆和耻骨联合等部位的压痛。③脊柱和胸廓活动度的检查：包括指地距、枕墙距、Schober 试验、胸廓活动度和脊柱活动度。

（二）实验室检查

1. HLA-B27

大约 80% ~ 90% 的 AS 患者 HLA-B27 阳性。

2. 类风湿因子（RF）

AS 患者 RF 阳性率同正常人群，为 1% ~ 5%。

3. 血沉（ESR）

75% 的 AS 患者血沉有增高，其与病情的活动有一定的相关性。

4. C 反应蛋白（CRP）

75% 的 AS 患者可见 CRP 升高，同血沉一样 CRP 的高低也不一定与病情程度成正比。

5. 免疫球蛋白（Ig）

AS 患者可见 IgA 轻到中度增高，有学者认为它的增高与病情活动性有关。AS 患者可有 Ig G、IgM 增高，Ig G、IgM 增高可能与 AS 伴发外周关节受累有关。

6. 补体

AS 患者可见 C4 含量升高，有学者认为 C_4 升高多见于伴外周关节受累者。

7. 其他

检查急性活动期病例可见轻度正细胞性色素性贫血，轻、中度单核细胞及血小板计数升高。如发现尿蛋白升高，应警惕继发淀粉样变或药物不良反应。AS 患者如 ALP、AKP 升高提示有骨侵蚀，继发 IgA 肾病和肾淀粉样变时，肾功能可能出现异常。

（三）影像学检查

1. X 线检查

X 线检查为公认的诊断标准之一。

（1）骶髂关节：病变一般从骶髂关节的下 2/3 处开始，多呈双侧对称性。早期表现主要有关节面模糊、关节面下轻度骨质疏松、关节间隙大多正常、软骨下可有局限性毛糙和小囊变，这种改变主要发生于关节的髂骨侧。病变至中期，关节软骨已破坏，表现为关节间隙宽窄不一、并可有部分融合；关节面侵蚀破坏、囊变，呈毛刷状或锯齿状，可有骨质硬化。晚期，则关节间隙狭窄、消失；由粗糙条状骨小梁通过关节间隙，产生骨性融合；软骨下硬化带消失，可伴有明显的骨质疏松。

（2）脊柱：一般认为脊柱病变常从脊柱的下部开始，呈上行性发展，并最终累及全脊柱。在早期，椎体上下缘可见局限性骨质侵蚀、破坏，破坏区可局限于椎体前角，也可较广泛，但常伴有不同程度的骨质硬化。随着病变的发展，椎体前缘凹面消失，于晚期形成"方形"椎。早期可有脊柱轻度骨质疏松，并随病情的进展而逐渐显著。关节突间小关节表现为关节面模糊、毛糙、侵蚀破坏及软骨下硬化。在病变的晚期，可见广泛的椎旁软组织钙化；前韧带、后纵韧带、黄韧带、棘上、棘间和肋椎韧带均可出现钙化，表现为椎体上、下角鸟嘴状突起，随后逐渐于椎间隙的一侧形成骨桥；椎间盘纤维环的外层可见钙化，少数患者可出现椎间盘钙化；最后形成典型的"竹节状"脊柱。椎小关节囊和关节周围韧带骨化呈两条平行的"铁轨"状阴影，棘上韧带骨化则表现为一条正中垂直致密影。脊柱强直后，椎体可见明显的骨质疏松，并常伴有脊柱后凸畸形。

（3）髋关节：主要的表现为关节面虫蚀状破坏、关节面下骨质囊状改变、关节间隙均匀一致性狭窄或部分强直、关节周围骨质疏松。

（4）耻骨和耻骨联合：在耻骨下缘肌肉附着部位，由于腱鞘骨膜炎的发生，而显示骨质赘生，耻骨缘可被侵蚀。表现为关节面糜烂并伴有周围骨质硬化。

（5）骨炎：本病可在坐骨结节、耻骨和坐骨，股骨大粗隆、跟骨结节等肌腱附着处发生骨膜增生，表现为羽毛状或"胡须"样改变，常伴有局部骨质增生、硬化及囊状侵蚀破坏，一般自肌腱或韧带附着处的骨块开始并逐渐密度增高，直至伸延到韧带和肌腱。

2. 其他影像学检查及优势

CT 扫描可清楚显示骶髂关节炎的解剖部位和骨内分布范围及骨皮质的完整性、邻近组织的侵犯情况。MRI 优越性表现在可观察软骨异常改变，检测骨髓水肿及早期显示骨侵蚀，其最大优势可以显示关节软骨和关节面下骨髓脂肪的信号改变，对于早期诊断有肯定价值。附着点炎是 AS 的特征性表现，早期跟腱炎症可以通过高频实时超声检测出来，显示为附着处、骨膜、韧带、肌腱、腱鞘周围软组织和关节囊的水肿，由于炎症和水肿、骨破坏或附着点处形成的新骨而导致回声减低。

（四）诊断标准

诊断 AS 目前多采用 1984 年制定的修订纽约标准。

1. 临床诊断标准

①腰痛、僵硬 3 个月以上，活动后缓解、休息不能缓解；②腰椎前屈、后伸、侧弯三个方向活动受限；③胸廓活动度测量低于相应年龄、性别的正常人。

2. 放射学诊断标准

X 线诊断分级：

0 级：正常。

1 级：可疑变化。

2 级：轻度异常，可见局限性侵犯、硬化，但关节间隙无改变。

3 级：明显异常，为中度或进展性骶髂关节炎改变，伴有以下 1 项或 1 项以上改变，如侵蚀、硬化，关节间隙增宽或狭窄或部分强直。

4 级：严重异常，完全性关节强直。

双侧骶髂关节 X 线表现 ≥ 2 级或单侧 3 ~ 4 级，符合 AS 的 X 线诊断标准。

注：骶髂关节炎 CT 分级参考上述分级标准。

3. 诊断分级

（1）肯定强直性脊柱炎符合放射学诊断标准和 1 项以上临床诊断标准。

（2）可能强直性脊柱炎。

①符合 3 项临床诊断标准；

②符合放射学诊断标准而不伴有任何临床诊断标准（应除外其他原因所致骶髂关节改变）。

二、辨证论治

（一）肾虚督寒证

腰、臀、胯疼痛，僵硬不舒，牵及膝腿痛或酸软无力，畏寒喜暖，得热则舒，俯仰受限，活动不利，甚则腰脊僵直或后凸变形，行走坐卧不能，或兼男子阴囊寒冷，女子白带寒滑，舌苔薄白或白厚，脉多沉弦或沉弦细。

治法：补肾祛寒，散风除湿，强督活瘀，壮骨荣筋。

方药：补肾强督祛寒汤。

狗脊 25 ～ 40 g，熟地黄 15 ～ 20 g，制附片 9 ～ 12 g，鹿角 9 ～ 12 g，骨碎补 10 ～ 20 g，杜仲 15 ～ 20 g，桂枝 9 ～ 15 g，白芍 9 ～ 15 g，知母 9 ～ 15 g，独活 9 ～ 13 g，羌活 9 ～ 15 g，续断 15 ～ 20 g，防风 9 ～ 12 g，威灵仙 9 ～ 15 g，川牛膝 9 ～ 15 g，炙山甲 6 ～ 15 g。

加减：寒甚痛重不移者，加制川乌、制草乌各 3，淫羊藿 9 ～ 15 g，七厘散 1/3 管随汤药冲服，以助温阳散寒，通络止痛之效；舌苔白厚腻，关节沉痛僵重伴肿胀者，去熟地，加生薏苡仁 30 ～ 40 g、炒白芥子 3 ～ 6 g；大便溏稀者可去或减少川牛膝用量，加白术 9 ～ 12 g，并以焦、炒为宜，加补骨脂 9 ～ 15 g；畏寒重并伴脊背冷痛不舒者加炙麻黄 3 ～ 9 g、干姜 5 ～ 9 g；久病关节僵直不能行走或腰脊坚硬如石者，可加透骨草 10 ～ 15 g、自然铜 6 ～ 9 g（先煎），甚者可加急性子 3 ～ 5 g。

中成药：可选金乌骨通胶囊，每次 2 粒，每日 3 次，口服；或草乌甲素片，每次 0.4 m g，每日 2 ～ 3 次，口服。

本证候临床颇为多见，尤其是久居寒冷之地的人，是强直性脊柱炎的主证型，在治疗的过程中应注意，方中温燥药物较多，日久有化热生燥之嫌，应多观察患者症状的变化，适时调整知母、白芍等药的剂量，以牵制方剂的温热之性。

（二）邪郁化热证

腰骶臀胯僵痛、困重，甚则牵及脊项，无明显畏寒喜暖，反喜凉爽，伴见口干、咽燥、五心烦热、自汗盗汗，发热或午后低热，甚者关节红肿热痛，屈伸不利，纳呆倦怠、大便干、小便黄，舌偏红，舌苔薄黄或黄白相兼少津，脉多沉弦细数，尺脉弱小。

治法：补肾清热，强督通络。

方药：补肾强督清热汤。

狗脊 20 ～ 40 g，生地黄 15 ～ 20 g，知母 9 ～ 15 g，鹿角霜 6 ～ 10 g，骨碎补 15 ～ 20 g，败龟甲 20 ～ 30 g，秦艽 9 ～ 15 g，羌活 9 ～ 12 g，独活 9 ～ 12 g，桂枝 6 ～ 9 g，白芍 9 ～ 15 g，黄柏 6 ～ 12 g，土鳖虫 6 ～ 9 g，杜仲 15 ～ 20 g，桑寄生 15 ～ 20 g，炙山甲 9 ～ 15 g。

加减：若午后潮热明显者加青蒿 9 ～ 12 g、银柴胡 9 ～ 12 g、炙鳖甲 15 ～ 30 g、胡黄连 6 ～ 9 g、地骨皮 9 ～ 12 g；若咽干、咽痛，加玄参、知母 10 ～ 15 g、板蓝根 9 ～ 15 g；若关节红肿疼痛、僵硬、屈伸不利者，加忍冬藤 20 ～ 30 g、桑枝 30 ～ 40 g、寒水石 10 ～ 30 g、生薏苡仁 30 ～ 40 g、片姜黄、白僵蚕 9 ～ 12 g；若疼痛游走不定者加威灵仙 9 ～ 15 g、青风藤 15 ～ 20 g、防风 9 ～ 12 g；若腰脊、项背僵痛不舒、活动受限者，加葛根 15 ～ 20 g、白僵蚕 9 ～ 15 g、伸筋草 20 ～ 30 g。

中成药：可选金乌骨通胶囊，每次 2 粒，每日 3 次，口服；辨证配伍帕夫林胶囊（白芍总苷）、知柏地黄丸等。

本证系寒湿之邪入侵或从阳化热，或郁久热生所致。多见于强直性脊柱炎的活动期或病程较长，久服、过服辛温燥热之品者。本证虽然邪已化热，但仍由肾虚督寒证转化而来，不能一味地投以寒凉之药味，以防伤及阳气，方中补肾强督仍为大法。本方是在补肾强督祛寒汤的基础上，减或去掉辛热之品如桂枝、制附片等药的用量，酌加清热之品，如败龟甲、黄柏等而组成。

（三）湿热伤肾证

腰臀胯酸痛、沉重、僵硬不适、身热不扬、绵绵不解、汗出心烦、口苦黏腻或口干不欲饮、脘闷纳呆、大便溏软，或黏滞不爽，小便黄赤或伴见关节红肿灼热掀痛，或有积液，屈伸活动受限，舌质偏红，苔腻或黄腻或垢腻，脉沉滑、弦滑或弦细数等。

治法：清热除湿，祛风通络，益肾强督。

方药：补肾强督清化汤。

狗脊 20 ～ 30 g，苍术 9 ～ 12 g，黄柏 9 ～ 12 g，牛膝 9 ～ 15 g，薏苡仁 20 ～ 40 g，忍冬藤 20 ～ 30 g，桑枝 20 ～ 30 g，络石藤 15 ～ 30 g，白蔻仁 6 ～ 10 g，藿香 9 ～ 12 g，防风 9 ～ 12 g，防己 9 ～ 12 g，草薢 9 ～ 12 g，泽泻 9 ～ 15 g，桑寄生 15 ～ 20 g，炙山甲 6 ～ 9 g。

加减：若关节红肿热痛兼有积液，活动受限甚者可加茯苓 15 ～ 30 g、猪苓 15 ～ 30 g、泽兰 10 ～ 15 g、白术 9 ～ 12 g、寒水石 20 ～ 30 g；若脘闷纳呆甚者可加佩兰 9 ～ 12 g、砂仁 6 ～ 10 g、川朴 9 ～ 12 g；

若低热无汗或微汗出而热不解、五心烦热者可加青蒿 10 ~ 15 g、炙鳖甲 20 ~ 30 g、败龟甲 15 ~ 30 g、知母 10 ~ 15 g，并加重炙山甲用量；若腰背项僵痛、俯仰受限者可加白僵蚕 9 ~ 15 g、伸筋草 15 ~ 30 g、葛根 15 ~ 20 g、羌活 9 ~ 15 g；若兼见畏寒喜暖恶风者加桂枝 6 ~ 9 g、赤白芍各 6 ~ 12 g、知母 9 ~ 15 g；若口黏、胸闷、咽中黏痰频频者加苏藿梗各 9 ~ 12 g、杏仁 6 ~ 10 g、茯苓 10 ~ 20 g、化橘红 9 ~ 12 g；若腹中不适、便意频频、大便黏滞不爽者加焦槟榔片 6 ~ 10 g、炒枳壳 9 ~ 12 g、木香 3 ~ 6 g、乌药 9 ~ 12 g。

中成药：可选四妙丸，辨证配伍帕夫林胶囊、知柏地黄丸等。

本证多见于久居湿热之域或于潮湿、闷热之环境中长期工作的人群，肾虚湿热之邪入侵蕴结而伤肾、督所致。亦常见于本病的活动期而现此证候者。本方系在补肾强督清热汤的基础上去掉养阴清热之品，如龟甲、生地黄等及酌加芳香化湿之品组成，使湿邪去有出路。

（四）邪痹肢节证

病变初起表现为髋、膝、踝、足跟、足趾及上肢肩、肘等关节疼痛、肿胀、沉重、僵硬，渐见腰脊颈僵痛不舒、活动不能；或除腰背胯尻疼痛外，并可累及以下肢为主的大关节，畏寒、疼痛、肿胀，伴见倦怠乏力、纳谷欠馨等。病处多见畏寒喜暖（亦有无明显畏寒、反喜凉爽、发热者）舌淡红黯、苔白，脉沉弦或沉细弦。

治法：益肾强督，疏风散寒，祛湿利节。

方药：补肾强督利节汤。

狗脊 20 ~ 30 g，骨碎补 15 ~ 20 g，鹿角片 6 ~ 10 g，青风藤 10 ~ 15 g，络石藤 15 ~ 20 g，海风藤 10 ~ 15 g，桂枝 9 ~ 12 g，白芍 9 ~ 15 g，制附片 6 ~ 10 g，知母 9 ~ 15 g，秦艽 9 ~ 15 g，独活 9 ~ 12 g，威灵仙 9 ~ 15 g，续断 15 ~ 20 g，桑寄生 15 ~ 20 g，炙山甲 6 ~ 12 g。

加减：若见口干欲饮、溲黄便干等化热征象者，可减或去桂枝、制附片加大知母用量并加用炒黄柏 6 ~ 12 g、生地 9 ~ 15 g；若关节红肿热痛或不恶寒、反恶热喜凉者可加忍冬藤 30 g、桑枝 30 g、寒水石 15 ~ 20 g（先煎），减或去桂枝、制附片；若上肢关节疼痛，晨僵畏寒者可加羌活、片姜黄 9 ~ 12 g、制川乌或草乌 3 g；若恶风畏寒，腰尻凉痛喜覆衣被，四末不温者，可加淫羊藿 9 ~ 15 g、干姜 3 ~ 5 g、炒杜仲 15 ~ 20 g；若下肢关节沉重肿胀，伴见倦怠、纳差者可加千年健 10 ~ 15 g、苍术、白术 9 ~ 12 g；若关节屈伸不利、僵硬不舒甚者可加伸筋草 15 ~ 30 g、白僵蚕 9 ~ 15 g。

中成药：可选金乌骨通胶囊，每次 2 粒，每日 3 次，口服；或草乌甲素片，每次 0.4 mg，每日 2 ~ 3 次，口服。

本证候见于以外周关节病变为首发或为主要伴见症状的强直性脊柱炎患者。尤其以下肢大关节如髋、膝、踝等为多见。本证还有寒热之分，但偏向于热象者居多，方中重用藤类药物，以通达四肢，祛风止痛。本方是在补肾强督祛寒汤基础上酌加通经活络补肾利节之品，如：骨碎补、青风藤、海风藤、鸡血藤、石楠藤等；偏于热象者可酌加清热之品，并减量或去掉辛燥之品。

（五）邪及肝肺证

腰、脊、背部疼痛、僵硬、屈伸受限、心烦易怒、胸锁关节、胸肋关节、脊肋关节疼痛、肿胀感；或伴有压痛；或伴有胸闷、气短、咳嗽、多痰等；或伴有腹股沟处、臀部深处疼痛及坐骨结节疼痛，或伴有双目干涩疼痛且可牵及头部、双目白睛红赤或红丝缕缕，发痒多眵，大便或干或稀，脉象多为沉弦，舌苔薄白或微黄。

治法：燮理肝肺，益肾壮督，通络利节。

方药：补肾强督燮理汤。

狗脊 20 ~ 30 g，骨碎补 15 ~ 20 g，鹿角 9 ~ 12 g，延胡索 10 ~ 15 g，香附 9 ~ 12 g，苏梗 9 ~ 12 g，姜黄 9 ~ 12 g，枳壳 9 ~ 12 g，桂枝 9 ~ 15 g，白芍 9 ~ 15 g，续断 15 ~ 30 g，杜仲 15 ~ 20 g，羌活 9 ~ 15 g，独活 6 ~ 10 g，防风 9 ~ 12 g，炙山甲 6 ~ 15 g。

加减：若腰脊背痛僵明显可加桑寄生 15 ~ 20 g、菟丝子 9 ~ 12 g；如同时兼畏寒及颈项僵痛者可再加干姜、炙麻黄 3 ~ 6 g、葛根 10 ~ 20 g；若胸锁、胸肋、脊肋关节疼痛甚至伴有心烦易怒者可酌加青皮 6 ~ 10

g、川楝子9～12g；若胸闷、气短明显者加檀香6～10g、杏仁9～12g、槟榔6～10g；若胸脘胀满、纳谷欠馨，可去方中枳壳，酌加厚朴、枳实、陈皮9～12g；若微咳者可酌加炒苏子6～10g、炒莱菔子9～12g、杷叶9～15g、紫菀9～10g；若伴低热者可减少桂枝用量酌加炒黄柏9～12g、知母9～15g、败龟甲15～30g，并可加大炙山甲的用量；若白睛红赤双目干涩、发痒多眵明显者可酌加白菊花6～10g、枸杞子、知母、炒黄柏、炒黄芩9～12g，减少或去掉桂枝、骨碎补、鹿角的用量；若大便秘结可加生地黄、决明子（打）9～15g；若大便溏稀日数次者可酌加补骨脂、莲子肉9～15g、炒薏苡仁15～30g。

中成药：可选金乌骨通胶囊，每次2粒，每日3次，口服。辨证配伍延胡索止痛片。

本证候多见于胸胁疼痛、腹股沟部位疼痛、臀部深处疼痛及双坐骨结节疼痛等为主要表现的强直性脊柱炎的患者，因肝肺经受累症状突出，循经辨证取药尤为重要。本方是在补肾强督祛寒汤基础上酌加燮理肝肺、利气行血、活络止痛、清肝明目之品，酌减或去掉辛燥黏腻之品而成。

（六）缓解稳定证

经治疗后，腰、脊、背、胸、颈及关节等部位疼痛、僵硬基本消失或明显减轻，无发热，血沉、C反应蛋白等化验结果基本在正常范围。

治法与方药：鉴于病情明显减轻且较稳定。则可将取效明显的最后一诊方药4～5剂共研细末，每服6g，温开水送服，每日3次以巩固疗效。

中成药：可选天麻壮骨丸，每次4粒，每日3次，口服，可配伍六味地黄丸。

临床体会：缓解稳定期，继续服药，巩固疗效，重在预防病情复发。

（七）其他治疗

1. 体育疗法

医疗体操是强直性脊柱炎现代体育疗法的主要方式，目前多数医生采用医疗体操对AS患者进行辅助治疗。阎小萍教授根据自己的多年临床经验以保持脊柱灵活性，维持胸廓活动度及肢体运动功能为目标创建了一套适合AS患者的医疗体操，应用于临床已取得了良好的疗效。动作主要分为站立运动、垫上运动、呼吸运动三部分。

2. 外治

有眼炎者可选用中西药滴眼液点眼。对于关节局部肿胀疼痛明显者，可根据病情选用中药寒痹外用方和热痹外用方热敷、蒸气熏蒸和药浴。

3. 针灸

取足太阳经、督脉穴为主，配足少阴肾经穴，并可配阿是穴（即以痛为腧），并应特别注意选交会穴。寒证、阳虚证，针用补法，宜深刺留针，加灸疗；阴虚者则单用针刺；热证，针用泻法、浅刺，热甚者，可在大椎穴叩刺放血。穴位贴敷法是将药膏直接贴敷于人体体表穴位来治疗疾病的一种方法，其适应证和选穴、配穴的方法基本同针灸疗法。

4. 拔罐疗法

方法：以走罐配合留罐。脊背部较为平坦，面积大，适合走罐的施行，可沿督脉和和膀胱经的走行方向走罐，待皮肤潮红后，再选取几个穴位留罐，可选肩井、命门、肾俞等，并配以患者自觉疼痛最明显的阿是穴。

5. 理疗

包括直流电中药离子导入法、红外线疗法、激光疗法以及中药超声透皮疗法。

6. 食疗

强直性脊柱炎患者宜食用鳝鱼、蛇肉、羊肉、牛肉、狗肉等以补气血、益肝肾与祛风湿。急性期宜饮食宜清淡、易消化，水分要充分，有发热时更宜如此。为顾护脾胃平时也可熬煮糜粥，自养胃气。

第二节　行痹

一、概述

行痹又称风痹，是指卫阳不固，风邪入侵，以致经络闭阻，气血运行不畅，出现以肌肉、筋骨、关节游走性酸胀疼为主要特征的一种病证。本病多发于春季，初次发病以青少年多见。迁延日久，可出现心、肾病症，严重者危及生命。西医学中风湿热（风湿性关节炎）、风湿性多肌痛症、过敏性紫癜及类风湿关节炎初期、纤维织炎、坐骨神经痛、系统性红斑狼疮、骨关节炎等其他风湿类疾病，出现类似行痹的临床表现时，可参照本节辨证论治。

行痹首见于《素问·痹论》。该篇曰："风寒湿三气杂至，合而为痹也，其风气胜者为行痹……"，认为"粗理而肉不坚""风寒湿三气杂至"为行痹基本病因病机，介绍了针刺治疗的方法，并指出"风气胜者""其人易已"，阐明了其预后转归。

近现代医家对行痹病因病机及治则治法的观点大致相同，认为行痹为卫阳不固，风邪入侵所致，以肌肉，筋骨、关节游走性疼痛为特征，治当以祛风通络、养血和营为主。

二、病因病机

行痹的主要病因是风邪，以风寒、风湿致病为多见。但有遇疾风暴雨而不病者，提示行痹的发病除外邪侵袭之外，尚与人体卫外能力的强弱有关。如营卫不和，卫阳不固，腠理空虚，则风邪夹寒、夹湿侵入人体经络、筋骨、关节，阻滞气血，发为本病。

（一）卫阳不固

营卫不和，则卫阳不固，腠理空虚，风邪乘虚而入，闭阻经络、血脉，则成行痹。

（二）风邪入侵

摄生不慎而遇气候骤变，风邪入侵，经络气血痹阻发为行痹。风为阳邪，其性向上，故致病多发于肩背上肢等处；风善行而数变，故疼痛游走不定。风邪夹寒或湿入侵分别形成行痹之风寒证、风湿证。痹病日久，邪滞经络，蕴郁化热，而成行痹之热证或寒热错杂证。

（三）精血亏虚

或先天不足，或素体虚弱，或失治误治，致外邪深入，肝肾受损，则成虚实夹杂之行痹。日久，邪郁留滞，耗伤正气，精血亏虚愈甚，筋骨、关节失养，致病情加重。同时，精血内虚，使营卫不和尤甚，卫外失固，外邪反复入侵，导致病程缠绵。

（四）风痰阻络

或素体肥胖，痰浊内盛；或风寒湿邪痹阻经络气血，气机不利，津液输布障碍，津凝为痰；复感风邪，风浊流注经络，阻滞气血，发为痹病。

总之，行痹发病多因营卫不和，卫阳不固，卫外失用，腠理空疏，或精血亏虚，风邪夹寒、夹湿、夹热、夹痰流注经络关节，气血运行不畅所致。其病位在经络、关节、肌肉。因致病以风邪为主，风性升发，故常以上肢、肩背部受累多见；风善行数变，故起病急，流窜游走，痛无定处，患无定所。气候骤变之时，邪得外援而行痹复发或加剧。本病日久不愈，可病及血脉、筋骨，或复感于邪，可累及心、肾等脏，出现相应的心、肾病证。

本病初起以邪实为主，风寒、风湿、风痰为患，寒、湿、痰可兼夹为病；邪蕴日久可化热，出现类似热痹的表现；病程迁延，正气日耗，肝肾不足，精血亏损，病性虚实夹杂，疾病后期可见以虚为主的证候。行痹因风邪致病，风性来之较急，去之较易，故患病之初，应及时诊断，确立证候，合理用药，邪去正安，其病常可迅速向愈。若失治、误治而致病邪深入，或痹久不愈，复感外邪，内舍其合，患者于脏，虚实夹杂，致病情缠绵，严重者可并发他病而危及生命。

三、诊断与鉴别诊断

（一）诊断要点

（1）有感受风邪病史，初起常有恶风、发热等症。

（2）肢体肌肉关节酸痛，尤以痛处游走不定更具特征性。

（3）疼痛部位以上肢及肩背部为主，

（4）可出现关节肿大，屈伸不利。

（5）舌苔薄白，脉浮缓或弦细。

（二）鉴别诊断

行痹应与痛痹、着痹、热痹、肌痹、历节等相鉴别。

1. 痛痹

行痹与痛痹均有关节疼痛，但痛痹以寒邪为主，疼痛较剧，痛处固定，遇寒尤甚，得热痛减，全身症状呈寒象或阳气虚损表现；行痹以风邪为主，痛无定处，常见上肢及肩背受累。

2. 着痹

行痹与着痹均有关节肿胀疼痛，但着痹以湿邪为主，病程较长，肢体关节重着，常见腰以下关节重着疼痛；行痹以风邪为主，病程较短，痛处不定，常见腰以上各关节肿胀疼痛。

3. 热痹

行痹中邪化热可出现类似热痹的临床表现，但热痹起病退即见明显热象，痛处相对固定，关节触及发热，常涉及单关节或小关节；行痹在病程中可见热证，而痛无定处，常见多关节受累。

4. 肌痹

行痹与肌痹均可出现肌肉酸胀疼痛，但肌痹肌肉酸痛常呈对称性，以上臂及大腿肌肉受累为主，可见肌肉痿弱不用；行痹肌肉酸痛呈游走性，痛处不定，肌肉萎缩较少见。

5. 历节

行痹与历节均可出现关节疼痛，游走不定，但历节发病遍历关节，疼痛剧烈，日轻夜重，可出现关节僵硬变形；行痹主要表现为肌肉关节游走性疼痛，痛势较轻，不出现关节变形。

四、辨证论治

（一）辨证要点

1. 辨虚实

行痹初起，肌肉关节游走性疼痛，关节屈伸不利，甚至红肿灼热，苔薄或腻，脉浮或弦，以邪气偏盛为主，属实证；行痹日久，乏力气短，面色少华，腰膝酸软，关节隐痛，舌淡苔少，脉细或伏，以正气虚弱为主，属虚证。

2. 辨兼夹

夹寒者，疼痛较重，疼痛部位更换较慢，其痛遇寒而剧，得热痛减，苔薄白，脉浮紧；夹湿者，肌肉及肢体关节肿胀沉重，苔薄腻，脉濡缓；夹热者，身热口渴，关节红肿，局部灼热，舌质红，苔薄黄，脉濡数或滑数；夹痰者，神倦多睡，饮食无味，肢体关节走窜疼痛，肢体麻木，苔腻，脉浮滑；夹瘀者，病程较久，局部刺痛，痛处渐趋固定，可见皮肤瘀斑，关节僵硬畸形，舌有瘀斑，脉细涩或结代。

3. 辨气血

气虚者，神疲乏力，少气懒言，饮食少进，较易感冒；血虚者，面色萎黄，或见面白，唇甲不荣，舌淡脉细。

4. 辨脏腑

脾肾阳虚者，关节冷痛，肢体不温，面浮肢肿，舌淡嫩或白腻，脉沉细；肝肾阴虚者，形体消瘦，头晕耳鸣，筋脉拘急，舌红苔少，脉细数。

（二）分证论治

1. 风寒痹阻证

调摄不慎，冒风感寒，风寒入侵，痹阻经络气血，肌肉关节受累，发为本病。

证候：肌肉关节疼痛，游走不定，遇寒痛剧，得热痛减，关节屈伸不利，局部皮色不红，扪之不热，舌淡红，苔薄白，脉浮缓或弦紧。

治法：祛风散寒，温经通络。

方药：防风汤加减。防风10 g、茯苓12 g、秦艽15 g、葛根12 g、麻黄10 g、桂枝10 g、当归10 g、羌活15 g、甘草4 g、生姜3片、大枣4枚

加减：痛在上肢关节者，加白芷12 g、威灵仙15 g、川芎10 g；痛在下肢关节者，加独活15 g、牛膝15 g；以腰背关节为主者，加杜仲15 g、桑寄生12 g、续断12 g。

中成药：木瓜丸，祛风止痛片，寒湿痹颗粒。

分析：祛风散寒应与养血和血结合，切忌祛风过燥、散寒过峻，以免耗伤精血，致筋骨关节失养而病情缠绵。

2. 风湿痹阻证

居处潮湿，或涉水劳作，或汗后冲凉，风湿痹阻经络，气血不畅，发为行痹。

证候：肌肉关节游走性疼痛，局部肿胀重着，阴雨天尤甚，肌肤麻木不仁，或身微肿，小便不利，苔薄白或薄腻，脉濡缓。

治法：祛风除湿，通络止痛。

方药：蠲痹汤加减。羌活15 g、独活10 g、防风10 g、防己10 g、伸筋草15 g、川芎10 g、海桐皮12 g、桂枝10 g、海风藤15 g、白芷10 g、木香10 g、甘草5 g

加减：风甚加白花蛇10 g、山甲珠10 g；湿甚加薏苡仁30 g、苍术6 g；痛剧加川乌12 g、全蝎4 g；肢体麻木加路路通10 g、苏木15 g；上肢痛加威灵仙15 g、姜黄10 g；下肢痛加牛膝12 g、续断10 g；身肿者加泽泻12 g、茯苓12 g。

中成药：盘龙七片。

分析：祛湿与健脾结合，可明显提高疗效；燥湿不宜太过，以免伤阴。

3. 营卫不和证

起居失当，卫阳不固，腠理空疏，营卫不和，风邪入侵，正邪相争，气血失和，即发本病。

证候：肌肉关节疼痛，痛处不定，周身酸楚，肌肤不仁，恶风汗出，头项强痛，或发热微恶寒，舌淡红白，脉浮缓。

治法：调和营卫，祛邪通络。

方药：桂枝汤合玉屏风散加减。桂枝10 g、白芍15 g、甘草5 g、生姜3片、大枣4枚、黄芪12 g、防风12 g、白术12 g、秦艽12 g、海风藤15 g、独活12 g

加减：头项强痛加葛根15 g、羌活15 g；痛甚加全蝎4 g、细辛3 g。

中成药：天麻丸。

分析：营卫不和最易感受风邪，故药宜温服，药后覆被，调摄起居，其病向愈。

4. 血虚风痹证

产后血虚，或禀赋不足，或痹久伤脾化源不足，风邪乘虚而入，痹阻肌肉关节，发为本病。

证候：肌肉关节酸痛乏力，时轻时重，劳累后加重，肢体麻木或肌肉萎软，面黄少华，心悸气短，筋脉拘急，舌淡苔薄白或苔少，脉细弱。

治法：益气养血，舒筋通络。

方药：三痹汤或独活寄生汤加减。独活15 g、党参12 g、黄芪15 g、白术10 g、当归10 g、川芎10 g、白芍12 g、鸡血藤15 g、桂枝10 g、牛膝12 g、茯苓12 g、甘草4 g

加减：气血虚较甚加西洋参10 g、阿胶10 g、枸杞子10 g；肝肾不足加女贞子12 g、墨旱莲12 g、五加皮10 g；邪甚痛剧者加制川乌10 g、蜈蚣4 g、延胡索12 g。

中成药：痹祺胶囊，人参再造丸。

分析：此证宜扶正祛邪并用，扶正重于祛邪，忌动辄改方，应坚持守方治疗，根据病情适当加减。

5. 风痰阻络证

或素体痰盛，或脾虚痰浊内生，猝感风邪，风夹痰走窜，流注经络关节，痹阻气血，即成行痹。

证候：肌肉关节胀痛走窜，肢体麻木或有蚁行感，神倦多睡，或纳少恶心，舌淡红，苔薄腻，脉浮滑或弦。

治法：祛风逐痰，和络舒筋。

方药：指迷茯苓丸加减。姜半夏12 g、茯苓12 g、枳壳10 g、风化硝6 g、白芥子10 g、木瓜15 g、威灵仙12 g、穿山龙15 g、鸡血藤15 g、制南星10 g、地龙10 g、甘草4 g

加减：肢体麻木加伸筋草15 g、路路通10 g、乌梢蛇10 g；疼痛较甚加制草乌12 g、蜈蚣4 g；神倦多睡加藿香10 g、石菖蒲10 g；胃脘不适加怀山药12 g、白术10 g。

中成药：瘀血痹颗粒，小活络丸。

分析：行痹实证经治不愈，可从痰论治，常有奇效。

以上各型，若出现身热、口渴、局部红肿灼热、舌红、苔黄、脉数等类似于热痹的证候表现，可在辨证基础上合用宣痹汤或四妙散，或参照热痹论治；如出现皮肤青紫、皮下结节、痛如针刺、舌有瘀斑、脉结或代等瘀证表现，加桃仁、红花、土鳖虫、穿山甲；当病程迁延，复感外邪，内舍其合，出现心、肾等病证时，可按相应病证进行辨证论治。

五、其他治疗

（一）单方验方

1. 养血祛风汤

当归10 g、酒白芍10 g、川芎10 g、防风6 g、秦艽10 g、陈皮10 g、桂枝5 g、羌活5 g、独活5 g、松节10 g。水煎服，日1剂，分2煎。适用于风寒、风湿痹阻证。行痹呈游走性疼痛，多由风邪所致。"治风先治血，血行风自灭"这是古代医家的临床经验，所以治风除用祛风药外，不定期要加养血药。根据"气为血帅""血随气行"的道理，在应用血分药时，须加一二味气分药，才能使血分药发挥更大的作用。

2. 通痹汤

钻地风30 g，防风、当归各12 g，熟地黄、薏苡仁、鸡血藤各15 g，桂枝、全蝎各9 g，制乳香、制没药、生甘草各5 g，每日早晚各1剂，水煎服。适用于风寒、风湿痹阻证。

3. 行痹验方

汉防己30 g，麻黄6 g，黄芪9 g，每日1剂，用清水5碗煎成2碗，盛在暖水壶中作为饮料，随时进饮。适用于风寒痹阻证。

（二）针灸治疗

1. 毫针

上肢取曲池、合谷、大杼、列缺，下肢取阳陵泉、足三里、环跳、昆仑，浅束泻法，日1次，10次为1个疗程，适用于风寒痹阻证；先泻合谷、风池，次补复溜、然谷，配曲池、少商、涌泉等，日1次，5次为1个疗程，适用于营卫不和证；取大杼、曲池、肾俞、足三里、三阴交、昆仑等穴，深刺透穴，留针10～15分钟，酌情温针，日1次，10次为1个疗程，适用于脾肾两虚及气血两虚证。

2. 耳针

取肾、脾及患部相应压痛点，每次选1～2个穴，埋针3～5日，间日1次，3～5次为1个疗程，适用于风寒或风湿痹阻证。

3. 拔罐

取穴同毫针穴位，或取疼痛部位，用梅花针重手法叩击，少量出血，然后用闭火法拔罐，隔日1次，5～7次为1个疗程，适用于风寒、风湿痹阻证。

（三）外治法

1. 离子导入

将祛风、散寒、除湿中药如制川草乌、制乳香、制没药、威灵仙、羌活、独活、鸡血藤、海桐皮等，煎液浓缩萃取，制成含有中药有效成分的药物垫，运用中频脉冲治疗仪进行中药离子导入治疗，治疗部位可选关节局部或相关穴位。

2. 中药熏蒸

利用熏蒸治疗仪进行全身或局部中药熏蒸治疗。熏蒸方法：将中药放入熏蒸机煮药锅内，加水适量，以埋住药物而又不至于煮干为度，接通电源煮药，待汽箱内温度达40℃时，让患者裸体进入熏蒸机内，头伸出机外，汽箱内温度控制在37～42℃，每次20～30分钟。每日1次，10日为1个疗程。局部熏蒸则将中药蒸汽作用于患处即可。熏蒸处方：五加皮30 g，乳香25 g，没药25 g，松节30 g，威灵仙30 g，马钱子20 g，苏木30 g，生草乌30 g，鸡血藤20 g。有严重心肺疾病者忌用。

3. 中药外敷与洗浴

用药：川乌、草乌各20 g，血竭15 g，乳香、没药各25 g，细辛10 g，白芷25 g，川芎15 g，樟脑20 g，山柰20 g，透骨草20 g。外敷：将上述药物制成粉末，用陈醋调和，每部位外敷50 g，用白胶布固定，保留8小时，每日1次，5日1个疗程。洗浴：将上述药物加水2 500 mL，煮沸后倒入盆中，将患处先熏后浸浴，每日1次，5日1个疗程。

另外，红外线、紫外线、激光、超声、磁疗、冰疗、泥疗、沙疗、温泉浴等治疗措施，均可酌情选用。

（四）饮食疗法

1. 苡米煲粥

用薏苡仁30～60 g，加大米适量煮粥，调味服食，咸、甜均可。适用于风湿痹阻证。（《世医得效方》）

2. 五加皮酒

以纱布2层包五加皮适量放入阔口瓶内，用米酒浸泡过药面，加盖密封3～4周后去渣，每天饮1～2次，每次15～30 mL，或视各人酒量酌饮。适用于风寒、风湿痹阻证。（《本草纲目》）

3. 大枣人参汤

白参或西洋参10 g，大枣5枚，放炖盅内隔水炖服，间日1次或每周2次，视病情而定。适用于精血亏虚证或气血两虚证。（《十药神书》）

4. 葱白粥

煮米成粥，临熟加入葱白，不拘时服，食后覆被微汗。适用于风寒痹阻证。（《饮食辨录》）

5. 姜葱羊肉汤

羊肉100 g，大葱30 g，生姜15 g，大枣5枚，白醋30 g，加水适量，做汤1碗，日食1次。适用于营卫不和证。（《痹病论治学》）

六、调摄护理

（一）调摄

（1）克服恐惧心理，了解疾病发生发展的规律，树立信心，积极治疗，保持良好心态，做到有病早治、正规治疗、按疗程服药。

（2）注意防寒保暖，避免涉水冒雨，防止感冒，保持居处环境及衣被干燥，勿下冷水，阴雨天及气候变化时应注意局部保暖。

（3）饮食宜清淡易于消化，忌肥甘厚味，有热象者忌酒及辛辣煎炸之品。

（4）急性发作期，关节肿胀、疼痛剧烈，应注意休息，不宜剧烈活动；疼痛缓解，病情稳定后，宜适当锻炼，增强体质，提高机体对气候、环境因素变化的适应能力，同时维护关节功能。

（二）护理

（1）向患者讲解行痹的发病规律、临床特点及防治知识，鼓励患者树立战胜疾病的信心，使其保持心情舒畅，积极面对疾病，及时治疗，并在不断沟通中使患者增强对医护人员的信任感。

（2）注意保持患者居处或病房通风、干燥、空气新鲜，衣被常晒太阳而保持干燥。对肢体功能障碍者，应多加照顾，防止跌仆外伤。对邪郁化热者应密切观察体温变化，以便做对症处理。

（3）营卫不和或外感风寒者，饮食可酌配温热性食物，如姜茶、生姜红糖汤等；有热者，可配冬瓜汤、绿豆汤、西红柿汤等；体质虚弱者可给予高蛋白、高热量饮食。注意饮食的调摄禁忌。

（4）交代药物的特殊煎服法，如先煎、后下、久煎等，注意密切观察药物疗效及毒副反应。

七、转归预后

营卫不和及风寒风湿痹阻证多见于行痹初期，证情较轻，较易治愈。因失治、误治或调摄不当，常可转成慢性。或风寒湿邪胶结，缠绵不已；或邪郁化热成风湿热痹。但若坚持治疗，调摄得当，仍可治愈。若素体虚弱，加之患病日久，或反复感邪，则易耗伤正气，而成气血亏虚或肝肾阴虚或脾肾阳虚证。

素体强壮，感邪轻者，易于治愈，预后较好；素体虚弱，感邪重者，不易治愈，预后较差。行痹的转归与预后除取决于患者正气的强弱与感邪的轻重之外，尚与治疗是否及时有关。治疗及时者，容易治愈；治疗不及时或误治者，则易转成慢性而缠绵难愈。

第三节 痛痹

一、概述

痛痹是因正气不足，风、寒、湿邪以寒邪为主侵袭入体，闭阻经络，气血运行不畅，而引起肌肉、筋骨、关节发生疼痛，痛有定处，疼痛较剧，得热痛减，遇寒痛重，肢体拘挛、屈伸不利等为主的病证。本病四季气候骤降时均可发生，多发于冬季，发病年龄以中年居多，女性多于男性。

西医学的风湿性关节炎、类风湿关节炎、系统性红斑狼疮、硬皮病、多发性肌炎、坐骨神经痛、臂丛神经痛、增生性脊柱炎、颈椎病、跟痛症、骨性关节炎等多种风湿病病程中均可出现痛痹的临床特点，可参考本节辨证论治。

《内经》对痛痹已有精辟的论述。《素问·痹论》曰："风寒湿三气杂至，合而为痹也。……其寒气胜者为痛痹"。《素问·举痛论》曰："寒气客于经脉之中，与炅气相薄则脉满，满则痛而不可按"，又说"寒气客于脉外则脉寒，脉寒则缩蜷，缩蜷则脉绌急，绌急则外引小络，故卒然而痛"，进一步阐明寒主收引凝滞，致经脉缩蜷绌急拘挛而发急性疼痛。

二、病因病机

痛痹病因有内外正邪两类因素。外因多与气温骤降、寒凉涉水、触风冒雨、步履冰雪、久居寒湿环境等，致使风寒湿邪以寒邪为主侵入机体有关。内因则主要与脏腑阴阳失调、正气不足为决定性因素。其病机是正气亏虚，风寒湿邪以寒邪为主侵袭肌肉、关节、经络，气血痹阻而发生痛痹。

（一）正气虚衰

正气不足是痛痹发生的内在根据，是其本；而风寒湿邪杂至以寒为主是痛痹发生的外在条件，是其标。

1. 营卫不和

卫循脉外，营荣脉中，人体防御功能与营卫关系密切。营卫不和则腠理疏松，卫外防御功能失常，风寒湿邪乘虚侵袭，邪阻经络，凝滞气血而引发痛痹。

2. 气血不足

此病发病女性多于男性，与女子经、孕、产、乳的生理有关。女子以血为本，经、孕、产、乳等以血为用，皆易耗血，气血互存互生，不足则卫外不固，腠理疏松。若起居不慎，调摄失宜，风寒湿邪乘虚侵袭，留滞肌肤、筋脉、经络、关节，闭阻血脉而成痛痹。

3. 阴阳失调

各种原因导致的阴盛阳衰，必然引起脏腑功能低下或失调，进而影响营卫气血津液的生成，使正气虚衰，抗邪能力下降，外邪乘虚内侵而发为痛痹。另一方面，阳气虚衰，阴气偏盛，寒自内生，感受风寒湿邪，多从阴化寒而为寒湿痹。

4. 肝脾肾亏虚

肾为先天之本，藏精而主骨。肝为罢极之本，藏血而主筋。脾为后天之本，气血生化之源，主肌肉四肢。若先天不足或后天失养或久病大病之后，元气未复，或起居不节，房劳过度，或负重劳损，或妇人、产妇失血过多等，皆可损伤肝脾肾三脏，使肾精、肝血、脾气不足，肌肉筋骨失养，外邪乘虚而入，而生痛痹。

（二）外邪痹阻

《素问·痹论》曰："风寒湿三气杂至，合而为痹也……其寒气胜者为痛痹"，说明了外感风寒湿邪以寒气胜者为痛痹发病的外因。寒邪凝滞，湿性黏腻，同为阴邪最易相合，临床上寒湿痹阻亦是常见的病机与证候。

（三）痰浊瘀血

痰浊和瘀血既是病理产物，又是致病因素。饮食不节致脾失健运，聚湿生痰；或跌仆闪挫、外伤术后等，可致气血凝滞。痰瘀互结滞留局部，阻遏气血，肌肉筋脉失养，机体御邪功能低下，风寒湿邪乘虚侵袭而发痛痹。《医门法律·中风门》曰："风寒湿三痹之邪，每借人胸中之痰为相授，故治痹方中，多兼用治痰之药。"《儒门事亲》认为，痹症乃"胸膈间有寒痰之故也"，并指出："必先涌去其寒痰，然后诸法皆效"。临证所见痹与痰瘀相夹比单纯风寒湿痹更为复杂严重。另外，风寒湿痹病程日久导致脏腑经络功能失调，遂生痰瘀，痰瘀与风寒湿交阻相夹成为新的致病因素，进一步阻闭脉络、蓄滞于骨骼，出现骨节肿大、僵硬变形或剧痛难忍等症。《医学传心录》所说"风寒湿气传入肌肤，流注经络，则津液为之不清，或变痰饮，或瘀血，闭塞隧道，故作痛走注"。《类证治裁·痹证》在论述痹病日久不愈时更明确地指出"必有湿痰败血瘀滞经络"。

三、诊断与鉴别诊断

（一）诊断要点

（1）本病多以肢体关节（颈、脊、腰、髋、肩、膝、肘、腕、踝、跖）疼痛、酸楚、麻木为主。
（2）腰脊、四肢关节及肌肉冷痛，以疼痛剧烈，痛处不移为特点。
（3）其痛遇寒痛重、得温痛减，局部皮色不红，肢体关节屈伸不利，形寒肢冷，昼轻夜重。
（4）舌质淡胖，苔薄白，脉弦紧。

（二）鉴别诊断

本病应与行痹、着痹、热痹、肌痹、脉痹等相鉴别。

四、辨证论治

（一）寒凝痹阻证

证候：肢体关节肌肉痛剧，遇寒痛增，得热痛减，痛处固定，昼轻夜重，甚则关节不能屈伸，痛处不红不热，形寒肢冷，舌淡苔白，脉弦紧。痛剧不移、得温痛减、遇寒痛重为本证辨证要点。

治法：温经散寒，通络止痛。

方药：乌附麻辛桂姜汤加减。制川乌15g、熟附子10g、干姜10g、麻黄10g、细辛3g、桂枝10g、甘草6g。

加减：寒甚加制草乌15g；痛偏上肢加羌活15g、威灵仙24g、千年健15g；痛偏下肢加独活15g、牛膝18g、防己24g；痛偏于腰加桑寄生15g、杜仲10g、续断15g、淫羊藿15g。

中成药：寒湿痹颗粒，尪痹颗粒，坎离砂，附桂风湿膏。

分析：此证是因人体阳气不足，寒邪侵袭为患。寒为阴邪，性凝滞，主收引，寒邪阻遏气血，经脉拘挛则疼痛。遇寒冷则凝滞收引，疼痛加剧，肢节屈伸不利；遇热则寒凝暂散，气血又复流通温煦，故痛减症缓。寒邪伤阳，阳气不足则形寒肢冷，脉弦紧、舌淡苔白，也属寒凝。方用制川乌、熟附子、干姜温经散寒止痛，麻黄、细辛、桂枝疏风散寒，甘草调和诸药，共奏温经散寒、通络止痛之功。

（二）风寒痹阻证

证候：肢体关节冷痛，游走不定，遇寒痛增，得热痛减，局部皮色不红，触之不热，四肢拘急、关节屈伸不利，恶风畏寒，舌质淡黯，苔薄白，脉浮紧或弦缓。疼痛游走不定、遇寒痛增、得热痛减为本证辨证要点。

治法：祛风散寒，温经通络。

方药：乌头汤加减。制川乌 12 g、麻黄 10 g、黄芪 18 g、白芍 15 g、甘草 10 g、蜂蜜 30 g

加减：风胜加羌活 15 g；痛以上肢为主加威灵仙 18 g、川芎 10 g；痛以腰背为主加杜仲 10 g；痛以膝踝为主加独活 15 g、牛膝 18 g。

中成药：疏风定痛丸，伤湿止痛膏。

分析：风寒之邪侵袭肌体，闭阻经络、关节气血。风性善行，疼痛呈游走性。寒为阴邪，性凝滞主收引，使气血凝滞，阻遏更甚，故关节冷痛，屈伸不利，遇寒痛增。寒既属阴，故局部皮色不红，触之不热，恶风畏寒。舌质淡黯，苔薄白，脉弦紧或弦缓，为筋脉拘急风寒之征。方用川乌头、麻黄温经散寒，两药配合可搜剔入骨之风寒，为方中主药，辅以黄芪益气固卫，白芍养血，甘草、蜂蜜缓痛解毒。诸药相合，共奏祛风散寒，温经通络之效。本证亦可选用麻黄附子细辛汤加减；轻症可用《济生方》防风汤加减。

（三）寒湿痹阻证

证候：肢体关节冷痛重着，痛有定处，屈伸不利，昼轻夜重，遇寒湿痛增，得温热痛减，关节肿胀，舌质淡胖，苔白滑腻，脉弦滑或沉紧。关节冷痛重着，痛有定处为本证辨证要点。

治法：温经散寒，祛湿通络。

方药：附子汤加减。制附子 15 g、白术 15 g、白芍 15 g、茯苓 15 g、人参 10 g、肉桂 10 g、细辛 3 g、川椒 10 g、独活 15 g、秦艽 15 g。

加减：寒甚加制川乌 10 g；湿重加薏苡仁 15 g、苍术 15 g。

中成药：寒湿痹颗粒，尪痹颗粒，强筋健骨丸，盘龙七片。

分析：风寒湿外邪致痹，寒湿邪偏重形成寒湿痹阻证。寒为阴邪，性凝滞主收引，主疼痛，气血经脉为寒邪阻遏，不通则痛，故关节冷痛；遇寒冷则凝滞加重，故遇寒痛甚屈伸不利，遇热则寒凝渐散，气血运行，故得热则痛减；湿为阴邪，重浊黏滞，阻碍气机，故肢体重着，痛处不移；寒湿日盛，留于关节，故关节肿胀；舌质淡黯、舌体胖嫩、苔白腻、脉弦紧或弦缓等皆为寒湿之象。方中重用附子温经扶阳，祛寒湿止疼痛；白术、附子相伍能温散寒湿；参、附同用温补元阳；芍药、附子同用能温经和营止痛；茯苓利水渗湿；以大辛大热之肉桂、细辛、川椒配附子温散重症寒湿；独活、秦艽以祛风除湿，和血通络。诸药合用，共奏温经散寒、祛湿通络之功。本证亦可选用桂附姜术汤加减。

（四）风寒湿痹阻证

证候：肢体关节冷痛沉重，痛处游走不定，局部肿胀，关节屈伸不利，遇寒痛增，得温痛减，恶风畏寒，舌质黯淡，苔薄白或白腻，脉浮紧或弦缓。肢体关节冷痛沉重，痛无定处，遇风寒加剧，得温则减，为本证辨证要点。

治法：疏风散寒，祛湿通络。

方药：蠲痹汤加减。羌活 15 g、独活 15 g、肉桂 10 g、秦艽 15 g、海风藤 15 g、桑枝 15 g、当归 10 g、川芎 15 g、乳香 6 g、广木香 6 g、甘草 3 g、细辛 3 g、苍术 15 g

加减：痛甚加威灵仙 20 g、防己 15 g；风偏胜加防风 15 g，秦艽增至 20 g；寒胜加制附子 10 g；湿胜加防己 15 g、薏苡仁 20 g、萆薢 15 g。

中成药：祛风止痛片，蕲蛇药酒，木瓜酒，五加皮酒。

分析：风性善行，则疼痛游走不定。寒为阴邪，易伤阳气，阻遏气血，经络不通，故冷痛。湿性重浊，阻遏气机，则肢体困重。肢体冷痛、重着，痛处游走不定，舌淡黯、苔薄白、脉浮紧，为风寒湿痹阻证主要特点。方用羌活、独活、桑枝、秦艽、海风藤祛风宣痹；肉桂、细辛温经通阳；苍术健脾燥湿；乳香、木香、川芎、当归理气活血；甘草调和诸药。全方共奏祛风散寒、除湿通络之功。本证亦可选用羌活胜湿汤加减，或用《圣济总录》海桐皮汤（海桐皮、防己、炮附子、肉桂、麻黄、天冬、丹参、生姜、甘草）。

（五）痰瘀痹阻证

证候：痹病日久肌肉关节肿胀刺痛，痛处不移，关节变形，屈伸不利，肌肤紫黯，肿处按之稍硬、有硬结或有瘀斑，肢体顽麻，面色黯黧，眼睑浮肿，胸闷痰多，舌质紫黯有瘀斑瘀点，苔白腻，脉弦涩。

关节刺痛、痛处不移、局部色黯肿胀有硬结瘀斑为本证辨证要点。

治法：活血行瘀，化痰通络。

方药：身痛逐瘀汤合二陈汤加减。桃仁 10 g、红花 10 g、川芎 6 g、当归 10 g、陈皮 15 g、半夏 10 g、茯苓 15 g、没药 6 g、五灵脂 10 g、地龙 15 g、秦艽 15 g、羌活 15 g、怀牛膝 18 g、甘草 6 g。

加减：痰留关节，皮下结节，加制南星 10 g、白芥子 10 g 以豁痰利气；如痰瘀不散，疼痛不已，加炮山甲 10 g、白花蛇 1 条、蜈蚣 2 条、土鳖虫 10 g，以搜风散结，通络止痛；痰瘀痹阻多损伤正气，若神疲乏力，面色不华，可加党参 18 g、黄芪 24 g；肢凉畏风冷者，加桂枝 10 g、制附子 10 g、细辛 3 g、防风 10 g 以温经通痹。

中成药：瘀血痹颗粒，大活络丸，小活络丹。

分析：痰瘀即瘀血与痰湿互结而成，二者交结留阻经络、关节、肌肉，故肌肉关节肿胀刺痛。痰瘀留于肌肤，则见痰核结节或瘀斑；深入筋骨，致骨变筋缩，久则关节僵硬畸形。痰瘀阻滞，经脉肌肤失荣，故顽麻不仁，面色黧黑。舌质紫黯或瘀斑瘀点、脉弦涩为血瘀之象；目睑浮肿、胸闷痰多、困倦乏力、苔白腻，为痰湿为患。方用桃仁、红花、川芎、当归活血化瘀兼养血；二陈汤燥湿化痰；没药、五灵脂、地龙、香附活血祛瘀、理气通络；秦艽羌活祛风除湿通关节；羌活善祛上肢风寒湿，怀牛膝活血通络，引血下行，补肝肾强筋骨；甘草调和诸药。诸药合用，可治痹久不愈，痰瘀互结，疼痛不已。

（六）肝肾阴虚证

证候：腰膝酸软而痛，关节冷痛，关节肿胀甚至变形，屈伸不利，骨节烦痛，入夜愈甚，肌肤麻木，步履艰难，筋脉拘急，形体消瘦，口燥咽干，眩晕耳鸣，失眠、健忘，潮热盗汗，五心烦热，两颧潮红，男子遗精，女子经少或经闭，舌红少苔，脉细数或弦细数。腰膝酸软、五心烦热、关节肿痛、肌肤麻木是本证辨证要点。

治法：补肝益肾，强筋健骨。

方药：独活寄生汤加减。独活 15 g、桑寄生 15 g、杜仲 10 g、怀牛膝 18 g、秦艽 15 g、防风 10 g、细辛 3 g、当归 10 g、生地黄 15 g、白芍 15 g、人参 10 g、茯苓 15 g、川芎 6 g、肉桂 10 g、生姜 3 片、甘草 6 g。

加减：疼痛甚加制川乌 10 g、地龙 15 g、红花 10 g，以祛寒通络，活血止痛；寒邪偏重加制附子 10 g、干姜 10 g；湿邪偏重加防己 15 g、苍术 15 g、薏苡仁 15 g。

中成药：尪痹颗粒，大补阴丸，龟鹿补肾丸，益肾壮骨胶囊。

分析：肾主骨藏真阴而寓元阳，为先天之本。肝主筋，司全身筋骨关节之屈伸。痹久伤阴，导致肾水亏虚，水不涵木，肝木风火消灼阴精，筋骨关节脉络失养，则见关节疼痛，肢体麻木，抽掣拘急，屈伸不利，行动困难。腰为肾府，肾阴不足，则腰酸无力。肝肾阴虚，脉络不荣，血脉不通，气血凝滞，则关节肿胀变形。昼阳夜阴，邪入于阴，正邪相争，故疼痛夜重昼轻。肝肾阴虚则生内热，故五心烦热，潮热盗汗，两颧潮红，失眠健忘，口燥咽干。肾水亏损，水不涵木而头晕目眩。舌红少苔或无苔，脉细数或弦细数，均为阴虚有热。方用独活辛温发散，祛风除湿，为治痛痹主药；桑寄生、杜仲、牛膝益肝肾，强腰膝，为辅药；秦艽、防风祛风湿止痹痛，细辛发散阴经风寒，搜剔筋骨风湿而止痛，当归、生地黄、白芍养血和血，人参、茯苓、甘草补气健脾扶助正气，共为佐药；更以川芎、肉桂温通血脉，生姜发散祛寒，为使药。诸药协同，使寒邪得祛，气血得充，肝肾得补。

（七）肝肾阳虚证

证候：腰膝酸软，关节冷痛，肿胀，屈伸不利，昼轻夜重，下肢无力，足跟疼痛，畏寒肢冷，面色㿠白，自汗，口淡不渴，毛发脱落或早白，齿松或脱落，面浮肢肿，夜尿频数，性欲减退，月经愆期量少，淡胖，苔白滑，脉沉弦无力。腰膝酸软而痛、畏寒、关节冷痛肿胀为本证辨证要点。

治法：温补肝肾，祛寒除湿，散风通络。

方药：消阴来复汤加减。鹿茸 6 g、制附子 10 g、补骨脂 15 g、菟丝子 15 g、枸杞子 15 g、益智仁 15 g、小茴香 10 g、木香 10 g、当归 10 g、牛膝 18 g、狗脊 10 g、独活 15 g、生姜 3 片、大枣 10 枚。

加减：寒重加制川乌 10 g、制草乌 10 g、麻黄 10 g；湿胜加薏苡仁 15 g、茯苓 15 g、苍术 24 g。

中成药：尪痹颗粒，滋补大力丸，参茸酒。

分析：肾藏精主骨生髓，肝藏血主筋，肝肾阳虚，髓不能满，筋骨失养，气血不行，痹阻经络，渐致关节疼痛、僵硬、屈伸不利。肾阳不足，温煦失司，致畏寒喜暖，手足不温。腰为肾府，肾阳不足，故腰膝酸软，下肢无力。足少阴肾经循足跟，肾虚经脉失养，致足跟酸痛。肝肾阳虚，精血失于温养，故性欲减退，月经愆期量少。舌体胖苔白滑，脉沉弦，为阳虚之象。方中以鹿茸温补肝肾、强筋骨为主药；制附子大辛大热，壮阳散寒通痹，通行十二经，补骨脂、菟丝子暖肝肾，牛膝、狗脊补肝肾固腰膝，独活祛风除湿而止痛，共为辅药；枸杞子补血养精，益智r散寒暖肾，小茴香暖下元，木香、当归行气养血活络，使气行血畅，共为佐药；生姜、大枣调和诸药为使药。诸药合用，共奏益肾养肝、强筋壮骨、散寒通痹之效。

五、其他治疗

（一）单方验方

1. 风痛散

马钱子、麻黄等量，同煮 4～6 小时，弃麻黄，取马钱子去皮、心，麻油炸至黄而不焦表面起泡时立即取出，擦去表面油，研末，装胶囊，每晚临睡前服 1 次，每次 0.3 g，黄酒 1 匙或温开水送服，每 3 天加 1 次量，每次递增 0.3 g，以出现轻微头晕和偶然抽搐为度，每次最多 0.9～1.2 g。如抽搐较多，可多饮开水，如抽搐严重则用镇静药拮抗。适于风寒湿痹阻证。（上海市中医院方）

2. 金雀根汤

金雀根 30 g，桑树根 30 g，大枣 10 枚。治疗漏肩风、颈肩风、腿股风、鸡爪风等证属风寒湿痹阻证者。（上海民间单方）

3. 海风藤

海风藤 24 g，地龙 12 g，炮山甲 9 g，木瓜 15 g，乌梢蛇 9 g，威灵仙 15 g，制南星 9 g，橘红 9 g，独活 12 g，水煎服。适用于痰瘀痹阻证。

（二）针灸治疗

1. 毫针

主穴：关元、肾俞、大椎、足三里、阳陵泉、丰隆、三阴交、夹脊穴，每次选用 3～4 个。配穴：肩关节取肩髎；肘、腕、掌指关节取曲池、尺泽、内关、外关、合谷；膝关节取梁丘、犊鼻、内膝眼；跖趾关节取昆仑、太溪、丘墟、解溪、承山。疼痛部位可配阿是穴。宜温针、艾灸。

2. 耳针

取心、肺、脾、肝、肾穴，配病变相应部位针刺，间日 1 次，3～15 次为 1 个疗程。

3. 灸法

上述毫针处皆可加艾灸，亦可取阿是穴，艾条灸 15～20 分钟（预防烫伤），10 次为 1 个疗程。

4. 拔罐

根据患病部位，选用大小相宜的火罐，在疼痛部位进行操作，可用 3～5 个火罐，每次留罐 5 分钟。

5. 刺血

取委中、委阳、足临泣或患肢静脉血管较明显处的有关穴位 1～3 个，用三棱针刺入穴位部小静脉使其自然出血，每 1～2 周治疗 1 次，3～5 次为 1 个疗程。

6. 穴位注射

（1）野木瓜注射液，每次用 2～4 mL，按针灸穴位或阿是穴分别注射。

（2）复方当归注射，每次用 5～10 mL，每穴可注入 2～4 mL，每日或隔日 1 次。

（三）推拿疗法

1. 点穴

背部可点大椎、肝俞、脾俞、肾俞、关元、八髎、秩边；下肢可点环跳、承扶、殷门、委中、承山、昆仑、髀关、伏兔、鹤顶、膝眼、足三里、三阴交、绝谷、太溪、内庭；上肢可点肩井、肩贞、曲池、外关、合谷。均用强刺激手法，然后停留镇定手法。

2. 推拿

背部用捏脊舒筋法，自八露开始，沿夹脊两线上至大椎，推捏 3 遍，再沿膀胱经各推捏 3 遍，四肢可采用按、揉、推、攘、提、旋转、扇打、臂叩、归挤、捋等手法，刚柔并用，以深透为主。以上二法可相结合。此外，用特定的电磁波治疗器（又名 TDP 治疗器、神灯）照射患病部位，每次 30 ~ 40 分钟，每日 1 次，10 次为 1 个疗程。

（四）外治法

1. 熏洗法

（1）海桐皮、桂枝、海风藤、路路通、宽筋藤、两面针各 30 g，水煎，趁热熏洗关节，每日 1 ~ 2 次，每次 20 ~ 30 分钟。（《实用中医内科学》）

（2）花椒、透骨草各 9 g，艾叶 30 g，水煎，利用其热气先熏后洗患处，每日 1 次。

（3）川、草乌各 20 g，白芷 50 g，伸筋草 60 g，羌、独活各 50 g，透骨草 60 g，细辛 10 g，川芎 30 g，桂枝 30 g，威灵仙 60 g，水煎，熏洗，每日 2 ~ 3 次，每次 15 分钟，5 ~ 10 天为 1 个疗程。（贵阳中医学院附院方）

2. 外搽法

（1）蜂生擦剂，蜂房（洗净，扯碎，晾干）180 g，生川乌、生草乌、生南星、生半夏各 60 g，以 60% 乙醇溶液 1 500 mL 浸泡 2 周，去渣，用 200 mL 之瓶分装。以药棉蘸药液搽关节肿痛处，每天 3 ~ 4 次，有消肿止痛之效。

（2）用红灵酒揉搽患肢，每日 20 分钟，日 2 次。

3. 贴敷法

（1）附子、干姜、吴茱萸等分研粉，蜜调敷足底涌泉穴，每日 1 次。用于寒凝证。

（2）伤湿止痛膏、痛贴灵、附桂风湿膏贴患处。

（3）寒痛乐外敷局部。

4. 离子导入

干姜、桂枝、赤芍、当归各 2 g，羌活、葛根、川芎、海桐皮、姜黄、乳香各 6 g，分袋装约 25cm×15cm，每袋 9 ~ 12 g，封口置蒸锅内加热至气透出布袋，取出降温至 40 ~ 42℃，热敷患处加直流电导入。

（五）饮食疗法

1. 世胜酒

黑芝麻炒 20 g，薏苡仁炒 10 g，生姜 15 g，绢袋装，酒 500 mL，浸 3 ~ 7 日，每次服 25 mL，空腹临卧温服。

2. 薏米粥

生薏苡仁多于白米 2 ~ 3 倍，先将薏苡仁煮烂后入白米粥。（《饮食辨录》）

3. 鹿茸酒

鹿茸 3 ~ 6 g，山药 30 ~ 60 g，白酒 500 g。将鹿茸、山药浸泡在酒中，封固 7 天后饮用，每次 1 小盅。（《本草纲目》）

六、调摄

（1）本病多病程长，病情缠绵，要劝患者坚持治疗，保持身心愉快，勿神躁情急。

（2）坚持锻炼，可打太极拳、舞太极剑、做广播操及散步等，原则是循序渐进。

（3）注意保暖，避免过劳，防风寒，避潮湿。

（4）加强营养，不过食肥腻食品。

七、转归预后

痹痹的转归与预后取决于患者正气的强弱和感邪的轻重。素体强壮，正气不虚，感邪轻者，易于治愈，预后好。素体虚弱，正气不足，感邪重者，则不易治愈，预后较差。转归、预后与发展缓急与是否及时诊断治疗关系密切。起病急者，易早发现，治疗及时，常可痊愈；起病缓者，正虚为主，诊断困难，治疗常不及时，病情缠绵，预后较差。

风寒痹阻证、寒凝痹阻证、寒湿痹阻证及风寒湿痹阻证等多见于痛痹初中期，证多属实，治护得法，可寒祛病除，失治误治则病缠绵难愈，或转为痰瘀痹阻证或肝肾亏虚证。痰瘀痹阻证多为痛痹中晚期，常由痛痹之初、中期迁延不愈而成，病情顽重，需较长时间治疗方能治愈，否则累及肝肾，成为肝肾阴虚证或肝肾阳虚证。

肝肾阴虚或肝肾阳虚证多由素体虚弱或其他痛痹后期转变而成，为久病及脏，已值痛痹中晚期，治宜滋补肝肾为主或温补肝肾为主兼通痹止痛。此类病证日久根深，预后较差，精心治疗后病情可好转。若日趋严重，则可成阴阳俱虚危候。

病程中，痛痹诸证可交叉出现。寒凝与血瘀，寒湿与痰浊，肝肾阴虚与痰瘀，肝肾阳虚寒凝与痰瘀均可交叉或相兼出现。证虽相兼或交叉，临证仍须明辨主次。

扫码领取
• 中医理论
• 养生方法
• 健康自测
• 书单推荐

参考文献

［1］王淑军. 中医健康养生. 北京：中医健康养生杂志社，2018.

［2］刘昭纯，郭海英. 中医康复学. 北京：人民卫生出版社，2017.

［3］侯瑞祥. 实用中医内科临证手册. 北京：中国中医药出版社，2013.

［4］李乃彦. 中医内科临证辑要. 北京：中国中医药出版社，2013.

［5］陈利国，纪立金. 中医基础理论. 广州：暨南大学出版社，2010.

［6］冷方南. 中医内科临床治疗学. 北京：人民军医出版社，2013.

［7］常学辉. 巧记中医内科学. 郑州：河南科学技术出版社，2011.

［8］张依. 中医学. 长春：吉林大学出版社，2012.

［9］张伯礼，吴勉华. 中医内科学. 十版. 北京：中国中医药出版社，2017.

［10］张伯臾. 中医内科学. 上海：上海科学技术出版社，2016.

［11］周仲瑛. 中医内科学. 北京：中国中医药出版社，2013.

［12］段逸山，王庆其. 中医名言通解. 长沙：湖南科学技术出版社，2018.

［13］岑泽波. 中医伤科学. 上海：上海科学技术出版社，2018.

［14］彭胜权，林培政. 温病. 北京：人民卫生出版社，2011.

［15］李梅. 中医六大名著. 北京：光明日报出版社，2013.

［16］李德新. 中医基础理论. 北京：人民卫生出版社，2011.

［17］何裕民. 中医学导论. 北京：人民卫生出版社，2012.

［18］廖福义. 中医诊断学. 北京：人民卫生出版社，2010.

［19］刘炎. 中医内科治疗. 北京：世界图书出版公司北京公司，2008.

［20］刘健美. 中医内科学. 北京：中国中医药出版社，2010.

［21］王琦. 中医学八论. 北京：中国中医药出版社，2012.

［22］王建. 中医药学概论. 北京：人民：人民卫生出版社，2011.

［23］王新月. 中医内科临床技能实训. 北京：人民卫生出版社，2013.

［24］吴润秋. 中医学. 北京：北京大学医学出版社，2012.

［25］孙立. 新编中医诊断学精要. 广州：暨南大学出版社，2010.